A DROGA DO TOXICÔMANO

A DROGA DO TOXICÔMANO
Uma parceria cínica na era da ciência

2ª edição revista

Jésus Santiago

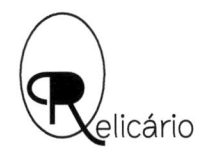

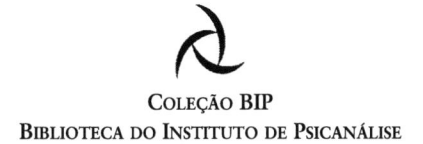

Coleção BIP
BIBLIOTECA DO INSTITUTO DE PSICANÁLISE

© Relicário Edições
© Jésus Santiago

CIP –Brasil Catalogação-na-Fonte | Sindicato Nacional dos Editores de Livro, RJ

> S226d
> Santiago, Jésus
>
> A droga do toxicômano: uma parceria cínica na era da ciência / Jésus Santiago. – 2ª ed. rev. – Belo Horizonte : Relicário Edições, 2017.
> 272 p. (Coleção BIP – Biblioteca do Instituto de Psicanálise)
> ISBN: 978-85-66786-54-5
>
> 1. Toxicomania. 2. Psicanálise. I. Título. II. Série
> CDD 616.8917
> CDD 616.89-008.441-3

COLEÇÃO BIP – BIBLIOTECA DO INSTITUTO DE PSICANÁLISE
DIREÇÃO Ana Lydia Santiago

CONSELHO EDITORIAL

António Beneti
Elisa Alvarenga
Francisco Paes Barreto
Sérgio Laia

COORDENAÇÃO EDITORIAL Maíra Nassif Passos
CAPA Ana C. Bahia
DIAGRAMAÇÃO Kátia Regina Silva | Babilonia Cultura Editorial
REVISÃO Lucas Morais

RELICÁRIO EDIÇÕES
www.relicarioedicoes.com
contato@relicarioedicoes.com

SUMÁRIO

Nota do autor 9
Nota do autor à 2ª edição 11
Prólogo 15

I. DO SÍMBOLO À LETRA: O EFEITO *PHÁRMAKON* 23
Droga e discurso 24
Phármakon, o símbolo 28
Phármakon, o sintoma 32
Quando a letra se separa do símbolo 40

II. DROGA E MITO: SÍMBOLOS DA NATUREZA E TÉCNICA DO CORPO 49
Complexo xamânico do *phármakon* 50
Significante desencadeador e amplificador 53
Droga e sujeito xamanizante 56

III. DROGA E CIÊNCIA: VALOR DE GOZO NO MERCADO DO SABER 61
O conhecimento substancialista do *phármakon* 64
Cálculo da substância pelo sujeito da ciência 69
Excedente de gozo no mercado do saber 73

IV. A COCAÍNA E O DESEJO DE SUTURA EM FREUD 77
O mito energético da cocaína 78
Freud e a origem da categoria de toxicomania 81
A ambição de quantificação da cocaína 85
O fracasso do desejo de sutura 89

V. FREUD E O IDEAL DE CIFRAÇÃO DO GOZO 93
O princípio único da toxina fliessiana 94
Cifrar a libido pelo ideal da ciência 98

A trimetilamina decifrada   101
A toxicidade inerente da libido mitificada   107

VI. UM CASAMENTO FELIZ DIANTE DO IMPOSSÍVEL A SUPORTAR   114
A *Unterdrückung* tóxica   115
O mais-de-gozar como impossível da felicidade   118
Dimensão ética das construções substitutivas   122
O casamento feliz com a droga   127

VII. PÓS-FREUDISMO E A FUNÇÃO DESGENITALIZADORA DA DROGA   134
A desgenitalização da libido sexual   135
A droga não é a causa   139
Orgasmo farmacotóxico   143
O supereu solúvel no álcool   150
Justaposição kleiniana da toxicomania à perversão   157

VIII. LACAN E AS PARCERIAS CÍNICAS NA ERA DA CIÊNCIA   165
Não há conhecimento da experiência da droga   166
Mais-de-gozar particular como efeito da ciência   173
Parceria cínica na era da ciência   181

IX. VONTADE DE SER INFIEL AO GOZO FÁLICO   189
Curto-circuito do problema sexual   190
Ruptura com o gozo fálico   196
O toxicômano não é um perverso   200
Clínica da insubmissão ao serviço sexual   205

CONCLUSÃO   215
Valor identificatório da toxicomania   216
Droga como produto da literalização da ciência   216
Os produtos de substituição diante do agente paterno   218
Ser infiel no casamento com o falo   219
Solução não fálica à construção do parceiro sexual   222
A inexistência do outro e o artefato da droga   226

Posfácio à 2ª edição   231
Notas   243

"É um plano ascético, preservado na história por Diógenes, que assume o gesto público da masturbação como o signo dessa afirmação teórica de um hedonismo dito – pela razão mesma desse modo de satisfação – cínico e que se pode considerar como um tratamento, Handlung, médico do desejo."

Jacques Lacan,
La logique du fantasme, 10 de maio de 1967.

"*O drogado curto-circuita o apetite sexual.*"

William Burroughs,
Junky, 1953.

NOTA DO AUTOR

O presente trabalho constitui minha tese de Doutorado, defendida na Universidade de Paris-VIII, no Departamento de Psicanálise, cujo diretor é Jacques-Alain Miller. Apesar de o texto guardar o essencial de sua primeira versão, várias modificações foram-lhe acrescentadas por força do próprio avanço de meu ponto de vista sobre o tema.

Quero agradecer, de maneira especial, a Serge Cottet, pela orientação empreendida durante a elaboração deste estudo. Suas observações e sugestões, sempre agudas, não apenas foram determinantes para o estabelecimento de minhas principais coordenadas e balizas conceituais, mas também souberam me lançar ao trabalho de investigação.

Que Jacques-Alain e Judith Miller, pelo apoio a esta publicação, encontrem nela a expressão de meu reconhecimento.

Quero agradecer, também, aos meus colegas do *Centro Mineiro de Toxicomania* e aos grupos de pesquisa vinculados ao *Institut du Champ Freudien* – o *Groupe de Recherches et d'Etudes sur la Toxicomanie et l'Alcoolisme* – GRETA e o *Núcleo de Pesquisas de Toxicomania e Alcoolismo* do *Instituto de Psicanálise e Saúde Mental de Minas Gerais* –, com quem pude, em diferentes momentos e ao longo destes últimos anos, compartilhar minhas principais preocupações teórico-clínicas sobre a toxicomania e o alcoolismo.

Por último, é preciso assinalar minha gratidão a Réginald Blanchet e Maria Lúcia Brandão Freire de Mello, que aceitaram ler meus manuscritos e propor modificações capitais para ajustá-los a esta versão final.

J. S.
fevereiro de 2001

NOTA DO AUTOR À 2ª EDIÇÃO

Esta segunda edição de *A droga do toxicômano* é resultado do interesse cada vez mais crescente dos leitores, especializados ou não, pelo tema clínico explorado neste livro, marcante na presente época. Entre as diversas teses que se extraem desta obra, destaco a de que a droga do toxicômano se constitui saída que fixa o sujeito na autossuficiência com o gozo do corpo, tornando possível o que se denomina *parceria cínica* com a satisfação tóxica. A pertinência da tese clínica do gozo cínico, proposta por Jacques-Alain Miller, se destaca entre outros aspectos, na postulação de uma nova modalidade de sintoma, sobretudo quando se levam em conta as estruturas clínicas clássicas da histeria, da obsessão, da fobia e da perversão. Enfatizo, portanto, o quanto o sintoma da relação desregrada do toxicômano com a droga se distingue das manifestações sintomáticas dessas estruturas, porque se afigura algo indecifrável e ininterpretável pela via do inconsciente estruturado como linguagem. É o que explica as dificuldades da prática analítica com esse sujeito, pois o sintoma toxicomaníaco não se revela fator de complementação pelo *ser de saber* do analista. O maior impasse do psicanalista ao lidar com esse paciente estrutura-se assim: por não se revelar uma verdade decifrável e interpretável, a toxicomania não favorece a complementação do sintoma pelo *ser de saber* do analista e não se exprime, consequentemente, por uma relação de dependência com o *sujeito suposto saber*.

A relação compulsiva do sujeito com a droga – a toxicomania – é uma evidência de que a metáfora do sintoma não se constitui função generalizável a toda a psicanálise, já que não se configura portadora de uma mensagem oriunda do retorno do recalcado. Ao contrário, o sintoma toxicomaníaco encarna certo *modo de gozo* que Lacan busca postular sob o prisma da função borromeana de enodamento diante do que se apresenta como a parte ininterpretável do sintoma. Isso implica consequências na prática analítica, pois, nesse contexto, o tratamento não torna o analista sujeito suposto saber – ou seja, ele não emerge da experiência para completar a verdade decifrável do sintoma.

Há, contudo, uma via para o analista em face do toxicômano. É o que Lacan denomina, no âmbito de seu último ensino, analista *sinthoma*, concepção que ele explicita mediante a expressão "ajuda contra". Esse analista estrutura-se no ponto em que o sintoma se mostra refratário à complementação pelo saber e, simultaneamente, apresenta a mesma consistência do furo que se depreende do real ininterpretável. Chama a atenção, por outro lado, que a figura da "ajuda contra", extraída originalmente do texto bíblico, enfatiza o modo como se presta a nomear a presença do feminino para o homem. Como observa Lacan, esse real do sintoma não é acessível sem a escrita que, nesse caso, advém do Gênesis, na tradução de André Chouraqui: "Deus criou para o homem uma ajuda contra ele". Ao contrário das versões mais difundidas da Bíblia, que veem na criação da mulher "uma ajuda que seja adequada" ao homem, Chouraqui não apaga o lado herético da mulher – *causa de desejo* –, visto que essa criação não se caracteriza, para Adão, pela benevolência que se associa à ajuda materna.

Destaque-se, a propósito, o apólogo em que Miller recoloca tal questão em bases clínicas compatíveis com o emprego da "ajuda contra", fonte essencial do analista *sinthoma*. A cena em que tal apólogo se desenvolve é a que se segue: "Lacan, sentado no chão, esforça-se para se levantar, cambaleante – Sollers, que 'dá um jeito para que ele fique de pé' – Sylvia, a esposa, que lhe dispara: 'Mas deixe-o aí, agora ele é grande'". E o texto conclui-se com este comentário:

> A mulher de Lacan aponta que ele não é mais uma criança ou não o é mais que "todohomem". A verdadeira mulher é a que se define por não ser uma mãe e que, em vez de o colocar de pé, lhe daria uma rasteira. Em suma, a mãe de Lacan é você, Sollers. Ela, Sylvia, é Medeia.

Sob inspiração desse apólogo, o feminino revela-se a encarnação do que gera reviravolta na função do analista como *sujeito suposto saber*, complemento do sintoma. Como *sinthoma*, o analista define-se por uma forma de *ajuda* que, nos termos do Gênesis, vai *contra* o inconsciente que se apoia no Nome do Pai. Segundo Freud, a hipótese do inconsciente só pode se manter com base na suposição do Nome do Pai. No entanto, como supor o Nome do Pai implica supor Deus, infere-se que a "ajuda contra", para Lacan, se institui segundo uma inversão da narrativa bíblica, já que a substância da ajuda do analista reside no fator ininterpretável do inconsciente – no furo que consiste na inexistência do Outro do Outro. Por mais paradoxal que possa ser, a "ajuda contra" é depositária da morte de Deus. O analista *sinthoma* vale-se de uma hipótese do inconsciente que proporciona ajuda por meio do furo, que se embasa no próprio ato de se prescindir da suposição do Nome do Pai. Considera-se, então, a "ajuda contra" uma tradução possível desse axioma da clínica borromeana, desde que se introduza um acréscimo: ir além do pai, sob a condição de saber se servir do furo.

Parece-me que a toxicomania, concebida no horizonte das psicoses ordinárias, é o que melhor se apresenta no âmbito desse "se servir do furo", pois, em suas manifestações, exclui a complementação do sintoma pelo *ser de saber*. É preciso levar em conta que, nas psicoses e nas toxicomanias, o sintoma não se complementa, não se interpreta à luz do inconsciente sob a égide do Nome do Pai. Para ser passível de interpretação, é preciso que o sintoma se constitua retorno do recalcado, tenha estrutura de metáfora. Nenhuma interpretação fundada sobre o retorno do recalcado, nenhuma elaboração significante é suficiente para fazer o sujeito passar do sintoma psicótico, ou toxicomaníaco, ao *sinthoma*.

No caso do sintoma que advém da foraclusão, o próprio analista é convocado no lugar do sintoma. É o estar no lugar do sintoma – o fazer-se *sinthoma* – que torna provável a entrada do analista sem despertar o gozo do Outro intrusivo, mantendo-se à distância das significações devastadoras e como um objeto que se acolhe. Retomando-se a reviravolta descrita do apólogo acima referido, ao *não todo fálico* inerente ao feminino, pode-se apreender o arsenal do analista *sinthoma* no terreno dos enodamentos e desenodamentos próprios das psicoses ordinárias. Vale dizer que o analista *sinthoma* obedece ao regime do *não todo*, contrapondo-se à concepção que se apoia no Nome do Pai como bússola. Se, na atualidade, as psicoses ordinárias constituem um horizonte, isso decorre do fato de que a feminização da civilização tende, também, a gerar efeitos de devastação expressos no empuxo à mulher, característico da infinitização do gozo pertinente à disseminação d'*A mulher*. A "ajuda contra" constitui-se, assim, o meio possível para fazer valer a função de enodamento do analista nas toxicomanias, pois este se vê munido do *não todo*, única chance de agir sobre o gozo à deriva e sem limites próprio a essas formas sintomáticas contemporâneas.

J. S.
fevereiro de 2017

PRÓLOGO

O enfoque psicanalítico das relações que o toxicômano estabelece com a droga situa-se no encontro de uma variada gama de problemas e impasses conceituais, em que o debate sobre sua delimitação como uma categoria clínica dotada de especificidade própria se destaca de maneira decisiva. Nada do consumo abusivo da droga equivale ao que foi, para a psicanálise, o sintoma conversivo, o pensamento obsessivo-compulsivo ou a ideia delirante persecutória, que permitiram a postulação de estruturas clínicas freudianas clássicas, a saber, respectivamente, a histeria, a neurose obsessiva e a paranoia. E, a despeito dessa insuficiência de cunho conceitual, deve-se tomar a toxicomania como um dos capítulos da história da psicanálise em que mais se consegue aproximar dos próprios limites tanto de seu saber como de sua prática.

Para relevar o teor dessas dificuldades, basta apontar para o amálgama que se criou do fenômeno toxicomaníaco com o que é veiculado pelos valores e normas instituídos pela doxa contemporânea. Esta última concebe esse fenômeno segundo a visão normativa de um diagnóstico que torna a droga um dos responsáveis por grande parte dos flagelos por que passa o mundo contemporâneo. É inevitável não deixar de assumir uma posição crítica sobre a origem desse veredito que condena a droga como um agente nocivo, veredito que o próprio avanço da ciência apenas vem corroborar. A supremacia dessa concepção repreensível, inclusive policial, da droga marca a convergência dos saberes médico e jurídico, o que deve ser concebido como reflexo do que se pode designar *démarche* segregativa da ciência.

A psicanálise encontra-se em boas condições para fazer a crítica dessa *démarche* segregativa, pois aponta a incapacidade do saber científico em lançar alguma luz sobre a necessária distinção entre a droga do toxicômano e o elemento de toxicidade inerente a essas substâncias. A hipótese que anima a compreensão desse funcionamento segregativo da ciência, amplamente verificado ao longo deste trabalho, enuncia-se pelo axioma de base segundo o qual, para a ciência, *não há gozo no real*. Como se verificará mais adiante, é apenas ao preço da operação da exclusão do gozo que a ciência pode alojar um saber no real. O aspecto essencial dessa exclusão confirma-se, efetivamente, pelo uso rigoroso do formalismo significante, segundo Lacan, já presente desde as primeiras demonstrações geométricas dos gregos.

É considerando que a descoberta freudiana admite e inclui, em seu cerne, um saber sobre essa dimensão abolida na ciência que a psicanálise se autoriza a encarar as condições de produção da experiência toxicomaníaca. Em outros termos, o saber analítico mostra-se qualificado para opinar sobre a relação desregrada do sujeito com a droga, a partir do campo do gozo excluído do discurso da ciência. É preciso assinalar, entretanto, que, tanto na obra de Freud como na de Lacan, o filão mais apropriado de investigação do problema se constitui mais em função da experiência desregrada do sujeito com a droga do que numa discussão interna sobre a categoria da toxicomania.

Justamente como uma variante dessa abordagem que privilegia a função da droga na economia libidinal do sujeito, estruturam-se as teorias pós-freudianas das toxicomanias, baseadas na perspectiva conceitual das relações de objeto. É nesse instante que se assiste à mudança na orientação de uma pesquisa centrada no papel econômico da droga para aquela que visava à fundamentação da toxicomania como um quadro clínico autônomo. Brotam, assim, as mais diversas concepções, como é o caso da contribuição de Sandor Rado, para quem a toxicomania equivale a uma patologia, em que predomina a regressão libidinal ao estágio precoce de um presumível "*orgasmo alimentar*". Segundo o autor, o modo de satisfação farmacotímica do prazer vem impor uma organização sexual artificial, que, no essencial, é autoerótica e se baseia no modelo da masturbação infantil. No ponto extremo dessa elaboração, ele acaba por admitir que esse regime de satisfação desemboca numa "*new genital*", que, em última instância, substitui a realização do ato sexual. De fato, uma tal proposição ilustra bem a que ponto Rado levou suas hipóteses, pois, para ele, a preponderância gradual do prazer farmacotóxico sobre a sexualidade tem a amplitude de um *"metaerotismo",* em que a intoxicação se torna, ela própria, um objetivo sexual.

Deve-se, ainda, levar em conta as razões responsáveis pelo corte brusco que interrompe, no dia seguinte ao do seu apogeu, na década de 1930, o amplo florescimento dos trabalhos pós-freudianos sobre o tema. É bem provável que essa interrupção se explique, também, pela tendência progressiva em querer constituir sólidas sínteses, que se edificam pondo à prova impasses teóricos quase insolúveis. Considera-se, no interior desses impasses, a inflexão que já se processara no próprio percurso de Freud, durante a década de 1920, com seu *Além do princípio do prazer*, em que se constata a resistência de um sintoma em ceder apenas pela via da decifração do material simbólico que lhe é consubstancial.[1]

No exame das teses freudianas, pareceu-me inconcebível apreender a função da droga para um sujeito fora dos avatares da teoria da ciência subjacente ao corpo conceitual da psicanálise. Verifiquei, inclusive, que o advento da psicanálise, no momento inaugural de decifração das formações do inconsciente – como é caso dos sonhos, lapsos e chistes –, não implicou, para aquele que estava à frente dessa empreitada inovadora, o abandono de seu ponto de vista cientificista, plenamente em ascensão nessa época. Para Freud, a ciência desempenhará sempre o papel de tribunal da razão, constituindo-se, assim, como instância apta a legitimar os conceitos e fundamentos últimos da psicanálise. Ao buscar esclarecer o problema da droga à luz da relação de Freud com a ciência, tornou-se possível, para mim, revelar as razões pelas quais ele foi levado a abraçar, de forma surpreendente, a hipótese de um substrato tóxico para a teoria da libido.

Por outro lado, o postulado de um fundamento tóxico para a libido não impedirá, o que se constata emergir no final da obra de Freud, a saber, uma reflexão de cunho ético sobre as repercussões do uso da droga na economia libidinal do ser falante. Segundo as principais formulações que proponho, é possível inferir que a tensão existente entre a hipótese substancialista e o fator ético do uso da droga apenas vem atestar o quanto – o que se designa como a posição segregativa da ciência – se faz presente ao longo do próprio itinerário da elaboração de Freud. A crença de que existem substâncias tóxicas que estariam na base do investimento libidinal permanecerá, portanto, em suspensão, na forma de uma hipótese ainda não comprovada pelo progresso da ciência. E é nesse sentido que se coloca a pergunta sobre a possibilidade de, em última instância, esse fundamento tóxico da libido resultar de uma conjectura impregnada pelo ideal de Freud em querer elevar a psicanálise à categoria de um saber científico, tal como acontece com outros domínios do conhecimento.

Para além da chamada hipótese substancialista e da reflexão ética do ato toxicomaníaco, reivindicou-se, também, a delimitação de um terceiro campo de referências de Freud sobre a droga, que se optou por denominar de supressão [*Unterdrückung*] tóxica. Aliás, no momento em que se sucedeu o término de minha elaboração sobre essa temática clínica, foi possível pensar que o mecanismo da *Unterdrückung* tóxica constitui um dos nomes freudianos para a mania. Se, para as formações do inconsciente, nas quais se inclui o sintoma, a operação do recalque [*Verdrangüng*] equivale ao retorno do recalcado, retorno provocado pela pressão astuciosa da censura; para a *Unterdrückung* tóxica, apreende-se a ocorrência momentânea de uma "passagem por baixo"[2] das exigências do próprio recalque. O método de intoxicação surge, nos textos de Freud, com o intuito de explicar o modo como a embriaguez maníaca resulta de uma supressão do dispêndio psíquico, causada pelo relaxamento das pressões do recalque. Na mania propriamente dita, o mecanismo da supressão [*Unterdrückung*] estaria também presente, sem, no entanto, ser necessária a ação de uma substância euforizante. Tomando-se como ponto de partida o terreno conceitual da *Unterdrückung* tóxica, pode-se preconizar o ato toxicomaníaco como uma tentativa de lidar com os efeitos insuportáveis do retorno do recalcado por uma via distinta daquela do sintoma, concebido como uma formação inconsciente substitutiva.

O tratamento da questão da droga e de seus efeitos sobre um toxicômano apoia-se, em grande medida, na mudança de perspectiva que se instaura pelo encontro de Lacan com Freud, no que se refere à relação entre a psicanálise e a ciência. Ora, as consequências dessa diferença de horizontes repercutem nos pressupostos epistêmicos de Lacan, entre os quais figura a convocatória lançada à psicanálise de alcançar, em si mesma, os fundamentos de seus princípios e de seus métodos. Por isso é que o recurso ao metabolismo químico da intoxicação,[3] para explicar a origem da função sexual, é considerado exterior a ela. Segundo Lacan, o que se considera como a hipótese substancialista da libido encerra uma das fontes do erro que sugere Freud, ao pretender manter, ao longo de sua obra, a esperança de cifração energética da libido, em que a satisfação das pulsões encontraria, no futuro da ciência, sua explicação póstuma.[4] Convém salientar que esse giro decisivo em torno da concepção de Freud sobre a ciência apenas pôde se consumar graças às aquisições da última etapa do ensino de Lacan, em que o saber científico é questionado a partir do campo suplementar do gozo.

É esta última contribuição que tornou possível situar a posição subjetiva do toxicômano no próprio impacto das incidências do discurso da ciência sobre o corpo. A contribuição lacaniana torna possível inscrever o recurso metódico à droga como uma construção que permite ao sujeito tolerar os efeitos imprevisíveis e angustiantes do gozo do corpo. Portanto, o essencial dessa contribuição reside, exatamente, nessa manobra de limitação dos efeitos do gozo, por meio do que se convencionou chamar de *gadget*, ou seja, esse resquício da civilização da ciência, esse objeto capturado nas margens do Outro, concebido como lugar dos significantes que, muitas vezes, funcionam como referência para os ideais e valores que orientam a vida dos indivíduos.

Para conceber a equivalência entre a droga e o *gadget*, foi necessário lançar mão do aparelho conceitual lacaniano dos discursos, uma vez que se tratava de extrair o valor de gozo impregnado em tais objetos. Ver-se-á que os primeiros esboços de formalização das diferentes formas de discursos, desveladas a partir do modo de operação da *verdade como causa*, presente em "A ciência e a verdade", constituíram um subsídio crucial para captar a especificidade do uso da droga no tempo da ciência. Nas sociedades arcaicas, a prática codificada das drogas, segundo as regras impostas pelos rituais e saberes míticos, perfazem um modo particular do uso, em que apenas alguns sujeitos – como o xamã, o feiticeiro ou o sacerdote –, em momentos bem definidos, estão autorizados a consumir. É somente a partir da tradição operatória da causa eficiente no mito que o ritual da droga adquire a função de um correlato contingente do sujeito xamanizante.[5]

Com efeito, no mundo moderno, o aspecto inovador da relação do sujeito com a droga deve-se à emergência de um ponto de descontinuidade provocada pela ação da ciência e que reverbera na própria configuração do Outro social. Estabelece-se, então, relativamente às drogas, um novo utilitarismo, que é testemunho da irrupção de uma dimensão real nos intervalos do saber. Segundo esse ponto de vista, tal trabalho exercita-se ao se refletir sobre o laço existente entre o discurso da ciência e o advento do ato toxicomaníaco. Trata-se, precisamente, de mostrar até que ponto a operação de redução de sentido, efetuada pela *causa formal* da ciência, acha-se na origem da prática de certos produtos – como é o caso da droga –, enquanto um modo de tratamento do gozo correlato ao corpo.

Procurei, ainda, no terceiro capítulo – "Valor de gozo no mercado do saber" –, submeter esse novo utilitarismo à prova daquilo a que me referi, antes, como uma das consequências fundamentais do último período do ensino de Lacan: o laço entre o gozo e o saber. Pela tese de que o saber é meio de gozo, ele mesmo pôde imputar a Karl Marx a invenção do sintoma, na medida em que este último vem encarnar a discordância fundamental que há entre o gozo e aquilo pelo qual este se revela como saber. De acordo com esse ponto de vista, o sintoma edifica-se à maneira de uma superestrutura, de uma construção, ou seja, de uma sobreposição de significantes que se extraem do real mediante o "retorno da verdade como tal na falha do saber".[6] A incidência da leitura lacaniana dessa dimensão real do sintoma exigiu complexificar a concepção clássica do sintoma, presente no início da obra de Freud, a tal ponto que se pôde postular a toxicomania como um *efeito de discurso*. Tal efeito depreende-se, portanto, como aquilo que resulta do encontro do discurso da ciência com a dimensão abolida desse discurso, a saber, o gozo.

Enquanto efeito de discurso, é possível falar da toxicomania como uma nova forma de sintoma, o que, de forma alguma, é suficiente para definir uma estrutura clínica, como atesta o corolário, já admitido no campo freudiano, da inexistência do toxicômano. Resta, ainda, demonstrar a conexão que se estabelece entre a droga entendida como um artefato de discurso e o que Freud concebeu como a dimensão ética do ato toxicomaníaco, tendo em vista que a droga aparece como uma técnica substitutiva que auxilia o sujeito frente aos percalços insuportáveis da vida. O intuito, nesse caso, reside em demonstrar em que medida essa forma de "construção substitutiva" auxiliar[7] [*Hilflkonstruktion*], que é a toxicomania, intervém exatamente no ponto em que o sintoma neurótico se revela uma saída insuficiente para as dificuldades do sujeito diante do mal-estar do desejo.

Por último, é preciso contar, nesta investigação, desse sintoma da moda resultante da guinada provocada pela orientação lacaniana no saber analítico, que é a nova elaboração proposta pelas recentes proposições de Jacques-Alain Miller sobre o *parceiro-sintoma*.[8] Essa elaboração surge como um complemento essencial e necessário à prática do psicanalista contemporâneo ao que se institui, desde os anos de 1950, como a função do sujeito e do Outro nas estruturas clínicas. Com o parceiro-sintoma, o Outro deixa de ser apenas lugar do significante e passa a se representar pelo corpo, definindo-se, assim, como meio de gozo. Esse destaque dado ao corpo não anula absolutamente o Outro do significante, mas coloca-o a serviço do gozo. E é por essa razão que se diz que o significante se torna, a partir daí, mais um fator de gozo.

Evoco, portanto, a toxicomania como o grande paradigma das chamadas novas formas de sintoma, visto que sua prática evidencia o lado autístico do sintoma, no sentido de que ela é um modo de gozar pelo qual se tenta prescindir do Outro. Se digo "tenta-se", é porque, se o toxicômano goza a sós, a despeito do parceiro-droga, isso não quer dizer que ele despreze o acesso ao Outro, ainda que seja na forma de um atalho ou, mesmo, de uma recusa. O uso metódico da droga, de alguma forma, singulariza o que afirmei, antes, a propósito do corpo, pois é possível mostrar que o corpo do toxicômano se institui, para ele, enquanto Outro. A toxicomania é um sintoma da moda, na medida em que se constitui como exemplo de um gozo que se produz no corpo do Um, sem que, com isso, o corpo do Outro esteja ausente. Vale dizer que, em um certo sentido, esse gozo é, no contexto clínico, sempre *autoerótico*, sempre autístico, mas, ao mesmo tempo, é *alo-erótico*, pois também inclui o Outro.[9]

Todo o problema reside em apreender o modo como se efetua essa inclusão do Outro na toxicomania, considerada, neste estudo, como manifestação emblemática do autismo contemporâneo do gozo. A meu ver, é a postura ética do mestre cínico de recusa de todos os semblantes ofertados pelo Outro que torna possível entrever uma tal demonstração. Se o cínico não carrega nenhuma imagem racional do mundo, nenhuma concepção providencialista da natureza, é porque ele, além de rechaçar, ironiza toda e qualquer forma de transcendência. Não considera que haja um mistério do mundo a ser atingido nem que uma divindade tenha criado o universo para o homem. A seus olhos, tal qual ela é – e se é forçado a aceitá-la –, a condição humana não apresenta nada de almejável. Se o cínico age assim, não é porque esteja marcado por uma falta de coragem ou por um acesso de ceticismo que o levaria a renunciar à felicidade. Ao contrário, o cínico visa, contra tudo e contra todos, à felicidade em um mundo em que os reveses infligidos pela *Fortuna* são moeda corrente, em que o homem é não apenas vítima das paixões inerentes à sua própria condição, mas também submetido às agressões de um mundo ambiente que o aprisiona no que se designa como os valores da civilização.[10]

É somente por meio de uma ascese, de uma domesticação capaz de promover a apatia, a serenidade total, que o cínico acredita enfrentar a adversidade, sem, contudo, experimentar o menor transtorno. A inspiração essencial que orienta essa tentativa de encurtar o acesso à virtude é, portanto, a renúncia das fontes de gozo da civilização, cujo princípio é a autarcia,[11] ou seja, o fato de se poder ser suficiente por si mesmo, condição *sine qua non* da felicidade, tal qual se buscava na Antiguidade, esse modo particular de personificação da figura do mestre. E no mundo contemporâneo? Existiriam, nele, formas semelhantes, ou distintas, de manifestações desse atalho cínico para o enfretamento do mal-estar do desejo?[12]

Se elas existem nos dias de hoje, é bem provável que não possuam mais o valor ético dos princípios e ideais que orientam a vida rumo à virtude e à ataraxia, mas que sejam o reflexo e a expressão de novos sintomas, sintomas que, ao contrário, habitam uma existência que passa, inteiramente desmunida das referências simbólicas, identificatórias, ou não, que o Outro, em outras épocas, pôde ofertar de modo fértil. Ora, se o Outro não existe, isso não quer dizer que o sintoma também não exista. Como comprova a toxicomania, o sintoma manifesta-se, nesse particular, sob a forma de obtenção de um gozo monótono, repetitivo, sem adiamento, ou seja, ele visa a uma satisfação quase sempre fabricada, de forma direta, no circuito fechado entre o consumidor e o produto. Trata-se, portanto, de um sintoma que, em seu aspecto essencial, não é ocasionado pelas exigências tortuosas e contingentes da fantasia, o que não quer dizer que não se mostre permeável às solicitações e demandas, muitas vezes angustiantes, de uma parceria amorosa e sexual.

CAPÍTULO 1

DO SÍMBOLO À LETRA: O EFEITO *PHÁRMAKON*

A investigação clínica do fenômeno da toxicomania à luz da psicanálise é marcada pelos mais diversos obstáculos e dificuldades conceituais. Enfrentar os aspectos determinantes dessas dificuldades exige, primeiramente, que se questione a acessibilidade do saber analítico ao fenômeno toxicomaníaco. É preciso perguntar-se em que medida o uso das drogas, no sentido do que Jacques Lacan designa como "um uso metódico dos tóxicos",[1] é passível de uma reflexão analítica, a exemplo do que ocorre em outros tipos clínicos. Se se tomar o uso de drogas como referência essencial, meu primeiro axioma recai sobre a insuficiência da toxicomania como categoria clínica para a psicanálise. Em outras palavras, a toxicomania em si mesma não constitui um conceito do campo freudiano. Ainda a esse respeito, é forçoso admitir-se a tese da inexistência do toxicômano, tese que, apesar de tudo, não chega a negligenciar a especificidade do problema do uso da droga no leque das estruturas clínicas freudianas.

Em resumo, o ponto de partida de qualquer discussão sobre esse capítulo da clínica psicanalítica implica captar o fenômeno da droga e confrontar o seu uso com o conceito freudiano de sintoma. Não é por acaso que se empregam, neste texto, termos análogos a "uso", tais como "recurso", "prática", "ato", "técnica" e outros. No fundo, a relevância do termo "uso", no caso, resulta, na realidade, do deslocamento necessário que se opera na abordagem pós-freudiana da toxicomania, em que a dimensão da significação do ato predomina largamente. Segundo a terminologia wittgensteiniana, dir-se-á, ao contrário, que, na prática de uma droga, *meaning is use*.[2] A antinomia entre *significado* e *uso* faz-se necessária para destacar o caráter puramente artificial do recurso à droga, tanto mais que, por essa via, a significação se mostra completamente neutralizada.

Droga e discurso

Um aspecto crucial do impasse de toda abordagem analítica do fenômeno da droga consiste no enraizamento de uma noção da droga no saber, absolutamente determinada pelo discurso da ciência. A droga, com a ciência, tornou-se um *tóxico*. Hoje, a compreensão de todo fenômeno que a envolve exige a prévia identificação da natureza tóxica de seus componentes. As propriedades tóxicas derivadas do trabalho de "literalização"[3] das substâncias da natureza impõem-se, na verdade, como um absoluto para toda pretensão de definição da droga. O signo da apropriação desse fragmento da realidade pela ciência traduz-se, imediatamente, pela delimitação, no interior da química e da farmacologia, de uma área de pesquisas especializadas, estritamente experimentais, que é a toxicologia.

O princípio de orientação desse ramo do saber científico resume-se na análise das modalidades do *mecanismo de ação* dos tóxicos e dos venenos, segundo suas propriedades físicas, químicas e biológicas. Seu programa preconiza o estabelecimento de *princípios ativos* das substâncias, de sorte que se possa distinguir, de maneira objetiva, a dosagem letal de um tóxico. Trabalhar com a noção empírica de *intoxicação* implica a delimitação dos graus de nocividade de uma substância tóxica no organismo e do conjunto de distúrbios dela resultantes.

Na multiplicidade das consequências produzidas pela intrusão da ciência no domínio das substâncias da natureza, é preciso acentuar-se a hipótese do funcionamento de uma "moral na natureza".[4] Não é à toa que a droga, atualmente, é vítima de anátema. A noção de droga assimilada a seus componentes tóxicos e às suas consequências no organismo acarreta a inevitável consideração do fato toxicomaníaco "de forma puramente policial".[5] Além disso, é necessário levar em conta que, para Lacan, o privilégio atribuído, pela ciência, às propriedades tóxicas da droga depende, essencialmente, da ordem do contingente.

De fato, a formalização das qualidades tóxicas das substâncias da natureza resulta da conjunção de uma série de condições determinadas por uma etapa específica da história da ciência. Entretanto, o próprio Lacan levanta a hipótese segundo a qual uma outra conjuntura do saber científico tornaria possível um produto com outras propriedades, como, por exemplo, a que permitiria a coleta "das informações sobre o mundo exterior".[6] Evidentemente, se, em certas circunstâncias, o programa da ciência se orienta não para a toxicidade, mas para um tal valor de conhecimento, não se saberia como manter a concepção da droga nos limites dessa "moral na natureza", evocada anteriormente.

Considere-se o alcance desse deslizamento, registrado no decorrer do tempo, que se exprime na dimensão da repressão, refletida especialmente no espaço jurídico, na forma de um arsenal de disposições legislativas sobre a nocividade e, principalmente, sobre o abuso da droga, deslizamento que não é concebível fora da relação entre a ciência e a droga. Dessa presença determinante do discurso da ciência, deriva o traço de "repressão policial", característico da droga na atualidade.[7] E, justamente, a maior ambição da ordem jurídica é a de regulamentar o uso abusivo da droga, circunscrevendo-o, em certos casos, às fronteiras do útil.

A metáfora jurídica de *usufruto*, reunindo numa só palavra o *uso* e o *fruto*, revela a proibição do uso excessivo de um bem qualquer. Em outros termos, é permitido que só se faça uso de um bem até certo ponto, sem dele abusar, portanto. O usufruto regulamenta, pela via do jurídico, uma relação com o gozo, caso se admita o sentido mais extenso do conceito desse termo na perspectiva lacaniana, que traduz um transbordamento do útil: o gozo é definido, na verdade, como "o que não serve para nada".[8] É preciso assinalar que a eficácia do elemento essencial da ordem jurídica, que consiste em repartir, distribuir, limitar o que é relativo ao gozo, se encontra na própria base das condições de produção da categoria de toxicomania.

Por outro lado, o fato de a ciência promover a assimilação unilateral da droga a um fator tóxico engendra a crença generalizada de que a droga habita a natureza. As descobertas científicas das qualidades tóxicas não se realizam sem provocar a convicção de que a droga constitui, em si mesma, uma realidade pré-discursiva. Assim, desde sempre, antes mesmo de ser descoberta, ela existiria potencialmente na natureza e precederia a própria incidência da linguagem. A supremacia dessa posição da ciência no mundo omite, entretanto, que nem todo tóxico é uma droga e que esta última não pode, pois, ser reduzida a uma substância tóxica. Essa omissão, ou mesmo esquecimento, não é fortuito. É determinado pela condição estrutural do formalismo significante, próprio ao funcionamento da ciência, que exige a disjunção do saber e da verdade[9] e, posteriormente, a supressão de qualquer ligação entre eles.

Os avatares daquilo que fundamenta a distinção entre a verdade do tóxico e a da droga não podem ser apreendidos na economia de sua relação com o plano da linguagem. O saber analítico sobre a droga é especificado pela decisão de se levar em conta a função e o campo da linguagem que a ciência, nesse caso, deixou intocada. Para a psicanálise, *não há droga na natureza*, tal como a ciência faz crer. Isso quer dizer que não há noção de droga que não seja relativa ao contexto discursivo no qual ela se enuncia. A existência do elemento tóxico nos venenos naturais ou artificiais, frequentemente mortais, não é suficiente para definir a droga. No campo analítico, qualquer estudo do problema do uso da droga deve começar pelo fato de que planta, raiz, até mesmo tal substância produzida pela análise ou pela síntese química são, enquanto tais, passíveis do empreendimento da linguagem e, consequentemente, suscetíveis de diferentes modalidades de efeitos de sentido, no plano do saber.

Meu ponto de vista sobre a questão do uso da droga na toxicomania tem, portanto, como ponto de partida a lei do discurso, discurso que pressupõe, em sua definição, um certo modo de funcionamento e de utilização da linguagem como elo social. Assim, terei ocasião de interrogar o sentido do fenômeno da droga, no contexto de diferentes formas discursivas que, ao contrário da ciência, conclamam o problema da verdade. A presença da droga nas construções discursivas do mito e, mesmo, no caso da ficção ou da filosofia, ultrapassa a enunciação ocasional da palavra. Em Lacan, a concepção de discurso não se confunde com a dimensão do saber, tomado em sua função significante ou naquela da palavra. Concebido como uma estrutura necessária, ao longo de seu ensino, o discurso vem responder ao fato de que a função da palavra não esgota os efeitos do campo da linguagem. O discurso constitui, justamente, a instauração, pelo instrumento da linguagem, de um "certo número de relações estáveis, no interior das quais certamente pode inscrever-se algo bem mais amplo, que vai bem mais longe do que as enunciações efetivas".[10]

É o discurso, enquanto forma de resposta no saber àquilo que é do real, que está em condição de captar as implicações da verdadeira polissemia produzida pela droga. Na ficção literária, particularmente, assiste-se à tessitura mais diversificada de significações da droga. Trata-se de uma multiplicidade de efeitos de sentido que, repetidas vezes, no terreno da ficção, aparece como figura dos gozos inefáveis ou como representante das realidades insondáveis do saber. Pode-se, enfim, verificar como cada época se apropria dessa figura do inefável com os ingredientes discursivos que ela própria terá produzido.

Parece ser uma tarefa inútil empenhar-se, como faz Jacques Derrida, numa retórica da variação dos efeitos de sentido da droga, em vigor em diferentes momentos e épocas.[11] A meu ver, é a concepção lacaniana do discurso que torna possível a detecção dos determinantes essenciais desses efeitos, pois supõe a interferência, neles, do real do gozo. A proposta da desconstrução retórica nas produções literárias oculta e disfarça esse ponto real, esse ponto inacessível da relação do sujeito com a droga. Contrariamente a essa proposta, é possível tratar o problema da droga para além dos efeitos de significação, incluindo-se, evidentemente, o chamado campo lacaniano do gozo. Em primeiro lugar, deve-se considerar, nesse exame do problema, o conceito de discurso, tal como ele começa a ser tratado em "A ciência e a verdade", a partir de um programa que transpõe para outros domínios, além do psicanalítico, a eficácia da operação da verdade como causa.[12] Nesse sentido, será apropriado investigar essa dimensão real nos diferentes regimes de operação da verdade como causa, ou seja, *causa eficiente*, para designar o mito e a magia; *causa final*, para a religião; *causa formal*, para a ciência; e, finalmente, *causa material*, para a psicanálise.

Phármakon, o símbolo

O interesse do saber analítico pela droga instaura-se pela suscetibilidade profunda desta para os efeitos da linguagem. Parece de importância capital que a droga, na sua atualidade ou nas suas configurações precedentes, tenha sido sempre fonte de um certo jogo do símbolo. Basta recorrer a um Baudelaire, naquilo que este propõe como a "mãe das analogias e das correspondências",[13] para verificar essa disposição da droga em prestar-se a efeitos de sentido, ou seja, àquilo que, exatamente, escapa à ciência. Esse trabalho da linguagem permite dizer que a droga se tornou um verdadeiro símbolo no domínio da ficção. A existência de tal símbolo não teria outra explicação senão a do jogo das ideias, que só se mantêm no real pelo significante, na medida em que se poderia dizer "que elas só fundamentam uma realidade ao destacá-la contra um fundo de irreal".[14] A depuração desse *fundo de irreal* da droga, realizada tanto pelo trabalho da ficção quanto por qualquer outra forma discursiva que reivindique a verdade, exerce-se sempre na correspondência paradoxal entre prazer e dor ou, mesmo, entre prazer e realidade.

Desde a Antiguidade clássica, encontram-se traços desse jogo naquilo que os gregos designavam, em termos mais genéricos, como *phármakon*.[15] Na *Odisseia*, de Homero, já se observam os primeiros indícios do uso do *phármakon* num texto escrito. Tudo se passa durante um banquete oferecido a Telêmaco, quando o rei Menelau, tendo invocado a lembrança de Ulisses, faz com que os convivas mergulhem em profunda melancolia. É nesse momento que

> à filha de Zeus, Helena, ocorreu uma ideia. Subitamente, jogou uma droga [*phármakon*] na cratera em que se servia bebida: essa droga, apaziguando a dor, a cólera, dissolvia todos os males; uma dose da bebida impedia, durante o dia todo, a quem dela bebesse, de derramar uma lágrima, ainda que tivesse perdido o pai e a mãe, ainda que, com seus próprios olhos, tivesse visto morrer sob a espada, um irmão ou um filho amado!... Remédio engenhoso, presente obtido, pela filha de Zeus, da mulher de Thon, Polidamna, do Egito: a gleba nesse país produz, juntamente com o trigo, mil ervas diversas, umas, venenos, outras, remédios.[16]

Poder-se-ia limitar o comentário dessa passagem a algumas indagações concernentes à natureza dessa poção mágica que suprime a dor. Seria ela um preparado opiáceo? Não haveria, nesse fragmento de texto, traços e indicações que levassem a crer que, na aurora da história, o uso do ópio fora largamente difundido? É certo que esse modo de interrogação inclina-se para uma perspectiva historicista, cujos propósitos são inteiramente dirigidos por conhecimentos sobre a droga fomentados pela ciência.

Não interessa, de modo algum, duvidar da objetividade dessa ocorrência do *phármakon* na *Odisseia*, mas, ao contrário, questionar o alcance de sua permeabilidade aos efeitos da narrativa ficcional, tanto mais que essa permeabilidade aparece sob a égide de um uso puramente analógico. Note-se, em primeiro lugar, a facilidade com que a narrativa de Homero provoca o efeito de deslizamento do sentido. No texto transcrito, a droga já aparece como uma figura de apaziguamento e de prazer ou, mesmo, como imagem da dissipação da dor, da tristeza ou, ainda, da cólera. Ela revela-se, na realidade, um bálsamo capaz de suscitar toda espécie de deslumbramento e êxtase, devido à sua propriedade de apagar qualquer lembrança infeliz. Além disso, o poema joga com o sentido ambíguo do significante *phármakon*, que recobre o campo semântico do salutar, do medicamentoso e do venenoso.

Essa menção ao *phármakon* só se mostra apreensível pelo emprego particular que o autor faz da analogia. Seu aparecimento fugaz constitui a manifestação lapidar da função metonímica, que opera na série significante do poema, por meio da contiguidade entre *phármakon* e prazer, *phármakon* e bem-estar do sujeito. Vê-se, assim, esse significante deslocar-se na penumbra de uma inconsistência enunciativa, que faz dele um dos representantes mais privilegiados para designar o que é da ordem do insondável no pensamento.[17]

A esse respeito, lembre-se o aparecimento insidioso da droga numa cena do *Doente imaginário*, como figura crucial do não saber. Trata-se, nesse caso, do desprezo e do desdém de Molière pela atitude do sábio que pretende penetrar no mistério da droga. Baseando-se, também, no ópio, ele explicita a dificuldade de acesso do saber à essência de uma substância determinada. Um fato relativamente frequente na época, da qual a sátira molieriana muitas vezes zombará, é a mania de disfarçar, numa palavra estrangeira, grega ou latina, o que resiste ao saber ou, então, de repetir uma engenhosa hipótese até que futuros adeptos, médicos ou não médicos, incapazes de pensar por si mesmos, decidem atestá-la como verdadeira. Assim, os professores da Faculdade, examinando, num jargão misto de latim e de francês, o bacharel prestes a tornar-se médico, perguntam-lhe por que o ópio faz dormir:

> *Domandatur causam et rationem quare*
> *Opium facit dormire:*

Ao que o candidato responde:

> *Quia est in eo*
> *Virtus dormitiva,*
> *Cujus est natura*
> *Sensus assoupire*

Ou seja, "porque ele possui uma virtude dormitiva que adormece os sentidos". E os examinadores, então, exclamam em coro:

> *Bene, bene, bene, bene respondere:*
> *Dignus, dignus est entrare*
> *In nostro docto corpore.*

O poema tenta, provavelmente, manter o fundo irreal do *phármakon* sob o crivo de um jogo que se realiza na passagem perpétua de uma significação a outra. Somente o registro do símbolo dá a verdadeira dimensão dessas incidências da droga no texto literário, seja como imagem de um gozo inefável, seja como condição de representação do não saber. O *phármakon* como símbolo realiza, então, seu intuito essencial, qual seja, o de ser introduzido numa tentativa não somente de designar, mas também de nomear o que pertence ao real.

Essa versão do *phármakon* como símbolo atesta a ilusão de que o significante pode responder pela representação do significado. Mais precisamente, esse jogo do símbolo fundamenta-se na ideia de que o *phármakon* seria capaz de responsabilizar-se pela sua existência, a título de alguma significação. O caráter enigmático desses efeitos de sentido, que insistem na cadeia significante do poema, não pode decorrer de nenhum elemento isolado da cadeia. O destino do *phármakon* é, a exemplo de um símbolo tomado na sua vertente imaginária, permanecer para sempre o guardião de uma realidade a ser decifrada.

É isso que explica os múltiplos usos e estilos de interpretação do fenômeno da droga no plano da ficção. A propósito, Antonin Artaud, então ligado ao movimento surrealista, afirma, em *Sûreté Générale – la liquidation de l'opium*, que a droga é um instrumento de contestação definitiva dos ideais da civilização. Afirma, explicitamente, que seu ponto de vista sobre ela "é nitidamente anti-social. Só há uma razão para atacar o ópio: o perigo que seu emprego pode trazer ao conjunto da sociedade".[18] Sem dúvida alguma, tal instrumento insere-se no ideal cínico de recusa de todo fator sublimatório da civilização. Trata-se, para o autor, de um mecanismo capaz de questionar o sistema de normas e valores que constituem a civilização e, particularmente, a religião monoteísta. Em outra época, ele reivindica para o peiote mexicano o poder de emancipar o sujeito, dotando-o daquilo de que, de alguma forma, foi expropriado por ocasião de seu nascimento. Despossuído por Deus de seu nome e de seu corpo, a experiência da droga deveria, segundo Artaud, restituí-los a ele.

Compartilhando a mesma inspiração, William Burroughs concebe a droga como uma arma a serviço de uma guerra final, um "vírus diabólico", que encarna o último comércio do mundo. É o aspecto paradoxal desse objeto de troca no mercado capitalista que o autor pretende, igualmente, valorizar nos seus escritos sobre a droga. O ópio, particularmente, e seus derivados representam um "produto ideal", a "mercadoria por excelência". "Nenhuma conversa de vendedor é necessária. O cliente é capaz de se arrastar pelo esgoto e suplicar para comprá-la... O comerciante de droga não vende seu produto ao consumidor, vende o consumidor ao seu produto".[19]

Na verdade, não se poderia, de forma alguma, falar de maneira unívoca da droga na ficção. O abismo que separa, muitas vezes, os textos literários sobre a experiência da droga só faz comprovar a disponibilidade desta aos mais diversos efeitos de sentido. É a ciência, trabalhando a correlação do significante com o significante, que estabelecerá o parâmetro de toda pesquisa sobre a significação da droga. Sabe-se que, na escritura da ciência, o simbólico está reduzido à marca da pura diferença e pressupõe, pois, a exclusão radical desse jogo de sentido do símbolo. A ciência interrompe e fixa, à maneira de um ponto de estofo, a fuga ininterrupta do sentido, oriunda da droga na narrativa literária. Enquanto símbolo, a droga, na literatura, não pode senão confirmar a inadequação de qualquer analogia em dar conta do que é do real. Fica claro que, para a ciência, o problema não consiste em atribuir um valor de saber ao fenômeno da droga, a partir do uso analógico do símbolo.

Entretanto, o gosto do poeta por esse espaço do inefável, que comporta sempre todo tipo de deslizamento de sentido promovido pelo efeito *phármakon*, instiga o filósofo de hoje a se posicionar em relação à dimensão retórica da droga. Posição oposta à do cientista, certamente, já que se trata, para uma certa prática da filosofia, de dissecar a trama do inominável inerente ao trabalho da ficção, com base no método desconstrucionista de toda retórica produzida em torno da droga. Segundo esse ponto de vista, não se deve pensar em nenhuma tentativa de conceitualização da droga, pois que tal empreendimento induz à homogeneização da multiplicidade de efeitos de sentido, produzidos pela droga na ficção. Enfim, não há, para o filósofo, nenhum *teorema* possível da droga.[20] Assim, ele escolhe um caminho que traduz uma espécie de amálgama de contemplação e impotência diante daquilo que resiste ao saber, isto é, diante do insondável e inatingível mistério do efeito *phármakon*, que consiste na presença constante da fuga de sentido.

Phármakon, o sintoma

Para além da desconstrução retórica do filósofo, esboça-se a hipótese freudiana de um teorema da droga. Na realidade, pode-se demonstrar esse teorema no terreno da elaboração psicanalítica do psiquismo, desde que se retire a droga de sua redutibilidade ao tóxico. Com o advento da ciência, a droga permanece confinada ao jogo da objetivação de sua realidade tóxica, mesmo se essa realidade se encontra literalizada ou cifrada pelo formalismo simbólico, próprio ao progresso da ciência no mundo.

Essa lógica objetivante da realidade da droga constitui, certamente, uma outra face do obstáculo de toda abordagem da toxicomania que pretenda ser freudiana. Contrariamente a essa lógica, a relação da droga com a função da linguagem tornar-se-á um axioma fundamental do teorema proposto neste estudo. Isso não quer dizer que esse princípio de base implique que a droga, tanto quanto suas formulações precedentes, possa ser assimilável ao significante. Trata-se, antes, de postular o *efeito phármakon* como elemento passível de valores diferentes dentro de uma economia de substituição no discurso, em oposição a toda exaltação do caráter inefável da droga.

Para a psicanálise, nenhum segmento da realidade, tóxico ou não, tem existência em si, ou seja, nenhum desses segmentos pode ser levado em conta sem a mediação da estrutura da linguagem. Não é possível falar de uma relação imediata com uma realidade objetiva e exterior, quando o que está em questão, nessa relação, é o sujeito do inconsciente. Desde o início da construção freudiana do aparelho psíquico, forma-se a "convicção de que não existe no inconsciente nenhum indício de realidade".[21] Esse aparelho é um sistema fechado sobre si mesmo, que não tem outro valor causal e final senão o de obter prazer.

O resultado imediato de tal concepção da relação entre psiquismo e realidade é a dissolução radical de toda "oposição entre fatores externos e internos, entre destino e constituição". Para examinar-se o problema da "causa [*Verursachung*] da entrada na neurose", é necessário delimitar as especificidades da vida psíquica do sujeito, em que prevalece, na verdade, a ausência de qualquer impressão do mundo exterior, que seria bruta, original e primitiva.[22] Essa dissolução da oposição entre os fatores externos e internos implica, consequentemente, que nenhum fragmento da realidade externa seja válido sem passar pelo crivo de um sistema de marcas, de um sistema de inscrições [*Niederschriften*], ilustrado pelo próprio Freud como uma espécie de aparelho de escritura. Meu axioma inicial deduz-se justamente do fato de que não se pode falar da realidade de uma droga em relação a um sujeito determinado sem a mediação dessa aparelhagem de escritura, que constitui o psiquismo na teoria analítica.

Segundo esta última, o psiquismo não possui nenhum elo harmonioso de origem com a experiência da realidade enquanto tal. O ponto de partida da psicanálise é, ao contrário, o de um desacordo fundamental entre o psiquismo e a realidade. Aquele apenas terá oportunidade de encontrar-se no nível desta ao termo de um processo de substituição. A realidade, a partir de Freud, é, sem nenhum equívoco, a resultante de um processo de sucessão temporal que começa com o prazer. Essa noção sequencial – em primeiro lugar, o prazer; em seguida, a realidade – assegura, por si só, que, para Freud, a realidade não é primordial, mas secundária. O acesso à realidade, longe de ser concebido como um fator primordial ou estável, mostra-se, então, essencialmente precário. A tendência do aparelho psíquico, sua própria inclinação, é para o engodo, o erro ou a ilusão.[23] Por essa razão, Freud teve que formular um outro princípio destinado a corrigir a tendência inelutável à ilusão, ao prazer, ou seja, o princípio da realidade. Este enuncia-se, principalmente, com base no fato de que a realidade, para um sujeito, se instaura segundo o princípio de uma compensação, de uma retificação da inércia do prazer. O acesso à realidade faz-se pelo prazer, enquanto acontecimento eminentemente problemático e conflituoso para o sujeito.

O fenômeno da droga somente se torna abordável na psicanálise caso se aceite sua inserção no interior dessa construção axiomática da relação conflituosa do sujeito com a realidade. Segundo essa visão, tal fenômeno não pode ser concebido, de maneira alguma, sob a ótica de um objeto da realidade exterior, dotado de propriedades intrínsecas, que poderiam, consequentemente, satisfazer certas necessidades do homem. Esse ponto de vista freudiano da realidade permite refutar, por exemplo, as hipóteses de Edward Glover, para quem a droga constitui um meio provisório de preservação do sentido da realidade e, portanto, um instrumento de regulagem do conjunto das relações objetais. Para ele, a toxicomania é uma variante dos estados *borderlines*, capaz de compensar as reações psicóticas resultantes da regressão libidinal. Em outros termos, o uso das drogas permitiria circunscrever as reações sádicas, próprias aos sistemas paranoicos, à droga, tornando possível, assim, a estabilização do sentido de realidade.[24]

Ora, a droga, na experiência toxicomaníaca, não tem relação com uma realidade tomada na sua totalidade, como desejava Glover, mas, ao contrário, com um *fragmento escolhido*[25] dela. A droga do toxicômano atesta uma profunda subjetivação, já que sua realidade não é captada na manifestação espontânea de um objeto de necessidade, porém na forma de uma escolha forçada.

Assim, compreende-se o exemplo dado por Freud do jovem que pôde trocar seu regime de satisfação libidinal, próxima do autoerotismo, apoiando-se numa "escolha do objeto real [*Realen Objekt-wahl*]".[26] Esse regime, anteriormente fundamentado em fantasias, resultando em masturbação, transforma-se completamente depois da escolha de um objeto exterior ou, segundo a expressão de Freud, de um objeto real. A estrutura dessa escolha de objeto pressupõe, portanto, o sistema de escritura do psiquismo, em cujas ramificações a satisfação se realiza. Essa verdadeira tessitura das inscrições no aparelho psíquico, que permite o acesso do homem a seus objetos de satisfação, recebe, de Lacan, a designação de *aparelhos de gozo*.

O processo de subjetivação envolvido, de forma evidente, nessa designação da droga como um *fragmento escolhido* não significa, entretanto, o emprego de um critério sensualista, que recobriria o campo das qualidades perceptivas. Sabe-se como os escritores do século XIX abriram, e até esgotaram, essa via do sensualismo, com amostras e descrições detalhadas da experiência com drogas. Na realidade, a abordagem analítica da droga também não é realizável a partir do "*aparelho sensorial*"[27] do homem. Pelo contrário, é a partir de seu tecido significante que a droga, ou qualquer objeto externo, toma a consistência de um objeto escolhido. Essa dimensão da escolha não se produz sem a interpolação do lastro da linguagem com o objeto, elo este expresso sob a forma de sua inscrição no aparelho psíquico designado pelo sistema da escritura.

Consequentemente, não é o caso, para a psicanálise, de tratar a toxicomania com base num catálogo de drogas, que as ordenaria segundo o mito de necessidades puras. Desde o advento da psicofarmacologia moderna, vê-se constituir-se, de tempos em tempos, o programa idílico do estabelecimento de uma classificação dos *espíritos das drogas*.[28] Grosso modo, esse programa visa àquilo que se poderia designar como as propriedades subjetivas intrínsecas às substâncias narcóticas, suscetíveis de limitar a satisfação encontrada pelo indivíduo. Para esse gênero de investigações, a extrema variabilidade dos efeitos das drogas pode estar ligada à diversidade das reações individuais do consumidor. Nesse caso, a ambição da ciência seria a de apoderar-se de critérios necessários e invariáveis para explicar a satisfação extraída das drogas. Essa tendência do saber científico em vedar as particularidades do sujeito envolvido com a droga desfaz-se diante do simples testemunho de um toxicômano decidido a registrar sua experiência.

Opondo-se a esse programa, as observações mais surpreendentes de William Burroughs objetivam indexar as necessidades dessa experiência por meio de uma notação algébrica. Assim, recorrendo à denominação de *álgebra da necessidade*,[29] o autor pretende contrapor-se a toda abordagem da toxicomania como necessidade inexorável, que teria sua explicação última nos fatos da natureza. Na sua opinião, o próprio princípio que orienta o uso toxicomaníaco da droga é, em essência, paradoxal, apesar de ser "quantitativo e precisamente mensurável: quanto mais se usa, menos se tem; e, corolariamente, quanto mais se tem, mais se usa".[30] O universo dessa relação desmesurada com a droga não corresponde à metáfora de um paraíso do prazer, mas a um modo de ser caracterizado como um "estado de sujeição" radical. É enquanto "fórmula do monopólio e da possessão" que o autor fala de uma "equação da droga", tentando abordar o que a psicanálise apreende como uma relação com o gozo.

Por outro lado, é necessário acentuar que as formas assumidas pela droga, na era da ciência, exigem que se considere sua posição no Outro, enquanto lugar de inscrição. Esse lugar do Outro não deve ser tido como uma espécie de entidade fixa e estável. Contrariamente, esse lugar é, até mesmo, aberto à circunstancialidade diacrônica da história. Nesse lugar, encontram-se não só as estruturas elementares do parentesco, a metáfora do Nome do Pai, mas também – e isso é o mais importante – o sistema de significantes e o sistema de ideais. Nesse lugar do Outro, o valor da droga mostra-se suscetível de variações, que resultam das trocas e transformações no sistema dos significantes e dos ideais, apoiados pela ação do discurso. É assim que as formas do sintoma mudam ao longo do tempo, obedecendo ao processo de metamorfose das configurações dominantes do mal-estar na civilização. Segue-se que a toxicomania assume o lugar de um *efeito de discurso*, justamente como produto das mudanças operadas pela emergência do discurso da ciência no mundo. Ela constitui, certamente, um exemplo inegável de que as novas formas do sintoma não ficam, para sempre, do lado de fora do consultório do analista.[31]

A proposta de um teorema da droga em psicanálise requer a valorização da concepção paradoxal do funcionamento econômico da satisfação. Pretende-se, desde Freud, que o aspecto central da abordagem econômica do psiquismo se situe no liame especial e, muitas vezes, contraditório estabelecido entre o sujeito e seus objetos de satisfação; daí estes últimos se caracterizarem como aptos para as trocas e substituições diversas. A natureza plástica da relação do homem com os objetos de satisfação, traduzida pela álgebra comutativa dos objetos, abre, sem dúvida, a possibilidade de uma aproximação analítica da toxicomania.

Com Jacques Lacan, esse aspecto lábil e obrigatoriamente conflituoso do homem quanto à sua satisfação, é levado às últimas consequências. A tal ponto que essa tendência paradoxal da satisfação se instala no cerne da conceitualização do campo extremamente complexo, e até obscuro, do gozo. O gozo vem provar o fato capital de que a satisfação se revela como correlata não à necessidade, mas à pulsão. Se a satisfação não se organiza a partir de necessidades ditas naturais e predeterminadas, é porque ela é objeto de uma circulação ou, mesmo, de uma repartição que o sentido preciso da economia pulsional impõe. Nessa economia, "o real é o choque, é o fato de que isso não se arranja imediatamente, como quer a mão que se estende para os objetos exteriores".[32] Os objetos padecem da marca real do impossível, postulada por Freud desde o início de sua obra, diante deste obstáculo presente no funcionamento do princípio do prazer: não satisfazer-se senão por meio da alucinação.

A tese segundo a qual o objeto da necessidade não convém à satisfação pulsional significa que o objeto da pulsão é destituído de qualquer valor de utilidade. Assim, se as necessidades do homem podem situar-se no terreno do útil, a pulsão, por sua vez, só se engrena apoiada em algo que se justifica numa utilização de puro gozo. Na falta de qualquer critério de utilidade do objeto da pulsão, Lacan é levado a tratar o campo do gozo no polo oposto ao do direito. Em resumo, é o gozo que elucida esse traço fundamental da satisfação pulsional que é o de não se realizar a não ser a partir do que não serve para nada. Do mesmo modo, é ele que permite a incursão da psicanálise num vasto domínio da ação do ser falante, ação que nem sempre se conforma aos ideais da civilização, especialmente naquilo que se refere à diversidade dos modos de gozo.

Em oposição à psicanálise, a ordem jurídica apaga essa dimensão paradoxal do ser falante, em razão de seu ideal de harmonização, de adequação perfeita entre o gozo e o útil. Como já se disse, no plano do direito, só se pode gozar do que é útil. Em suma, essa concepção reguladora da distribuição do gozo traduz-se pelo preconceito, que consiste, essencialmente, na repreensão ou na condenação da droga.

Para a psicanálise, o objetivo é desvendar as razões pelas quais a droga passa a ocupar um lugar proeminente na economia pulsional do sujeito. É verdade que essa dinâmica pode ser explicada em função do caráter particularmente *indiferente*[33] do objeto da pulsão, do que se conclui que qualquer *Ersatz* convém à satisfação da pulsão. Entretanto, não se espera, nesse caso, que a função da droga possa ser diretamente assimilada à do objeto da pulsão. Isso só torna ainda mais difícil a tarefa de esclarecimento da lógica substitutiva da droga na toxicomania.

Um caminho para a resposta a essa questão abre-se com a hipótese de se fazer do recurso à droga um sintoma. No entanto, para isso seria preciso perguntar-se se essa prática da droga equivale a um efeito qualquer de desvendamento, próprio à função significante, em ação no retorno do recalcado. Na obra de Freud, o sentido clássico do sintoma remonta à vertente interpretável, mensagem da produção inconsciente. Nesse sentido, o sintoma não é simplesmente um derivado, porém a própria encarnação do retorno do recalcado. A satisfação, no caso do sintoma, produz-se pela substituição significante, efetuada no retorno deformado do objetivo da pulsão. Assim, pode-se afirmar que a concepção clássica do sintoma mantém a estrutura primordial do mecanismo da metáfora, pelo qual se processa a substituição significante própria da ordem simbólica.

Contudo, nada disso se aplica à droga, já que ela desempenha um outro papel na economia libidinal do toxicômano. Certamente, se ela pode constituir um fator cambiável na economia libidinal do sujeito, isso não se faz por meio de sua redução à matéria significante. É em outro funcionamento do processo de substituição que se pode, seguramente, apreendê-la como signo da relação problemática do sujeito com a satisfação pulsional. Em primeiro lugar, postula-se a definição da droga como um substituto de tipo especial, diretamente submetido ao gozo. Mais adiante, tratar-se-á detalhadamente daquilo que, no final do percurso de Freud, aparece como um teorema da droga, ou seja, a prática da droga é considerada uma "construção substitutiva" [*Hilfskonstruktionen*],[34] que auxilia certos sujeitos a lidar com as adversidades que se interpõem no caminho por eles escolhido para alcançar o bem. Esse teorema constitui uma variante ao paradigma da função substitutiva do sintoma, em que, a exemplo de qualquer formação do inconsciente, a pulsão se satisfaz à medida que é recalcada.

Segundo essa perspectiva, a construção substitutiva, instaurada pelos operadores químicos que são as drogas, adquire o valor de uma "técnica vital" [*Lebenstechnik*],[35] ligada ao esgotamento ou, até, ao fracasso do regime de satisfação, próprio ao sintoma neurótico típico. Na verdade, no exato momento em que o regime de satisfação substitutiva, característica do sintoma, se fragiliza, o sujeito lança mão da técnica da droga como seu último recurso. Tal qual numa montagem, o uso metódico da droga torna-se um instrumento, com o objetivo de evitar a adesão radical do toxicômano ao gozo. Finalmente, se a toxicomania não é um sintoma – no sentido da primeira formulação freudiana do termo –, é porque aparece como um *ato de substituição* [*Ersatzhandlungen*],[36] em que a tentativa de limitar o gozo se efetua de maneira indireta, sem o intermédio do retorno do recalcado.

Quando a letra se separa do símbolo

A elucidação do regime substitutivo, em jogo na prática da droga, é decisiva na sequência da elaboração analítica sobre o fenômeno toxicomaníaco. A partir da concepção platônica de escritura, lançarei uma primeira luz sobre a especificidade dessa técnica de substituição que concerne ao ato toxicomaníaco. Isso porque, em *Fedro*, por exemplo, o discurso socrático confere à escritura o devido valor de droga. A equivalência entre a escritura e a droga constitui a pedra de toque do verdadeiro processo empreendido por Sócrates em relação à primeira, definida por ele como o instrumento mais apto para produzir aparência de saber.

Ao longo do diálogo, a escritura, concebida como um poder oculto e duvidoso, é objeto de suspeição. É sua técnica que mantém, no mercado do saber, todos os que se tornaram "simulacro de sábios, em lugar de sábios".[37] Em primeiro lugar, o questionamento da figura do sofista consiste em mostrar a tensão existente entre os dois registros distintos daquilo que os gregos chamam de *téchne*. De fato, a escritura do sofista encarna a particularidade da *téchne*, considerada "uma rotina desprovida de arte".[38] Essa designação serve para ilustrar o quanto a técnica da escritura, segundo Sócrates, se exerce sem nenhum exame de sua essência última. No fundo, se essa vertente da *téchne* é tomada como pura rotina ou mero instrumento que economiza o recurso à arte, é porque ela visa simplesmente, como finalidade, à obtenção de prazer.[39] Por outro lado, Sócrates observa, ainda, que esse caráter rotineiro e instrumental não suprime sua dimensão oculta. Portanto, a exemplo da escritura, toda *téchne* comporta sempre uma parte de saber transmissível.

A droga apresenta-se, na dialética socrática, como uma figura de argumentação sobre a indigência da verdade deixada entregue ao mero *savoir faire* da escritura. Nesse sentido, ela é o meio necessário para evidenciar a incompatibilidade entre essa técnica da escrita e o verdadeiro. Em *Fedro*, logo no início do diálogo, o autor refere-se a esse problema, pela primeira vez, com a intenção de revelar o real alcance dos discursos escritos trazidos por Fedro. Esses escritos produzidos pela tradição sofística servem, antes de qualquer coisa, para drogar Sócrates.[40] A evocação da droga e de suas virtudes ocultas de fascinação, de encantamento, até mesmo de seu poder hipnótico, coincide com a discussão sobre o valor estupefaciente da escritura. São os escritos de Fedro que desviam o filósofo de seu lugar singular e de seus caminhos habituais. Logo, ele, que jamais quisera abandonar os limites da cidade, dirige-se para fora dela, impulsionado pela ação inebriante desses escritos:

> Tu [Fedro], porém, pareces ter encontrado a droga [*phármakon*] que me obriga a sair. Na verdade, sou como os animais famintos, conduzidos por um ramo ou fruto que se acena diante deles. Fazes o mesmo comigo: mostrando-me discursos escritos em rolos de papiro, tu vais, parece, levar-me a passear por toda a Ática e outros lugares, a seu bel-prazer.[41]

Como no poema de Homero, essa primeira evocação da droga, em Platão, faz-se sob a égide do *phármakon* como símbolo, isto é, considerando-se o seu uso puramente imaginário. Esse efeito de sentido, traduzindo o poder de sedução, é apenas um exemplo da polissemia regulada da droga. A riqueza semântica do *phármakon* dificulta a tarefa dos tradutores – o termo será traduzido, alternadamente, por "droga", "remédio", "veneno", "filtro" e outros. Mesmo sob esse véu imaginário, o fundo irreal do símbolo, citado anteriormente, não deixa de se manifestar na irredutibilidade das traduções propostas. Essa ilegibilidade do *phármakon* revela sua resistência, enquanto matéria significante, a passar de uma língua para outra. Considerando a opacidade do real, em jogo em todo símbolo, Platão pode recorrer aos diferentes efeitos de sentido desse termo, seja o de "filtro", "poção mágica", seja o de "remédio", seja, ainda, o de "veneno". Até esse ponto do diálogo, a droga é colocada na linearidade do símbolo; a relação com a escrita efetua-se, nesse momento, de acordo com os efeitos aleatórios do sentido. Só num segundo tempo, a partir de um relato mítico narrado por Sócrates, é que essa primeira menção do *phármakon* sofre uma reviravolta em seu valor de significação. Nesse ponto preciso do texto, o mito encarrega-se de explicar a origem da escritura. Thoth, o primeiro a descobrir o número, o cálculo, a geometria e a astronomia, bem como o gamão e os dados, apresenta, então, ao rei Tamuz sua nova criação, ou seja, a escritura: "Eis aqui, oh Rei", diz Thoth, "o saber que dará aos egípcios mais sabedoria, mais ciência e mais memória; ciência e memória encontraram seu remédio [*phármakon*]".[42]

Para a desconstrução retórica, deve-se reconstituir a "cadeia de significações" instaurada em torno do *phármakon*, aliás, presente ao longo dos diálogos de Platão e, sobretudo, em *Fedro*. Desse ponto de vista, o encadeamento dos efeitos de sentido não é desprovido de sistematicidade.[43] Em primeiro lugar, é em torno da unidade do significante *phármakon* que é possível destacar uma rica reversibilidade de sentidos. A consequência de tal reversibilidade exprime-se na necessidade que têm os tradutores de escolher o *phármakon* ora como droga, ora como remédio. Na narrativa mítica da origem da escritura, por exemplo, o *phármakon* deixa de ser uma droga para tornar-se um remédio. Deve-se acentuar que, embora não seja inexata, essa escolha neutraliza o aspecto oculto do *phármakon*, isto é, o de sua assimilação a um veneno mágico.[44] A tradução do significante *phármakon* por remédio tenta resguardar a enunciação do mito de Thoth, em que a questão é fazer passar um veneno por um remédio. Fazer prevalecer o termo "remédio", em oposição a droga, visa, em última análise, a deturpar as virtudes mágicas e inefáveis do *phármakon*, em proveito de seu aspecto essencialmente artificial e técnico.[45]

É o elemento técnico do *phármakon* que constitui o centro de interesse quanto ao problema da droga no texto de Platão. Com efeito, parece capital que, no diálogo, as últimas menções ao *phármakon* pretendem destacar, contrariamente ao uso analógico do símbolo, o caráter remediável da droga. Na verdade, a lógica substitutiva da escritura aparece como uma tentativa de atenuar as falhas da memória [*mnéme*] a fim de atingir o conhecimento. Como remédio contra o esquecimento, a escritura torna-se um simples artifício, um puro suplemento da memória sábia. É justamente na resposta do rei Tamuz, do Egito, ao pai da escritura que o *phármakon* reaparece, uma última vez, com o objetivo de explicitar a concepção platônica da escritura como a mais acabada aparência de saber inventada, até então, pelo homem:

E eis que agora tu que és o pai da escritura [*pater ôn grammaton*], tu lhe atribuis, por complacência, um poder contrário àquele que ela possui. Na verdade, essa arte produzirá o esquecimento na alma daqueles que a terão aprendido, porque cessarão de exercer sua memória [*mnéme*] com efeito, confiando na escrita, é de fora, graças às marcas externas [*allotriôn tupôn*], e não de dentro, graças a si mesmos, que poderão rememorar [*anamimneskomenous*]; não é, pois, para a memória [*mnéme*], mas para a rememoração [*hypomneseôs*] que descobristes o remédio [*phármakon*]. Quanto à ciência, é a aparência que ofereces a teus discípulos, não a realidade.[46]

Pode-se observar que a última apreciação do rei a respeito do valor da escritura é inteiramente depreciativa. Ele critica, sobretudo, a inutilidade ou, até, a nocividade da escritura como meio de acesso à memória sábia. Sob o pretexto de suprir esta última, a escritura, na verdade, faz mergulhar no esquecimento que, longe de aumentar as reminiscências, as reduz. Ora, sabe-se que a exploração da reminiscência é, em Platão, uma condição *sine qua non* para chegar-se à verdade. O acesso a esta se baseia na memória conhecedora, advinda da palavra viva, e não da rememoração, considerada como pura colheita da aparência.

Por meio do artifício do *phármakon* revela-se o estatuto platônico da escritura. Na boca do rei, o *phármakon* denuncia o erro básico de Thoth: confiar demais nas *marcas externas* [*allotrion tupôn*],[47] que, vindo sempre de *fora*, agem como o próprio *fora*. Segundo Tamuz, Thoth desconhece o fato de que a letra nunca terá virtude própria e imanente.[48] Para este, ela está destinada, para sempre, a ser apenas suplemento, aparência, simulacro. Ao afirmar que a letra é um *phármakon*, prescrito não para a *mnéme*, mas para a *hypómnesis*, Platão homogeneiza a escritura e o *phármakon*, com base na nocividade inerente a toda função de suplência. A dimensão de resíduo, de rebotalho da letra, expressa pelo jogo do *phármakon*, coincide com a discussão do que se denomina "perigoso suplemento", presente no pensamento de Jean-Jacques Rousseau. O tom crítico e, mesmo, pejorativo para com a função de suplência reaparece na visão do filósofo, nos seguintes termos: "Logo depois, mais tranquilo, aprendi esse perigoso suplemento que engana a natureza e protege os jovens com meu temperamento de muitas desordens, em detrimento de sua saúde, seu vigor e algumas vezes sua vida".[49]

A escritura torna as almas esquecidas, porque não tem essência própria ou intrínseca. Enquanto aparência, ela atua no registro da rotina, destruindo todo acesso à memória das reminiscências e à verdade. É por essa mesma razão que a escritura não consolida a *mnéme*, mas a *hypómnesis*. Nessa oposição entre a memória e a rememoração, encontra-se uma outra: a cisão absoluta entre a verdade e a aparência, entre a realidade e a aparência. Está-se, assim, diante do ideal platônico, qual seja, o de fundar a ordem da verdade sem recorrer ao registro da aparência, ou simulacro.

Ao contrário dessa posição, a inovação de Lacan, ao final de sua obra, consiste em estabelecer a dimensão ficcional da verdade, considerando-a a partir da categoria do *semblante*.[50] A originalidade desse pensamento revela-se na demonstração de que a verdade não é o contrário do *semblante*, que constitui uma categoria essencial não somente para designar, mas sobretudo para reconhecer o que Lacan denomina "a função primária da verdade".[51] Se a verdade permanece presa à clivagem estabelecida entre a aparência e a realidade, ela se revelará sempre como a outra face da realidade. Ao passo que, situando-se entre o *semblante* e a instância do impossível, que representa para Lacan, o real, a verdade não pode se mostrar senão sob a via e a forma do *semblante*.

Se existe uma "álgebra do semblante", como quer Lacan, ela só é apreensível no funcionamento do discurso, isto é, no "único aparelho por meio do qual designamos o que pertence ao real".[52] Mais precisamente, a função da verdade só se inscreve no campo analítico sustentada pelo fato de que o gozo é um limite, o que significa que é possível aproximar-se dele sem atingi-lo. Em resumo, só a aparelhagem do discurso pode captá-lo, interpelá-lo, evocá-lo, forçá-lo ou, mesmo, elaborá-lo, e tudo isso com base no *semblante*.[53]

Entretanto, é preciso notar que a interpretação lacaniana do problema da escritura não coincide com a da desconstrução retórica do *phármakon*. A crítica desta última, dirigida à condenação socrática da escritura, considerada como paradigma da exterioridade irredutível e, consequentemente, como fonte de erros, faz-se a partir do pressuposto de que, no real, tudo é *semblante*. À sentença socrática final, que condena toda função de suplência vinda de fora, opõe-se o gesto derridiano de recusa, pelo menos nesses termos, do problema da verdade. No fundo, trata-se de uma espécie de tendência nominalista renovada, pois postula a clivagem radical entre o real e a ordem dos nomes, estes concebidos como formas de suplência.[54] Assim, pode-se explicar que a análise da farmácia de Platão, nessa nova versão do nominalismo, se restringe à simples decifração da reversibilidade de sentido operada pelo *phármakon*.

Na ótica lacaniana, a reversão de sentido, apreendida no efeito *phármakon* não pode se realizar sem a intervenção do fator real do gozo. A diversidade dos regimes de substituição tem seu fundamento no fato crucial da presença do gozo no real.[55] Esse fato explica, igualmente, porque toda forma de substituição ou de troca não pode ser justificada em si mesma. Em resumo, não se poderia, de maneira alguma, salvar a escritura, nem mesmo o *phármakon*, em nome de uma crítica da dicotomia platônica do fora e do dentro.

É verdade que a nocividade de certas formas de substitutos vai além de uma simples tensão entre o fora e o dentro. Mais que um efeito de sentido, a transmutação do *remédio* em *veneno* não se engendra, simplesmente, pelo caráter de inutilidade do gozo, mas, sobretudo, pelo seu elo inexorável com o mal. Acompanhando o fio condutor da elaboração freudiana mais acabada das pulsões, em que se destaca o conceito de pulsão de morte, Lacan teve ocasião de afirmar que o mal se depreende do próprio funcionamento do real. Não há dúvidas de que o início da conceituação mais sistemática do real surge, no interior de uma reflexão sobre a ética da psicanálise, com a discussão em torno da pulsão de morte concebida como um modo de satisfação que acontece fora do que é simbolizado. Isso significa que, com a tese da pulsão de morte, a verdadeira satisfação [*Befriedigung*] pulsional não se encontra nem no imaginário, nem no simbólico e, portanto, é da ordem do real.

Se essa localização real da satisfação pulsional passa a ser denominada Coisa, é porque o campo desta última consiste no que está fora daquilo que domina o funcionamento do aparelho psíquico, a saber: a organização da rede significante, da rede das *Vorstellungsrepräsentanzen*. Ao constituir-se como uma zona que está fora da montagem simbólica, a noção de Coisa marca uma profunda disjunção entre a rede de significantes, que é o que dá suporte à homeostase do prazer, e o mais-além do prazer, cuja definição, no vocabulário lacaniano, se faz pela categoria de gozo. Em suma, trata-se, ao mesmo tempo, da oposição entre o que é da ordem do *bem*, do que está do lado do princípio do prazer, e aquilo que sempre comporta o *mal*, que são os excessos do gozo.[56] Com a denominação de Coisa, a abordagem da satisfação pulsional, do gozo, não apenas se torna contígua ao real, mas também introduz-se, no cerne de uma reflexão sobre o para além do princípio do prazer, o problema do *mal*, presente desde a tradição antiga do pensamento ético.

Nesse momento do percurso de Lacan, a conceituação da Coisa vem fornecer as coordenadas exigíveis para se pensar o modo paradoxal como o real da satisfação pulsional se faz presente no sujeito, numa presença que, como se viu, não está isenta das intromissões da dimensão do mal. Considera-se, ainda, que essa presença implica sempre o processo sublimatório de criação, pelo qual acontece "a necessária transformação de um objeto em uma coisa", a elevação repentina de um objeto qualquer a uma dignidade que não tinha de modo algum, anteriormente. Essa transformação é o que, para Lacan, define o humano – embora, justamente, o humano carregue algo de misterioso, algo que, de modo inelutável, nos escapa.[57] É exatamente pelo fato de que ele nos escapa que o mesmo só poderia ser concebido pela Coisa, pois esta é "o que do real padece do significante". Nesse sentido, o mal "pode estar na Coisa, dado que ela não é o significante que guia a obra, dado que tampouco é a matéria da obra, mas dado que, no âmago do mito da criação […], ela mantém a presença do humano".[58] Em outros termos, toda obra humana "é por si mesma nociva, e só engendra as consequências que ela mesma comporta, ou seja, pelo menos tanto de negativo, quanto de positivo".[59]

É na origem desse princípio axiomático, segundo o qual o gozo é um real que encerra sempre essa vertente do mal, que se coloca o teorema freudiano acerca do uso da droga como uma "construção substitutiva". Se esse uso se torna sintomático para um sujeito, ele nada tem a ver com o recalque, mas, sim, com a defesa, com o fato, como se disse antes, de que há uma barreira entre o significante e o gozo. Ou seja, o que é sintomático na técnica substitutiva da droga erige-se como uma defesa contra o caráter estruturalmente desarmônico da relação com o gozo. Nesse sentido, o sintoma como defesa expressa, com toda sua força, a formulação de que o gozo é o mal, repercutindo, assim, na desarmonia fundamental do gozo com o sujeito.[60] No fundo, a nocividade dessa forma de solução substitutiva tem a ver diretamente com os poderes do *bem*, que podem, de um momento para outro, transmutar-se nos do *mal*. Essa reversão instantânea do valor de remédio da droga pressupõe, evidentemente, a disjunção entre a vertente analógica do *phármakon* como símbolo e a do *phármakon* como letra. Cada uma traduz uma modalidade radicalmente distinta da economia de substituição do símbolo no campo da linguagem.

O funcionamento do *phármakon* como um símbolo revela-se na problemática do signo, considerado um significante que representa alguma coisa para um sujeito, e não para um outro significante. Contrariamente à função significante, na operação do signo, prevalece o efeito de significado e é exatamente nesse efeito que o símbolo, no sentido analógico, encontra sua força propulsora. Não se deve esquecer que a letra subsiste, igualmente, no funcionamento do signo, tal como acabo de afirmar. Ao contrário, porém, ela separa-se do símbolo, neutralizando seu efeito de significado. Pode-se dizer que, nessa anulação do significado, a letra se aparta do símbolo em função de sua natureza de objeto. É essa referência ao objeto que justifica a condição de resíduo inerente ao sintagma *valor de droga*, inscrito, não sem razão, na tradição do pensamento, como indício de um suplemento nocivo ou perigoso.[61]

Quando a letra se separa do símbolo, está-se diante da injunção do gozo no mal, característico do uso metódico da droga. É a separação promovida pelo discurso da ciência entre o efeito de significado e o efeito real da droga que torna possível a técnica toxicomaníaca, como um recurso que visa a atenuar a ação maléfica do gozo. A droga só adquire, portanto, o estatuto de um símbolo, reduzido a suporte artificial de um puro substituto, com a ação discursiva da ciência. Esse caráter de artefato é proposto tanto para delimitar a anulação do sentido que se opera no momento em que se recorre à droga quanto para acentuar seu papel de prótese reparadora dos efeitos do gozo. A esse respeito, é preciso dizer-se que o artefato não é o *semblante*, porque se refere ao aspecto puramente artificial de um instrumento reparador qualquer. Desde já, pode-se adiantar que a contribuição do saber analítico residirá em demonstrar em que esse artefato serve para remediar, pelo menos provisoriamente, o fato de que, para certos sujeitos, ditos toxicômanos, o *semblante* fálico não está em seu verdadeiro lugar.

CAPÍTULO II

DROGA E MITO:
SÍMBOLOS DA NATUREZA E TÉCNICA DO CORPO

O lugar que a droga chegou a ocupar na sociedade contemporânea é uma consequência imediata da emergência de um novo utilitarismo. Isso não impede a consideração de que, desde os primórdios, se praticou o consumo ritual de certas substâncias estranhas à necessidade da alimentação ou, mesmo, à realização do que, hoje, se poderia chamar bem-estar subjetivo. Já nos tempos mais remotos, os homens dispunham de um saber a respeito das propriedades singulares de numerosas plantas alucinógenas, saber que, nas sociedades arcaicas, sempre se fundamentava na experiência do homem, ligada ao discurso latente do mito. Em tais sociedades, o uso dessas substâncias, assim como o recurso à música e à dança, deve ser considerado um correlato estrutural dos primitivos ritos sagrados. Assim, no xamanismo, nos cultos de possessão e em muitas outras práticas mágicas, o que ordena qualquer fenômeno, na sua relação com o sagrado, é a estrutura de complementaridade contraditória entre o mito e o rito – e não a de homologia pura e simples entre um e outro.[1]

No xamanismo, ou na possessão, a eficácia simbólica do mito pressupõe a presença necessária e concomitante de uma dimensão técnica. Lévi-Strauss, no exemplo já clássico, definiu o xamã Cuna do Panamá como um profundo conhecedor de textos secretos, extremamente longos, que devia recitar sem hesitação.[2] No entanto, a prática do xamanismo nem sempre se apresenta sob a forma de um saber textual. Essa prática pode se realizar, igualmente, enquanto técnica do corpo, pela dança, pela música ou, ainda, pelo uso de uma droga. Neste último caso, soma-se a esses elementos um saber do xamã sobre a natureza. Mais precisamente, esse saber xamânico a respeito das substâncias da natureza desenvolve-se a partir do uso ritual de uma grande variedade de cogumelos, como o *peiote*, a *amanita mata-moscas* (*Amanita muscaria*), o *ololiuqui* (*Ipomea violacea*), o *yagé* (*Banisteriopsis caapi*), a *ayahuasca*, o *yopo* (*Pitaderia peregrina*), além do tabaco e diversas outras espécies de vegetais, como a *datura bétel*, que servem para preparar beberagens sagradas.

Complexo xamânico do *phármakon*

Para a etnologia, o saber a respeito das plantas alucinógenas, completamente inserido na bagagem simbólica das sociedades arcaicas, remonta a um profundo enraizamento do xamanismo e da magia nessas sociedades. Pode-se, pois, considerar o conhecimento dessas plantas como uma outra incidência da *função classificatória primária*, desenvolvida por Lévi-Strauss no plano do totemismo. Elas constituem um novo exemplo dos significantes, fornecidos pela natureza, que o pensamento selvagem toma como suportes das linhas de força das oposições, sobre as quais opera o mito. Tal função serve-se, portanto, de um conhecimento preciso da natureza dessas plantas, segundo um princípio classificatório e uma lógica do sensível, que implicam *démarches* intelectuais e métodos de observação comparáveis, segundo o etnólogo estruturalista, aos do pensamento científico. As classificações botânicas e zoológicas, as complexidades e sutilezas dos sistemas matrimoniais, os ritos mágicos do pensamento selvagem constituem sistematizações calcadas sobre uma exigência de ordem, em que a estrutura significante prevalece com relação ao conteúdo efetivo dessas realidades.[3]

Realmente, a estrutura do mito, enquanto pura articulação significante, visa a suportar as antinomias de algumas relações psíquicas. A armadura significante não é, nesse caso, uma propriedade individual do sujeito, no sentido de uma estratégia explicativa do mundo ou de um simples apaziguamento da angústia individual. É uma constelação subjetiva, na qual a ordem coletiva e a ordem individual estão ligadas de maneira bem peculiar. É preciso reconhecer que o acento dado à função significante no mito dissolve toda oposição mecânica entre o individual e o coletivo. Segundo Lacan, a forma discursiva do mito constitui um espaço em que se verifica a presença de um "sujeito como devendo padecer do significante".[4] A paixão do significante apresenta-se, no mito, como a tentativa do sujeito de dar "forma épica ao que se opera da estrutura",[5] como sistema de oposições – entre homem e mulher, entre pai e filho ou entre o irmão mais velho e o caçula.

Destacando o papel específico das substâncias alucinógenas na narrativa mítica, presente no xamanismo, alguns estudos etnológicos estabelecem uma relação entre a descoberta dessas espécies vegetais e a prática do xamanismo no quadro das mitologias dos aborígenes da América. O uso de tais substâncias no xamanismo, embora atenuado ou, mesmo, recoberto por traços mais recentes, leva alguns pesquisadores a propor um certo "substrato xamânico arcaico"[6] como subjacente a essas mitologias. Com efeito, sob esse substrato arcaico, é possível detectar um complexo xamânico do *phármakon*, que envolve toda uma variedade de cogumelos ou o suco de tabaco mascado e as beberagens sagradas. Essa hipótese, presente em várias linhas da investigação etnológica, sugere a Lévi-Strauss a abertura de um "campo novo e prodigiosamente fértil, o da etnomicologia".[7]

Nesse sentido, os membros das sociedades xamânicas são considerados como colhedores e caçadores dessas plantas, atitude que, por sua vez, pode ser concebida à luz de uma verdadeira *técnica do corpo*. Mais precisamente, a prática de drogas define-se, nessas sociedades, de acordo com o critério de uma *técnica do corpo*, no sentido de Marcel Mauss. Para o autor, os homens, de sociedade a sociedade e seguindo, estritamente, o sistema das tradições, sabem, de fato, se servir de seus corpos. Não há técnica nem transmissão se não há tradição. É na adoção dessas técnicas corporais, muito especialmente pela via da transmissão oral, que se situa a diferença entre os homens e os animais.[8] Essa referência ao corpo é sempre marcada pela sua definição como instrumento primordial a que o homem recorreu para enfrentar a imprevisibilidade da natureza. Diferentemente do que ocorre na psicanálise, que o considera como uma estrutura secundária, situada após a ordem da linguagem, o corpo constitui, para o autor, "o primeiro e o mais natural objeto técnico e, ao mesmo tempo, o primeiro meio técnico do homem".[9]

Conhecem-se numerosos estudos etnológicos que tratam dessas técnicas corporais ligadas à prática ritual de uma droga no quadro dos ritos sagrados, da magia e de outros atos simbólicos. Em todos, destaca-se sempre o papel que as plantas alucinógenas representam na deflagração do transe xamânico, pois são capazes de "deslocar a percepção 'normal' do mundo". Assim, elas constituem "um veículo que leva facilmente o xamã para um 'algures' onde os seres sobrenaturais habitam".[10] A ação específica de algumas plantas sobre o corpo, concebido, pela etnologia, como primário, está incluída nos mitos e nas práticas rituais, funcionando "como casos-limite experimentais e, também, como operadores que marcam a descontinuidade necessária à manipulação de seus mundos de dupla face".[11] Em resumo, para esse ponto de vista etnológico, a droga do xamã caracteriza-se como um princípio ativo que acumula os signos da comunicação privilegiada com um outro mundo, o do mito.[12]

Por outro lado, parece errônea a posição de Mircea Eliade, que, no seu clássico estudo sobre as técnicas arcaicas do êxtase, rejeita toda correlação do xamanismo com o uso ritual dessas plantas. Segundo ele, "as drogas seriam substitutos do transe puro, inovações recentes que exprimem a decadência da técnica xamânica. Elas tentam fazer com que a embriaguez narcótica passe por êxtase místico, desde então incapaz de ser atingido por outros meios".[13] Na verdade, o que poderia ser concebido como o indício do fim da dimensão coletiva do mito revela-se, então, como a crença no princípio ativo e autônomo das drogas no transe xamânico. Sem dúvida, por não conceber a droga do xamã como um elemento de complementaridade ritual, como faz Lévi-Strauss, o autor em questão impõe-lhe o olhar redutor das sociedades mecânicas, que, na droga, só veem um flagelo.

Como explicar, porém, essa ligação entre a droga do xamã e o transe nas sociedades míticas? É possível contentar-se com tal concepção da droga xamânica, que dela faz um *fator de comunicação* com o mundo dos mitos? Pode-se considerá-la um agente natural, conotado de todos os efeitos de uma substância físico-química, como os que o discurso da ciência dá a conhecer hoje? Podem-se distinguir os efeitos ativos dessas substâncias sobre o organismo e suas ações propriamente estruturais no seio da mitologia e do rito xamânico?

A resposta dada pelos estudos acima mencionados mostra o equívoco de se estabelecer uma causalidade mecânica entre os efeitos das drogas e as obscuras modificações da alma, próprias do transe, provocadas, por exemplo, no contexto da experiência alucinógena produzida por cogumelos. A psicanálise desqualifica toda tentativa de reduzir essas modificações da alma às formas de saber classificadas, por Lacan, sob a rubrica dos "estados do conhecimento".[14] Como se verá adiante, não existe a menor possibilidade de se explicar o saber mítico sobre as drogas por uma interrogação da experiência do sujeito do conhecimento, em que o psíquico se faz sempre valer como duplicador do organismo. Do ponto de vista da psicanálise de orientação lacaniana, esse saber não comporta qualquer traço de conhecimento, porque sua apreensão se faz por meio da inscrição inerente em um discurso: o mítico. Assim, a experiência xamânica das drogas pode, igualmente, testemunhar a respeito da antinomia entre o saber tomado como pura inscrição no discurso e outro que se caracteriza pelos chamados "estados do conhecimento".[15]

Significante desencadeador e amplificador

Inversamente, a concepção de Lévi-Strauss situa a droga xamânica na linhagem direta de suas teorizações a respeito da estrutura combinatória do mito. Realmente, a ação dessas substâncias no transe xamânico é subsumida pela hipótese de um significante a mais, de um significante "deflagrador e amplificador do discurso latente" das sociedades míticas. De acordo com essa hipótese, o surgimento dos cogumelos sagrados nos ritos não pode se explicar fora do contexto da armadura significante que compõe o discurso mítico. A função do mito é de tal forma extensiva e totalizante, que seria impossível delimitar a presença "de fenômenos naturais em estado bruto" no uso ritual desses cogumelos. A experiência vivida dos alucinógenos existe, para o pensamento selvagem, somente como "conceitualizada e filtrada por normas lógicas e afetivas", que dependem do uso da função classificatória numa determinada cultura.[16]

Nessas sociedades, o consentimento dado pelo Outro mítico para a utilização dos cogumelos impede a apreensão de fenômenos subjetivos, como o transe, de acordo com o critério de uma mensagem natural codificada por um efeito alucinógeno, concebido a partir da natureza química das substâncias retiradas dessas plantas. Poder-se-iam multiplicar, no campo da etnologia, os exemplos que confirmam a exatidão dessa teoria dos cogumelos sagrados, que se baseia no efeito de um significante deflagrador do pensamento mítico. Esse significante é capaz de pôr em movimento o discurso latente que cada cultura mantém em reserva, discurso este que se confunde, na abordagem estrutural, com as estruturas inconscientes do mito.

A partir daí, Lévi-Strauss concebe a oposição entre as formas siberianas do transe xamânico provocado pela *Amanita muscaria*, em geral "pacífica e agradável", e a "fúria berserk dos antigos Vikings". Segundo o autor, não se pode deixar de interrogar as razões pelas quais, em sociedades tão diferentes, como as dos Koryak e dos Vikings, "se possa ter usado a mesma droga para dela obter efeitos psíquicos opostos".[17]

Outros estudos demonstram que culturas diferentes produzem, em seus ritos xamânicos, estruturas míticas distintas pelo uso do suco de fumo mascado. Por exemplo, entre os Guajiro, pensa-se que a chuva, a partilha da caça e das plantas, assim como as doenças e outras desgraças que recaem sobre os homens são regidas por entidades míticas. Essas entidades, a quem são atribuídos poderes comparáveis aos dos homens, mas muito superiores, recebem, em sua língua, o nome de *pülasü*. Nessa sociedade, são os xamãs os responsáveis pela cura das doenças, pelo regime das chuvas ou pela volta da caça. No entanto, para terem esse acesso aos *pülasü*, para se tornarem *pülasü*, os xamãs guajiro – como acontece em várias culturas xamânicas da América indígena – devem absorver uma substância, também ela *pülasü*, ou seja, o suco de fumo mascado. Os Warao são outro exemplo de sociedade em que os xamãs usam o tabaco em seus ritos sagrados. As visões que eles descrevem e os encontros que se presumem acontecer no além são muito diferentes dos pensados pelos *Guajiro*, como diferentes são, aliás, suas mitologias.[18]

Vivendo na bacia do Orenoco, os Piaroa consomem *yopo*, uma leguminosa que contém um alcaloide alucinógeno, *a bufoteína*, enquanto os Tucano, da bacia do Baupés, utilizam o *yagué*. A primeira consequência que os etnólogos observam, na confrontação dessas narrativas, é a semelhança simbólica de sua mitologia, embora os dois alcaloides sejam considerados, pelo saber científico, como bem diversos.[19]

Por outro lado, conhece-se o lugar axial que ocupa, no pensamento mítico dos *Huichole*, o sistema ternário constituído pelo *peiote*, pelo cervo e pelo milho. Esses elementos são objeto de uma permuta, na qual a caça, que o cervo representa, e a agricultura, representada pelo milho, eram colocadas em relação simbólica, por intermédio de um estranho operador, o peiote. "Caça-se o peiote" como um cervo numa terra chamada Wirikita, lugar, ao mesmo tempo, mítico e real, a que se chega ao termo de uma longa viagem iniciática – em que cada participante é um xamã potencial e o guia é um poderoso xamã, que projeta a mitologia e seus lugares sobre o percurso real.[20]

Entre os Yagua, da América peruana, "sabe-se somente que o *tabaco* é o alimento dos espíritos patogênicos. Soprá-lo em sua direção é alimentá-los, neutralizá-los. Na classificação yagua das plantas – toda planta tem uma substância-mãe e espíritos frequentemente patogênicos –, a *ayahuasca*, ou *yagé*, teria a mãe mais rápida que, domada pelo xamã, o ajudaria a recuperar a alma do doente – daí sua utilização terapêutica. O *tabaco*, para os Guajiro, "está associado ao 'jaguar primordial' que, no tempo das origens, se defrontou em combate épico com o Herói mítico. Consumir o tabaco é, pois, incorporar-se um produto que significa a onipotência da natureza. Quando o xamã 'o come em seu ventre', pode comunicar com o mundo-outro e também combater de igual para igual com ele".[21]

Não há dúvida de que a assimilação da droga à função significante no mito impede qualquer consideração sobre a deflagração do transe no xamanismo a partir dos princípios ativos químicos das substâncias utilizadas. Estas adquirem o status de significantes originários de sua mitologia, o que explica, em consequência, suas posições simbólicas precisas na técnica xamânica. Disso, conclui-se que as configurações fenomenológicas do transe tomam as formas previstas pelo grupo por razões que são inteiramente particulares a cada cultura. O transe desencadeado é, no seu tipo, o esperado pelo grupo por motivos conscientes e/ou inconscientes, que diferem de um grupo para outro. Nessa perspectiva, a prática de uma droga, nos cultos xamânicos, é concebida como um componente simbólico e está totalmente inscrita na estrutura discursiva do mito.

Mais exatamente, nos limites da etnologia estrutural, a função de deflagração e amplificação executada pela droga, ou por algum outro objeto, nos cultos xamânicos adquire o valor de um símbolo em estado puro. Em outros termos, no sistema que constitui toda cosmologia mítica, esse símbolo deflagrador teria valor zero, visto que é suscetível de receber um conteúdo suplementar ou um significado qualquer. Referentemente aos indígenas da América do Sul, Lévi-Strauss chega mesmo a falar desse significante-zero como de um "mana *substancial* e, na maioria das vezes, *negativo*", uma espécie de "fluido que o xamã manipula, que se deposita sobre os objetos sob uma forma observável, que provoca deslocamentos e levitações, e cuja ação é, geralmente, considerada nociva".[22]

Droga e sujeito xamanizante

Entretanto, o tratamento da droga no xamanismo, considerada a sua função significante, não é satisfatório aos olhos da psicanálise. É preciso levar em conta, a esse respeito, o desacordo manifestado por Lacan, desde muito cedo, quanto ao estatuto levisstraussiano do mito, mesmo tendo este aceito a formulação, sem precedente no campo da etnologia, do paralelismo entre o mito e sua operação. Segundo Lacan, forçoso é reconhecer-se no mito a presença de uma abertura sobre o real. Em 1956, por ocasião da conferência de Lévi-Strauss proferida na Sociedade Francesa de Filosofia, Lacan tomou a palavra, durante as discussões, para designar, explicitamente, o ponto de insuficiência da concepção estruturalista do mito.

O funcionamento do mito exige a intrusão maciça, nas equivalências significantes, de um elemento vindo do real. A propósito, convém lembrar que a dimensão épica da narrativa mítica é reduzida por Lévi-Strauss às suas unidades significantes, ou seja, os mitemas. O mito é considerado como uma totalidade completamente redutível à função simbólica, mesmo se chega a designar, de maneira geral, um além do campo da linguagem.[23] Para Lacan, existe, nessas formas discursivas, algo que não pode ser transmitido numa definição objetivada da verdade, como é o caso da combinatória significante. Deve-se distinguir, na estrutura dessa combinatória, "algo da abertura" para o real, que representa um passo à frente em relação ao percurso levisstraussiano do mito.

A retificação dessa concepção do mito reside na formulação de uma equação, que busca responder "ao insolúvel significando a insolubilidade e sua saliência reencontrada nas suas equivalências, que fornece o 'significante do impossível'".[24] O mito, como estrutura simbólica, comporta necessariamente a abertura para o real, abertura que exprime, de acordo com Lacan, a relação da palavra com a verdade. Essa ressonância da verdade como impossível no mito "só pode se apoiar na própria palavra, e é enquanto a palavra progride que ela a constitui".[25]

Nessa ocasião, Lacan afirma que, com efeito, as equivalências da estrutura combinatória do mito respondem, sob forma de significante, à insolubilidade própria ao real, enquanto impossível. Se é verdade que a operação do mito se instaura na realização dessas equivalências significantes, é preciso, por outro lado, considerar que elas fornecem, como produto desse processo, o "significante do impossível".[26] Nessa produção do *significante do impossível*, trata-se, sobretudo, da *falta desse significante-zero*, que, segundo Lévi-Strauss, seria capaz de marcar a distância entre significante e significado e, portanto, de instaurar a descontinuidade na relação suposta de complementaridade anterior. Parece que essa relação de inadequação e o valor indeterminado da significação, própria do *significante-zero*, se encontra no âmago da definição da função significante.

Lacan explicita, ainda, a estrutura discursiva do mito, considerando a teoria das quatro causas de Aristóteles: o xamã é aquele que opera a função do mito, engendrando a verdade como causa, no modo da *causa eficiente;* ele manipula o que é da ordem do real, tendo em vista a atribuição de sentido própria do dispositivo do mito, no qual o significante responde como tal ao significante; os significantes fornecidos pela natureza – entre os quais, destacou-se, anteriormente, a droga do xamã – são convocados pelo *significante do impossível*, chamado de "o significante do encantamento".[27]

O xamã é quem encarna a mediação entre o mito e sua operação eficaz, emprestando seu corpo como suporte para a viagem extática do transe xamânico. Seu corpo torna-se o lugar da encenação do desfile significante presente na narração mítica. Contudo, seria, ainda, necessário dizer-se que a experiência do transe, em seu caráter particular de incorporação das entidades míticas, se efetua a partir de uma *posição do sujeito*.

A eficácia do simbólico, em seu caráter de "propriedade indutora",[28] requer a passagem à ação de uma posição do sujeito, que coloca a verdade como causa, sob a forma de *causa eficiente*. Os significantes, na natureza, são mobilizados metaforicamente. Considerando o exemplo dos Cuna, do Panamá, dado por Lévi-Strauss, Lacan generaliza e nomeia esse trabalho do significante na magia como a execução do "significante do encantamento". Porém, se essa deflagração é produzida pelo significante do encantamento ou pelo significante da embriaguez extática, o que importa, para Lacan, no ritual da magia, é que "a Coisa, uma vez que ela fala, responde a nossas objurgações".[29]

Assim, a eficácia da magia resulta da manipulação da função significante, capaz de mobilizar os fenômenos da natureza na forma de relações antinômicas próprias à estrutura da linguagem. Ainda em "A ciência e a verdade", encontram-se o trovão e a chuva, os meteoros e os milagres, como exemplos do que é invocado na natureza no modo significante. Pouco mais tarde, esses exemplos são postos à prova da formulação sobre a existência dos "semblantes" na natureza.[30] O que Lacan lembra é que os "semblantes" estão na natureza e, consequentemente, a natureza os reparte e multiplica. Entretanto, o fato de haver "semblante" na natureza não quer dizer que, nela, haja real. Apenas a partir do momento em que o discurso mítico é competente para ordenar ou, mesmo, para coordenar os semblantes esparsos é que o impossível advém.

Para explicar a operação xamânica do mito, presente na magia, não se pode, de acordo com o estruturalismo levistraussiano, negligenciar o sujeito, visto que o ato mágico pressupõe o que Lacan propõe de modo surpreendente, a saber, o "sujeito xamanizante". Supõe, então, a presença do xamã de carne e osso, que faz parte da natureza[31] e o efeito do sujeito enquanto tal, considerado como correlato dessa operação que se manifesta, no suporte corporal, pelo transe xamânico. O canto, a dança e o uso ritual das plantas alucinógenas se caracterizam como correlativos estruturais que condicionam a efetuação do *sujeito xamanizante*, que, aliás, nada tem de similar ao *sujeito dividido* na psicanálise; portanto aquele comporta sempre uma relação com o saber, ou seja, com o saber mítico. Certamente, há, no transe xamânico, objetos significantes que circulam. Por meio desses objetos, o xamã pode, também, mobilizar, à maneira de uma história épica, o que, na natureza, funciona como antinomias da estrutura.

No fundo, o que se verifica pelas narrativas do xamanismo é que há uma certa gestão do gozo e, principalmente, que esta é estritamente organizada pelo significante e permeável às operações significantes próprias da técnica do rito. Isso não significa que a técnica xamânica estabelece uma equivalência absoluta entre a Coisa e o Outro do significante. Não se pode pensar a Coisa, no xamanismo, como "o Outro do Outro", posto que, justamente, a Coisa e o Outro não somam dois. Como Lacan esclarece, o corpo "se torna o lugar do Outro".[32] No transe, o xamã empresta seu corpo como suporte da encenação da narrativa mítica. Esse "suporte corpóreo" do xamã revela a presença de um Outro que conseguiu o apagamento da Coisa. Ali, onde isso gozava, o Outro adveio. O transe, em seu valor de catarse, somente mostra esse apagamento da Coisa, ou seja, a operação de desertificação do gozo do corpo. Em outros termos, o transe apenas denuncia esse efeito de subtração no corpo do xamã, que por essa via é levado a se confinar em *carne e osso como parte da natureza*.[33]

A psicanálise está autorizada a falar não somente a respeito do transe do xamã, mas também sobre o que os etnólogos chamam a "droga do xamã". Esta não parece apropriada para encarnar o sentido de um princípio ativo capaz de acumular, nele mesmo, os signos da comunicação privilegiada com o mundo outro do mito. Com efeito, não se trata, ainda, da droga propriamente dita; é, pois, necessário retificar-se a visão etnocêntrica da prática da droga nas sociedades míticas, conservando-se esta no lugar de um correlato contingente do sujeito xamanizante. A eficácia no uso da *causa eficiente* exige um sujeito que mantenha uma relação de contiguidade com o saber, alguém que encarne o saber em si próprio, a exemplo do sujeito xamanizante, o qual se opõe àquilo que tem lugar no funcionamento do sujeito da ciência que é a expulsão de toda representação do saber. Portanto, o saber próprio da tradição operatória da *causa eficiente* do xamã permanece, em seu ato, dissimulado e velado para o sujeito da ciência, condição, aliás, essencial para sua operação. Nesse sentido, torna-se difícil defender a presença da droga nas sociedades míticas, tal como esta existe para o toxicômano de hoje, sobretudo porque ela pressupõe a operação de redução de sentido realizada pela *causa formal* da ciência no mercado do saber. O elo especial instaurado, atualmente, entre a prática da droga e o gozo é um dos resultados do processo de homogeneização do saber, realizado pela ciência. Somente nos tempos modernos, encontra-se a utilização de certos produtos da ciência – especialmente as drogas – como modo de tratamento do gozo correlacionado com o corpo.

CAPÍTULO III

DROGA E CIÊNCIA:
VALOR DE GOZO NO MERCADO DO SABER

Na era da ciência moderna, o efeito *phármakon* torna-se droga. O sucesso contemporâneo do fenômeno da droga é, antes de tudo, deduzido das mutações decisivas produzidas pelo advento do discurso da ciência, que se detecta, segundo Lacan, pela "radical mudança de estilo no tempo de seu progresso, pela forma galopante de sua imissão em nosso mundo, pelas reações em cadeia", que, como se verá, atingem, frontalmente, o efeito *phármakon*.[1] Para refletir-se sobre a emergência desse acontecimento maior da atualidade, costuma-se permanecer na generalidade do pensamento heideggeriano a respeito do papel do que se designa como um verdadeiro absoluto da contemporaneidade: a ciência nos tempos modernos. Martin Heidegger é, sem dúvida, o mais importante representante de uma reflexão que vê, na ciência e em seus desdobramentos relativos à técnica, não apenas a essência da modernidade e a verdade profunda de nosso tempo, mas também a realização radical de uma procura do "ser do ente" [*être de l'étant*] na objetividade do pensamento.

A ciência enquanto "teoria do real" [*das Wirkliche*][2] corresponde, excluindo-se qualquer outra acepção, à ciência moderna. Segundo o filósofo alemão, a afirmação de que a ciência é teoria do real não é verdadeira "nem a respeito da ciência da Idade Média, nem a respeito da ciência da Antiguidade", portanto, é a época moderna que reduz o *real* a um *objeto* [*Gegenstand*], um produto, e a *teoria* – inicialmente, contempladora e guardiã da verdade –, a um puro procedimento de *elaboração do real*, que deve ser perseguido de perto e colocado contra o muro.[3] Por outro lado, porém, é preciso considerar que o essencial da ciência moderna, que, desde então, selou o destino planetário do homem, se fundamenta, em última instância, na tradição instaurada pelo pensamento filosófico grego.[4] De acordo com esse ponto de vista, ela seria a realização final do projeto da metafísica iniciado na Antiguidade grega, projeto que consiste em abraçar seu poder específico de desvelamento do *ser* do *ente*. O real que a ciência, com todas as repercussões de seu saber, na forma da prática, ou técnica, busca atingir deve, a partir de então, ser rastreado e dominado do ponto de vista de um plano que se encarna na objetividade do pensamento.

Sem ser uma simples fatalidade da época atual, a técnica, para Heidegger, não ostenta o mero sentido de uma atividade que consiste na fabricação de instrumentos, ou de máquinas, que respondem às várias necessidades humanas, mas, sim, uma significação metafísica e paradigmática do tipo de relação que o homem moderno mantém com o mundo que o envolve. Para ele, técnica é produção; ele remonta, assim, ao sentido original, em que, no alemão, *pro-dução* [*Her-stellen*] quer dizer *pro-vocação*, intimação, citação, mandato e confiscação do *ente*. Tal é a essência da técnica, a saber, um gigantesco dispositivo de *inspeção* [*Gestell*], que induz o homem a tratar a natureza como um vasto fundo disponível, um imenso reservatório de energia, pela qual se pode exercer sua vontade de domínio e de exploração. Sua essência verdadeira não reside na ação de fazer e manejar nem, tampouco, na utilização de meios, mas na ideia de desvelamento. É como desvelamento e não como fabricação que a técnica moderna é uma produção, uma produção em que a natureza do *ente* é inspecionada de maneira metódica, segundo planos que não têm por objeto prever ou prevenir as necessidades futuras, mas fixar, colocar em ordem o que se quer garantir como manancial disponível. Se, para Heidegger, a técnica adquire o valor da "metafísica acabada"[5] é porque há cessação das possibilidades de nomear a essência do *ser* pela via do desvelamento do *ente*, e não pelo esgotamento de suas expressões veladas e reais. A essência da técnica não ameaça o homem apenas em sua relação consigo mesmo; ela é a ameaça do *ser* pelo *ente* levada ao ápice, visto que escamoteia todo o desvelamento que seria uma verdadeira *poiesis*, fazendo aparecer o *ser* em todo esplendor de sua presença.

O empreendimento de Lacan, nesse domínio, implica um esforço para superar a generalidade de uma reflexão sobre o desvelamento das condições de realização de um pensamento, que se mostra como pura objetividade, à maneira do pensamento científico. Para isso, ele ultrapassa os limites de um procedimento que se contenta em elucidar as diferentes formas de manifestação do *ser* do *ente* no pensamento e tenta precisar o ponto nodal dessa mutação decisiva. Para Lacan, o advento da ciência moderna exige a presença do que ele chama seu correlato essencial, ou seja, uma nova forma de sujeito no mundo – o sujeito da ciência. Dessa forma, opera-se uma descontinuidade radical na posição de sujeito da modernidade, em duplo sentido: "de que ela é inaugural nesta e de que a ciência a reforça cada vez mais".[6] O impacto dessa descontinuidade é tal que, nele, se pode perceber uma modulação temporal efetiva da relação do homem com o efeito *phármakon*. Sem dúvida, não é fortuito que a droga possa ser pensada, agora, como um produto da modernidade, a partir da formulação lacaniana do sujeito da ciência. Com efeito, isso leva a questionar-se, mais que o problema da origem, o das condições de aparecimento do fenômeno do uso moderno da droga. Constata-se, assim, que o elemento de historicidade e a própria universalização do fenômeno clínico da toxicomania se mostram, forçosamente, coextensivos à disseminação, em escala planetária, do discurso da ciência.

É impossível negarem-se as consequências do encontro do efeito *phármakon* com o discurso da ciência. No começo do século XIX, assistiu-se ao nascimento de um interesse extraordinário por muitas espécies de substâncias, que eram consideradas, umas mais, outras menos, como agentes do efeito *phármakon*. Esse interesse manifesta-se, sobretudo, no plano da química, da farmácia e da medicina. O progresso da química orgânica, tornado possível pelas aplicações técnicas no campo da farmácia e, mais amplamente, na química, levaram ao desenvolvimento das técnicas de análise química. Até esse momento, conhecia-se o *phármakon* apenas em sua forma vegetal. Pela análise química, obteve-se uma série de drogas que, na época, eram consideradas substâncias elementares: a morfina (1805), a codeína (1832), a atropina (1833), a cafeína (1860), a heroína (1874), a mescalina (1888) e os barbitúricos (1903), para só mencionar as mais conhecidas.[7] A maioria desses produtos é obtida por extração da substância elementar do composto químico[8] de espécies botânicas conhecidas até então, como a beladona, a coca, o café e o peiote.

O conhecimento substancialista do *phármakon*

O aspecto fundamental desse advento das técnicas de análise química na história da ciência não se relaciona apenas à simples descoberta de uma série de substâncias, mas à instauração de uma razão retificadora de todo saber anterior. Esse trabalho de retificação no curso do pensamento funda a ruptura com toda a tradição de um saber sobre a natureza, a que pertence a alquimia ocidental. É preciso, portanto, considerar os últimos desenvolvimentos da alquimia não na perspectiva dos pressupostos da ciência moderna, mas na do "ideal retórico" dos saberes do Renascimento. Existe, neles, uma vontade de promover o espírito de erudição, amparado em uma "técnica da persuasão", que se inscreve numa concepção mística da natureza, em oposição à "técnica da prova", própria dos procedimentos da ciência moderna.[9] Aos olhos de Koyré, o essencial da mentalidade alquímica manifesta-se no que ele chama de "agostinismo paracelsista". Esse agostinismo advém da *Naturphilosophie*, de Paracelso, doutrina que se formula pela correspondência entre o microcosmo e o macrocosmo, segundo a qual "tudo está no homem e ele só precisa conhecer a si mesmo para, ao mesmo tempo, conhecer o mundo". Para o homem, "aprender significa aprender a se tornar e a conhecer a si mesmo para conhecer o que existe".[10]

No século XVI, a natureza ainda não se mostra permeável ao discurso da ciência, uma vez que não é conhecida "nem como um sistema de leis, nem como um sistema de corpos regidos por leis".[11] Ela é representada como um ser possuído por uma força vital: é a vida que constitui sua essência. Tudo vive na natureza: animais e plantas, claro, mas também minerais e seus elementos, metais, ar e fogo. Nesse sentido, Paracelso é bem um homem de seu tempo, visto que a natureza, como força viva que não para de se diversificar e de se unificar, constitui o tema dominante de seu pensamento.

Para o alquimista, a natureza comporta uma espécie de força criadora indiferenciada que engendra todos os seres naturais, e esse processo de engendramento é uma evolução que conduz dos elementos mais desorganizados – os seres inanimados – aos elementos mais perfeitos, organizados e conscientes – os seres animados. Essa força vital exprime-se segundo a ideia de um germe, presente em todos os seres naturais, que representa, para cada um, seu próprio grau de evolução. Com efeito, a noção de força vital vem sempre figurar, no saber, um "lugar de opacidade",[12] que existe em função da dimensão do mistério. No dinamismo vitalista de Paracelso, encontra-se um mistério particular, o *Mysterium Magnum*, que é, como ele explica, "o centro incriado do mundo, de onde tudo provém, o germe que esconde em si todas as possibilidades que serão realizadas mais tarde e que em potência, virtualmente, já contém, porém escondido, não-desenvolvido e não-aparente, o que sua evolução natural vai explicitar, revelar e produzir".[13]

O alquimista tenta apenas reproduzir ou, mesmo, acelerar e dirigir esse *Mysterium Magnum* que cada ser possui no trabalho da *Grande Obra* da natureza. A ideia da transmutação de metais encontra, então, suas condições de inteligibilidade. Como todos os seres naturais, os metais são seres vivos e, como tais, submetidos à evolução em direção ao perfeito – o ouro. Procurando os meios de transformar os outros metais em ouro, o alquimista busca somente acelerar o que pensa ser um processo natural. Nesse caso, a retomada da concepção agostiniana da criação na natureza não é fortuita. Ela fundamenta-se na exigência de um "complemento transcendente",[14] intrínseco ao saber sobre a natureza. A força vital desta resulta de um engendramento de seres, por necessidade de se expressar. Ela expressa-se, pois, nos seres criados; logo todo ser criado é simplesmente a expressão de uma mesma força vital. Essa necessidade de expressão, em última análise, retoma o ponto de vista clássico da doutrina do homem imagem e semelhança de Deus, que só se produz pela graça de Deus.

No fio desse raciocínio, por analogia, vê-se constituir-se "uma imagem coerente do universo, corpo visível do espírito invisível, expressão tangível de forças imateriais"[15] e – por que não? – transcendentes. Esse mundo do saber concebido a partir da similitude só pode ser um mundo marcado, o *mundo das marcas* largamente descrito por Michel Foucault, em *As palavras e as coisas*, como o esboço e a configuração mais geral da episteme do século XVI. Nas palavras de Paracelso, esse mundo das marcas revela-se com toda sua plenitude: "(...) não é a vontade de Deus que o que ele cria para o benefício do homem e o que ele lhe deu permaneça escondido. E mesmo se ele escondeu certas coisas, nada deixou sem signos exteriores e visíveis com marcas especiais".[16]

É precisamente por essa razão que a natureza selecionou sabiamente remédios específicos para todas as doenças. Paracelso, entre outros, introduz, na prática da medicina clássica, os remédios metálicos e o ópio, com base no saber da similitude, fundado sobre o levantamento dessas marcas e sua decifração. Na passagem da alquimia à iatroquímica, ele preconiza os "remédios heroicos", que teriam a força de acalmar a dor da doença de um organismo, doença concebida como um ser vivo e único. Para ele, a doença revela uma disposição para se destacar do organismo como uma parte inteiramente autônoma e, na medida em que manifesta sua força em detrimento da unidade do todo, adquire o *status* de ser vivo. Em compensação, os remédios, no plano do saber da alquimia, seriam investidos de uma força contrária à doença e capazes de realizar "o retorno heroico à unidade do organismo". A infecção, por exemplo, era compreendida como uma doença dotada de vida própria, mas que se nutria da vida do doente e poderia, ao mesmo tempo, ser atacada diretamente pelos remédios metálicos. O ópio era, na opinião de Paracelso, entre todos os remédios, o mais prodigioso. Entre as preparações alquímicas, o *laudanum paracelsien*, uma tintura de ópio, obteve o reconhecimento da medicina, na época, em razão de suas virtudes heroicas, notáveis, porém envolvidas por um sentido sempre obscuro, misterioso e enigmático.[17]

Certamente, existe, entre o remédio e a doença, uma conveniência recíproca, que se explica pela justa proporção entre um e outra, proporção determinada pelo mundo das marcas. A substância torna-se, no contexto do saber das similitudes, que, ao mesmo tempo, exigem suas marcas, uma *substância-signo*. É um signo no sentido que representa algo secreto e essencial, não para outra substância, mas para esse verdadeiro sábio hermeneuta, que é o alquimista do século XVI. O *phármakon*, no mundo das marcas, encontra-se, enquanto signo, aberto à significação produzida por um sujeito idêntico a seu saber, um sujeito que traz em si a carga do saber. Nesse caso, tais substâncias não são, ainda, consideradas como significantes presentes na natureza. Ao contrário, o *phármakon* existe como um conhecimento que somente se funda a partir de "um sujeito dotado de profundezas, (...) o que significa um sujeito composto por uma relação com o saber, relação dita arquetípica".[18]

O *phármakon*, no quadro da alquimia e da medicina clássica, torna-se, pois, um objeto de conhecimento que se adapta, harmoniosamente, ao saber do mestre. Entre o alquimista e o *phármakon*, existem os traços marcantes da conaturalidade e da complementaridade, considerados como prévios a toda perspectiva do conhecimento clássico, visto que se originam na relação simétrica entre o sujeito e o objeto. A relação possível entre o saber do alquimista e seu objeto de conhecimento constitui-se segundo o princípio da evolução das substâncias. Para a intuição alquímica, essas *substâncias-signos* existem na instabilidade do universo, em diversos graus de pureza. Elas podem ser completamente impuras, se bem que a força vital da natureza é suficiente para fazê-las viver, para combater a tendência à degradação. Às vezes, elas o conseguem, com muita dificuldade e depois de muito tempo. Por isso, os metais, os corpos mais perfeitos, crescem tão lentamente. Essa é, também, a razão pela qual os metais preciosos são raros e, quando descobertos, se encontram em estado impuro.

Trata-se de um conhecimento que se opera em uma escala da significação que vai do imperfeito ao perfeito, cujo sustentáculo básico é a apreensão da substância como signo. Todo conhecimento clássico a respeito do *phármakon* aparece no registro de uma coalescência do significante e da significação, situando-se como um complemento transcendente crucial do saber alquímico. Sabe-se bem que, para Lacan, essa relação de aderência do significante à significação representa "o traço de caráter literal que especifica o significante copulatório, o falo".[19] No fundo, o saber alquímico encontra-se imantado por sua excessiva afinidade com a significação fálica. É um saber que se estrutura sob a égide de um "gozo do sentido",[20] que se caracteriza por exprimir-se pelo princípio de conhecimento do mundo que se designa como um verdadeiro "tropismo sexual".[21]

O alquimista deve proceder a numerosas manipulações para burilar a obra da natureza ou para permitir a esta terminar sua obra em um tempo mais curto. Acontece que a natureza tende ao seu estado primitivo e a voltar à unidade do elemento celeste. No entanto, não pode fazê-lo sozinha: é-lhe necessária uma ajuda vinda do alto, uma ajuda do homem, próximo da imagem de Deus. Destaca-se, nesse ponto, o elemento da "pureza de alma do operador",[22] valorizado por Lacan como decisivo no que se chama de experiência alquímica de purificação da matéria.

Uma experiência, a seu ver, delimita o campo de uma *práxis* como o que permite tratar o real pelo simbólico. É evidente que tal *práxis*, tomada segundo essa acepção, está longe de constituir-se como algo que faz parte do universo da ciência, tendo em vista que, neste, também aparece esse aspecto do tratamento do real pelo simbólico. Com efeito, Lacan sugere que, no caso da *práxis* alquímica, se trata de uma experiência mística, uma experiência que comporta sempre a dimensão de um inefável. Essa experiência exige, por sua vez, a contrapartida de um complemento transcendente, que aja no nível do saber, de um complemento que funcione como Outro, que dê a garantia da revelação última da verdade. Assim, o alquimista confronta-se com o imperativo de uma experiência de ascese subjetiva, de purificação de sua alma, para ter acesso à verdade, que reside no Outro transcendente. O acesso à verdade do *phármakon* está condicionado por um Outro, que pode enganar o sujeito do conhecimento. O alquimista, para desfazer o véu obscuro que pesa sobre o *phármakon*, deve, necessariamente, introduzir o problema da verdade, na mesma medida em que seu conhecimento se apresenta como revelação – precisamente, no e pelo Outro transcendente.

Cálculo da substância pelo sujeito da ciência

Em Descartes, já se encontram importantes indicações da ruína do misticismo vitalista da alquimia, inteiramente ancorado num raciocínio por analogia, apropriado ao mundo das marcas. Anteriormente, o conhecimento de uma substância residia numa experiência mística, que supunha a instabilidade, a variabilidade dessa substância, dada pelo princípio de evolução da matéria. A tese devastadora do filósofo enuncia, então, que "as variedades que estão na matéria dependem do movimento de suas partes".[23] Tese definitiva, a proclamar que, em qualquer parte do universo, a matéria é semelhante a ela mesma e apropriada para tornar obsoleta a ideia tanto do aperfeiçoamento das substâncias quanto da natureza. A substância adquire, assim, um status de permanência. Realmente, a concepção cartesiana da matéria era apenas a consolidação efetiva do espírito científico emergente em sua época.

Para Bachelard, havia razões positivas que deviam entravar a formação do conceito moderno das substâncias químicas determinadas por caracteres fixos e distintos. Os métodos modernos de pesquisa e de análise são, com efeito, imanentes à própria constituição do *corpus* teórico da química. Hoje, "as substâncias possuem caracteres químicos não apenas em relação umas às outras, mas ainda só podem ser tiradas do estado complexo e misturado no qual se apresentam na natureza por suas ações recíprocas".[24] Poder-se-ia, pois, dizer que, além de sua realidade fenomênica, as substâncias químicas existem menos por suas qualidades intrínsecas que pela relação articulada que mantêm entre si. Na medida em que passam a existir umas em função das outras, as substâncias tornam-se significantes na natureza e deixam de ser signos abertos à interpretação do sábio.

De forma alguma, é suficiente considerar-se a subsunção da química pelo discurso científico como resultado de acontecimentos empíricos, tais como as necessidades imediatas da farmácia e da medicina, ou as da química aplicada. Como salienta Lacan, é absolutamente necessária uma "certa redução, às vezes demorada para se efetuar, mas sempre decisiva no nascimento de uma ciência; redução que constitui propriamente seu objeto".[25] Tal redução, no âmbito do saber químico, tem como consequência a supressão de todo imediatismo da substância, ou seja, a superação do que Bachelard chama de obstáculo substancialista. Com efeito, em suas primeiras experiências e no enunciado de suas descobertas iniciais, a química traz as marcas da herança substancialista da alquimia, sob a forma de considerações puramente predicativas da substância. Trata-se, então, de caracterizar as propriedades gerais da substância, com a consequência suplementar de que seus qualificativos se multiplicavam ao infinito.[26]

A emergência da química moderna vai, pois, na contramão dessa tendência que, no essencial, deve ser qualificada como substancialista. O químico concebe as substâncias em seu aspecto puramente formal, antes de apreendê-las por suas propriedades materiais. Assim, repousa sobre esse novo racionalismo químico a possibilidade de se expressar o efeito *phármakon* a partir do mecanismo de ação de várias substâncias, como os compostos alcalinos, formados, fundamentalmente, de hidrogênio e de nitrogênio.

Tal racionalismo, detectado por Lacan segundo a modalidade da *causa formal*, está apto a captar a presença das substâncias químicas, na natureza, como significantes. É evidente que isso só foi possível com a superação do obstáculo substancialista, o que se exprime pela rejeição de todo o conteúdo de saber sobre as substâncias acumulado sob a forma das marcas. E, nesse sentido, o sujeito do conhecimento, o sujeito das profundezas da alquimia, cede seu lugar ao sujeito da ciência. Desde o momento em que aparece esse novo modo de apreensão do real pelo saber científico da química, cada substância acaba por existir em relação a outras, numa série que culmina com a tabela de Mendeleiev. Para se ter acesso ao saber da ciência, deve-se não mais atingir os conhecimentos prévios e genéricos acerca das substâncias, mas delimitar o campo de uma experiência, guiando-se por pontos de vista que são, no fundo, hipotéticos. O sujeito da ciência trabalha na multiplicação das realizações que aceleram a expulsão de qualquer representação *a priori* da substância. Nesse plano de realizações, a que pertencem, também, no caso particular da química, a análise e a síntese, não se procura uma generalidade; procura-se uma sistemática, um plano, um cálculo possível da substância.[27]

O ideal científico, manifesto nesse cálculo possível da substância, suplanta, então, o ideal retórico do substancialismo da alquimia. Nesse processo, afirma-se a supressão de todo o saber sobre a substância, constituído enquanto similitude, evolução e proporção, em última instância, torna-se evidente a exclusão de todo saber revelado pelas vias do simbolismo. Se a ambição da ciência se consolida, na física, pelo "extermínio de qualquer simbolismo dos céus (...) que, por tanto tempo, se manteve pela exigência de atribuição de uma forma 'perfeita' às órbitas celestes",[28] na química, a exclusão do simbolismo liga-se ao ideal de uma substância perfeita e sem acidente. O discurso da ciência levará, assim, algum tempo para expulsar Deus da matéria.

Descartes reaparece, nesse ponto, como se viu antes, não apenas para completar o trabalho de retificação de um ponto concreto e localizável da passagem da alquimia à química. O filósofo, agora, faz-se presente como um verdadeiro epígono do momento inaugural do espírito científico em geral, apreendido por Lacan nos termos expressos do *Cogito*, que encarna, na experiência desse novo racionalismo, a presença crucial do sujeito da ciência. O *Cogito* cartesiano constitui-se na figura fundamental que permite a Lacan explicitar a operação de um sujeito – o sujeito da ciência – que, num mesmo movimento, rejeita toda representação de saber e determina uma posição de certeza no ser do pensamento científico. Esse sujeito, excluindo qualquer outro, sustenta-se, em sua intervenção no plano do real, de uma relação "pontual e evanescente" com o saber. É nesse sentido que, na modernidade, o humano se depara com a presença de um sujeito da ciência, que se caracteriza pela foraclusão de todo sujeito que encarna a verdade tomada como homóloga a um saber sobre a significação. Ocorre, portanto, na operação do saber científico, uma foraclusão do sujeito das profundezas, tal como ele aparece, por exemplo, no caso da experiência alquímica. O *Cogito* revela-se, na ruptura entre a alquimia e a química moderna, como depuração extrema de todo o conteúdo transcendente desse sujeito das profundezas, que só existe na pureza de uma alma.[29]

O único sujeito admissível na ciência é o que produz o esvaziamento de todo o saber enquanto representação, ou significação. É uma mutação no sujeito do conhecimento que possibilita o aparecimento, no real, de substâncias que constituem significantes e não, signos. Trata-se da báscula de um saber dominado pela significação para um outro dominado pelo cálculo, por meio do qual a substância química se decompõe como um algoritmo, inteiramente desprovido de significações. Assim, o movimento de ruptura entre a alquimia e a química moderna completa-se com a fixação dos algoritmos capazes de cifrar a substância. Esse trabalho de cifrar a substância, cuja consistência se torna puramente lógica, pressupõe, necessariamente, a queda de todo saber suportado pelo complemento de um Outro transcendente. A formalização que disso resulta, lenta no seu processamento, é decisiva, pois comporta a redução de todos os fenômenos à ordem da estrutura.

Segundo essa orientação, a experiência, na química e na ciência em geral, torna-se um fator secundário em relação a essa ambição maior de cifrar o real por algoritmos. As substâncias são, assim, como que depositadas pelo impulso do método. Daí em diante, sob seu comando, a ordem das substâncias impõe-se como uma racionalidade calculável, cuja realização imediata é a potência organizadora da tabela de Mendeleiev, mas cujo ideal último continua sendo a possibilidade de predizer, antes da descoberta efetiva, as propriedades de uma substância ainda desconhecida.[30]

É evidente que, no discurso da ciência, o real só é instrutivo e seguro se tiver sido realizado e, antes de tudo, fixado pela operação do cálculo. Exercita-se, dessa maneira, a não pensar no real, nada além daquilo que nele se colocou. Não se deixa lugar para o irracional ou para uma dimensão transcendente, como na alquimia, mesmo se, em última instância, a ciência, na sua ambição, procura construir uma substância normalizada, uma substância sem acidentes.[31] Nessa perspectiva, as substâncias químicas concernem à realização não simplesmente de uma experiência, mas, antes de tudo, de um saber fixado e estabilizado na forma do algoritmo. Pode-se considerar que a ciência cria o real, já que seu trabalho de formalização acaba por apreender um saber que passa a existir no real. Um saber que, na sua intromissão no próprio modo de funcionamento das coisas no mundo, chega a produzir mudanças no real.

Excedente de gozo no mercado do saber

A partir de então, o que se apresenta como a parte inefável e obscura do efeito *phármakon* desloca-se e, mesmo, desfaz-se pelo próprio trabalho de cifração da ciência. As substâncias químicas são, desse modo, colocadas na dependência absoluta de uma ciência de princípios, de uma doutrina de normas metódicas e de um plano coordenado em que o desconhecido cede seu lugar a um vazio. A ciência impõe a renúncia a todo *gozo de sentido* próprio do saber das marcas do século XVI. Contudo, esse trabalho, empreendido pelo discurso da ciência, de esvaziamento de toda a tradição dos saberes anteriores, realiza-se produzindo, por sua vez, um excedente, um acréscimo.

Enquanto objeto suscetível de tornar-se alvo do uso toxicomaníaco por certos sujeitos, a droga aparece como uma derivação do encontro entre a ciência e as substâncias que, de uma forma ou de outra, manifestam o efeito *phármakon*. Como produto desse trabalho de literalização realizado pelo sujeito da ciência sobre o *phármakon*, advém a queda de um efeito de sentido. O fenômeno da droga, tal como é conhecido hoje, encarna o retorno desse efeito de sentido sob a forma enigmática do gozo, resto da operação de cálculo do sujeito da ciência. A incidência da ciência sobre o efeito *phármakon* determina, em contrapartida, a propriedade, ou o atributo, de um usufruto específico. Trata-se da oferta de um novo produto, tanto no mercado dos bens capitalistas, quanto no "mercado do gozo".[32]

Nesse processo, há, no mercado do gozo, a circulação de um outro tipo de bem: a droga.[33] Esse novo bem de consumo surge não apenas das trocas operadas no mercado capitalista, mas também do valor paradoxal do gozo – paradoxal no que, por sua própria natureza, este encarna do atributo singular da inutilidade, ou seja, "o que não serve para nada".[34] A droga acaba existindo como resto, como excedente do gozo. Mais precisamente, pode-se atribuir à droga, na modernidade, o estatuto de um mais-de-gozar particular, que se mantém ligado a um produto do mercado capitalista.[35]

A operação de fratura, realizada pela ciência, de qualquer significação ligada ao *phármakon* implica, como produto, um novo meio de gozo para o sujeito. Com efeito, esse mais-de-gozar particular, que pressupõe a emergência de um ponto de descontinuidade no real, operado pela ciência, repercute na própria configuração do Outro. Esse novo meio de gozar, ao envolver o sujeito, exige mudanças no Outro, mudanças de valor, de organização das escolhas, de preferências, de méritos, finalmente, do que carece de uma estrutura ordinal ou, mesmo, cardinal do Outro.[36] Em torno dessa metamorfose no Outro, eclodem diferentes formas de sintomas que são, imediatamente, recolhidas pelo saber psiquiátrico, numa ótica estritamente fenomênica.

O que se fabrica, na singularidade dessa nova relação do sujeito com a droga, é a toxicomania considerada, pela clínica psicanalítica, como uma nova forma de sintoma. A parte do sintoma que varia com o decurso dos tempos pode ser enfocada pelo pensamento de Marx, na perspectiva de uma relação com o real e não, simplesmente, na função significante própria do retorno do recalcado. Trata-se precisamente do que Lacan atribui a Marx como sendo a concepção de sintoma enquanto irrupção de uma verdade que retorna nos intervalos de um saber. A verdade, para Marx, não tem outra apresentação [*Darstellung*] senão o sintoma, porque encarna a discordância entre o real e aquilo pelo qual ele se dá, ou seja, a forma de um andaime, de uma superposição de significantes, que se depreendem do real como efeito da verdade sobre o saber.[37] Não se deve, porém, confundir essa superestrutura significante de uma nova forma do sintoma com a realidade de um saber qualquer; pelo contrário, ela constitui "o retorno da verdade como tal na falha de um saber".[38] No sintoma, trata-se de representar a inclusão do que não vai bem no real, do que "se coloca em cruz para impedir que as coisas andem no sentido em que elas dão conta por si mesmas de maneira satisfatória – satisfatória ao menos para o mestre".[39] Com base nessa definição da dimensão real do sintoma, pode-se considerar a toxicomania como um efeito de discurso. Mais exatamente, como um encontro dos efeitos do discurso da ciência com o gozo, enquanto este é dele excluído. É como excluído, como dimensão banida do domínio da ciência, que o gozo permite o acesso do saber analítico à prática das drogas.

A contrapartida inevitável do aparecimento da droga no mercado do gozo é o ato toxicomaníaco. Em última análise, a droga e a toxicomania surgem como restos que decorrem das falhas que se abrem no saber provocadas pela própria ação da ciência. A realidade de uma e de outra toma corpo no trabalho de rejeição do conhecimento substancialista sobre o efeito *phármakon*. A droga e a toxicomania não são, portanto, simples acontecimentos na história do saber, no caso reduzido a representações genéricas sobre a realidade de seus objetos ou sobre os modos variados de sua utilização. São produtos de uma descontinuidade no real, operada pela ciência, em todo conhecimento anterior, sobre o efeito *phármakon*. Descontinuidade que, afinal, decorre da foraclusão de qualquer verdade sobre o *phármakon*: verdade no sentido de um saber mítico ou verdade no sentido de uma significação do conhecimento no mundo das marcas.

A existência da toxicomania como um efeito de discurso pressupõe o retorno da verdade do *phármakon* foracluída do discurso da ciência. Esse retorno faz-se sob a égide da transformação da relação do sujeito com o saber, sobre o fundo enigmático de um excedente de gozo. Essa nova forma de sintoma resulta, pois, de uma transformação substancial da relação com o saber, na medida em que este é determinante para a posição do sujeito. Em resumo, trata-se de uma outra manifestação do novo utilitarismo, responsável pela geração de toda uma série de produtos da ciência, qualificados, antes, como *gadgets*.

Realmente, a detecção do ato toxicomaníaco como uma categoria da nosologia psiquiátrica reflete toda a inconsistência própria da abordagem puramente fenomenológica do que se apresenta como um efeito de discurso do tempo da ciência. Na minha opinião, todas as tentativas de se fundar a origem da toxicomania no quadro da psiquiatria dos meados do século XIX mascaram, de algum modo, a incidência do discurso da ciência no fenômeno da droga. Nesse ponto, algumas pesquisas históricas sobre a droga e a toxicomania mostram-se extremamente insuficientes.[40] Elas dedicam-se a organizar, sob um ponto de vista historicista, a prática da droga no fio contínuo de um tempo homogêneo. Para alguns, a existência da droga, no curso da história, é considerada a partir da apreensão factual de modos vários de sua utilização, em culturas e épocas diferentes. Assim, eles ignoram a problemática da emergência da droga, para só reter a da toxicomania. De um lado, tentam reconstituir a origem da toxicomania apoiando-se na da psiquiatria; de outro, experimentam, ao fazê-lo, uma grande dificuldade para estabelecer os determinantes cruciais da problemática da droga na contemporaneidade.

A meu ver, não se pode considerar a existência de uma sem a outra, porque a droga e a toxicomania são, afinal, resultantes do que ocorre na incidência do discurso da ciência nos interstícios do saber, como fenômeno de gozo. As duas são produtos excedentes da homogeneização dos saberes no "mercado da ciência".[41] Esse verdadeiro *absoluto* da ciência, inscrito no início de "A ciência e a verdade", traduz-se, presentemente, como uma função do mercado: a de absolutização do mercado da ciência. Trata-se, no fundo, do processo pelo qual esta se unifica; reduz, pois, simultaneamente, todos os saberes a um mercado único. A droga do toxicômano torna-se o produto pago por seu verdadeiro preço de saber, segundo as regras e as normas constituídas no mercado da ciência pelo novo utilitarismo. O valor de gozo da droga define-se, portanto, como o excedente da renúncia ao gozo de sentido, operada pelo sujeito da ciência nas formas tradicionais de conhecimento do *phármakon*.

O historiador da droga deixa escapar, sem dúvida, esse traço de historicidade que se revela no ponto axial do encontro do *phármakon* com o sujeito da ciência. O historicismo mostra-se, desse modo, incapaz de separar a ação das diferentes causas do efeito *phármakon*. Se existem elementos de historicidade, eles exprimem-se no desvelamento dos diferentes modos de operação da verdade, como causa sobre o efeito *phármakon*. Obtêm-se, assim, a *causa eficiente*, que explica o *phármakon* das sociedades míticas; a *causa final*, que se exerce no mundo das marcas; e a *causa formal*, que opera no discurso da ciência. Faz-se, então, necessário esperar o advento do que se exprime sob forma de *causa material* – a psicanálise –, para empreender-se a elucidação da elaboração das tendências e das causas essenciais desse novo efeito de discurso sobre o ser falante.

CAPÍTULO IV

A COCAÍNA E O DESEJO DE SUTURA EM FREUD

Os escritos de Freud sobre a cocaína testemunham, antes de tudo, o avanço da ciência em direção à realidade das drogas, inserindo-se inteiramente no programa geral de aplicação da ciência moderna à análise dos efeitos delas. Entretanto, é preciso ressaltar, por um lado, que não se trata mais de fazer valer o funcionamento da *causa formal*, a fim de se decifrarem princípios ativos das substâncias da natureza. Para Freud, o cálculo da ação da cocaína não se orienta pelo programa da química moderna, que visa a fixar algoritmos capazes de cifrar essas substâncias. Nesse sentido, o princípio ativo das substâncias químicas é considerado um pressuposto da sua pesquisa sobre as ligações entre as drogas e o que ele designa, em seus estudos, como o estado de "bem-estar geral".[1] Por outro lado não se pretende mais uma análise da ligação entre a droga e as reações do indivíduo, com base na crença de que cada tóxico contém um saber intrínseco. Em outras palavras, o que norteia o interesse dessa investigação não são as pesquisas da psicofarmacologia da sua época, consagradas à elaboração de um catálogo dos "espíritos das drogas", em que a cocaína aparece como uma fonte toda poderosa de efeitos psíquicos.[2]

Em 1884-85, quando esses escritos foram redigidos, o mundo da ciência registrava as consequências da concepção termodinâmica das transformações físicas na natureza. No fundo, debatia-se a elaboração de um saber sobre o rendimento das máquinas térmicas, a partir da relação entre o trabalho produzido e o calor que era preciso fornecer ao sistema para que os dois processos se compensassem mutuamente. Esse é o papel decisivo da unificação das diferentes modalidades do saber científico, papel desempenhado pelo princípio de conservação da energia.

Hermann Helmholtz pode ser considerado um dos homens de ciência mais representativos dessa renovação. Segundo ele, o princípio de conservação da energia era somente a tradução, no interior da física, da exigência geral de inteligibilidade da natureza, exigência anterior a qualquer ciência. A energia constitui, pois, o postulado de uma "invariância fundamental", que ocorre para além das transformações naturais.[3] A ciência detém os meios de medir a grandeza daquilo que se conserva nas transformações dos fenômenos naturais – mecânicos, químicos ou vitais. Por esse conceito de energia, concebido, ao mesmo tempo, como uma tendência e como um equivalente geral de transformações físico-químicas, a ciência mostra-se apta a introduzir, no real, um novo princípio de causalidade do funcionamento da natureza, completamente distinto daquela da mecânica clássica. O impacto dessa perspectiva reducionista, própria da visão científica sobre a energia, a máquina termodinâmica e a fisiologia, é decisivo para a compreensão da incidência da droga no início do percurso de Freud.

O mito energético da cocaína

Os escritos sobre a cocaína tornaram-se uma passagem obrigatória tanto nas biografias de Freud quanto nos trabalhos sobre a história do movimento analítico. Os biógrafos deixam transparecer, de maneira indiscutível, o veredito de maldição que a modernidade faz pesar sobre a droga. O fato de que a investigação freudiana a respeito inscreve-se, sem dúvida alguma, na contracorrente do que a *doxa* considera como o "novo flagelo da humanidade",[4] permite compreender a dificuldade que eles enfrentam para caracterizar esse momento do itinerário do psicanalista.

Para Jones, trata-se, essencialmente, da intrusão pontual de um elemento estranho e incompatível com o "percurso sério" de Freud em neurofisiologia. O autor apoia-se numa declaração tardia e retrospectiva em que o psicanalista se refere a esses escritos como a um *allotrion*.[5] A meu ver, tal interpretação sobre o caráter marginal desses trabalhos e, mesmo, da oposição ao percurso propriamente neurológico e científico de Freud, objetiva, fundamentalmente, atenuar o erro que, supostamente, ele teria cometido no que diz respeito à sua pesquisa sobre a cocaína.

Na verdade, informa Jones, se Freud não ignorou a nocividade da droga, pelo menos subestimou-a. De fato, confirmou-se a sua ilusão relativamente à indicação terapêutica eventual da cocaína para os morfinômanos: logo no início de sua carreira de clínico, aconselhou, por exemplo, seu amigo Fleischl, considerado morfinômano a seguir um tratamento substitutivo, à base de cocaína. Para o biógrafo, a "nocividade" dessa droga reside, sobretudo, no poder que ela teve de desviar Freud do estreito caminho de um trabalho científico sobre a anatomia e a fisiologia do cérebro, para acabar se comprometendo com um atalho, no mínimo, duvidoso.

Talvez a metáfora do *allotrion* apareça, no texto de Jones, para destacar o sentido negativo que tem, aos olhos do autor, o interesse precoce de Freud por esse objeto estranho, a droga. Sabe-se, porém, que, no diálogo de Platão, o vocábulo *allotrion* é usado para acentuar o caráter nocivo da letra e de sua função de suplência, enquanto esta encarna a dimensão "de pura alteridade ou estranhamento do logos".[6] É incrível ver como ao biógrafo escapa a relação de Freud com a droga, pois, para este, mesmo tomando como ponto de partida a pesquisa experimental, seu aspecto *allotrion*, – no sentido de algo enigmático, estrangeiro e que, portanto, é pura alteridade – permanece presente. Mantendo-se fiel ao ideal da ciência de sua época, ele se revela, nos seus escritos sobre cocaína, como um *Naturforscher* – literalmente, "pesquisador por natureza".[7] O que neles se comprova é uma manifestação da paixão pelo saber sobre o que é estrangeiro, fundamentada na vontade de controlar a ação da cocaína por meio da racionalidade científica.

Como o próprio Jones procurou fazê-lo, é preciso interrogar-se sobre a tese da descontinuidade entre os textos freudianos sobre a cocaína e o trabalho neurofisiológico que os precede.[8] Considero que esses textos se inscrevem plenamente na pesquisa científica de seu tempo, ilustrada pelos estudos de Brücke. Estes remetem, na verdade, ao conjunto do que Lacan qualificou como o programa de Helmholtz, Brücke e de Du Bois-Reymond. Para compreender-se adequadamente essa relação, seria necessário levar-se em conta a ambição última desse programa, que visa à redução da fisiologia à termodinâmica. Nesse sentido, ele não tem nada em comum com a tradição da escola francesa de Claude Bernard, para a qual a exigência da condição experimental se concretiza segundo o princípio de uma autonomia relativa do organismo em face dos mecanismos físico-químicos. Com efeito, para os primeiros, o organismo reduz-se a um sistema físico-químico particular, dotado de propriedades especiais, como a faculdade de assimilação. Partindo desse pressuposto, o fisiologista não é mais que o físico do organismo. Essas considerações resultam de um conjunto de diferentes campos do saber científico, em torno do primeiro princípio de conservação da energia.

O princípio em questão postula que, nas transformações da natureza, há alguma coisa – a energia – que pode mudar qualitativamente, conservando-se a mesma em termos quantitativos. Lacan atribui à noção de energia o lugar de um verdadeiro "mito energético"[9] presente no corpo conceitual da ciência. Desde então, a metáfora do corpo como máquina termodinâmica ocupa lugar de destaque na medicina e não mais se pode negar a sua relação com o advento da psicanálise. Essa concepção do corpo permite a Freud a utilização do ponto de vista "energético" para resolver o dinamismo das equivalências das quantidades de libido, no quadro do funcionamento homeostático do seu princípio de prazer.

Dessa forma, constituem-se os primeiros elementos de sua "hipótese substancialista",[10] que, aliás, não será abandonada, pois que reaparece sempre, segundo o viés reducionista e biologicista de certos momentos de sua teorização da libido. No entanto, por outro lado, não se deve esquecer que os escritos sobre a cocaína alinham-se, também, na perspectiva do fisicalismo inicial de Freud, quando a neurologia se resumia à fisiologia do córtex. Efetivamente, esses estudos sugerem que a relação conceitual entre o psíquico e o fisiológico não pode ser relegada a uma simples contingência histórica de um passado neurofisiologista. Comprovam, antes de tudo, a exigência lógica, presente em toda a extensão da obra de Freud, de inscrever-se a psicanálise na trilha da ciência. Comprovar-se-á que, referentemente à droga, ele procede, graças a um trabalho de retificação experimental, à resolução dos obstáculos que se interpõem à sua tentativa de alojar um saber no real.[11]

Freud responde, assim, ao ideal de seus mestres em medicina, ou seja, fazer entrar a fisiologia, e as funções do pensamento nela incluídas, nos modelos matemáticos da termodinâmica. Convém, pois, salientar não apenas a assimilação das funções do pensamento às do organismo, mas também o imperativo de quantificação que a lógica da experimentação pressupõe.

Nessa perspectiva, a relação privilegiada entre a fisiologia alemã e a termodinâmica determina, de modo absoluto, a especificidade da pesquisa experimental de Freud sobre a droga. Em relação ao passado da mecânica clássica, a pesquisa experimental, no âmbito da termodinâmica, implica um ponto de vista novo sobre as transformações físicas. Não se trata mais de observar uma evolução e de prevê-la calculando o efeito das interações sobre os elementos do sistema, mas de *agir* sobre os fenômenos e de prognosticar suas reações a uma modificação imposta, de maneira a antecipar suas tendências. Nos estudos de Freud, a cocaína aparece como o agente de tais modificações, que serão objeto de uma quantificação no dispositivo experimental.

O que importa não é, simplesmente, a elaboração de um saber sobre a droga, saber que se restringe a uma lógica empirista do procedimento. Parece insuficiente afirmar que seu esquema epistêmico reduz-se, por um lado, a um "determinante elementar" da observação e, por outro, à "tecnologia do procedimento".[12] Essa *fenomenotécnica*, para usar uma expressão cara a Bachelard, está inteiramente submetida aos pressupostos teóricos oriundos da racionalidade energética da termodinâmica. Tal dispositivo experimental de contagem não é concebível fora do reducionismo de Helmholtz e de Brücke, para os quais a quantificação se apresenta como uma condição que torna possível a apreensão de constantes da natureza, ou seja, de leis que fixam e regulam seus fenômenos.

Freud e a origem da categoria de toxicomania

Os escritos sobre a cocaína mostram, claramente, que o ponto de partida da investigação de Freud tem direção contrária à da psiquiatria da época. Isso é passível de verificação no próprio fato de que a psiquiatria já produzira um certo número de trabalhos sobre a droga e, em certo sentido, já isolara a toxicomania como entidade clínica.

Em Moreau de Tours, encontra-se uma primeira manifestação dessa tendência a fazer da droga "um meio poderoso e único de exploração em matéria de patogenia mental".[13] Ele insurge-se contra qualquer método fundado em "raciocínio, induções, dos quais é sempre permitido desconfiar, para afirmar o princípio epistêmico da observação interior" sobre fatos simples e evidentes da "experiência pessoal da loucura". Segundo o autor, a psiquiatria não dispõe senão de um único "criterium de verdade" em relação aos numerosos e estranhos fenômenos da loucura, relegados, até então, ao "domínio de uma nebulosa metafísica".[14] Trata-se, pois, de um antecedente do método introspectivo, que supõe a fabricação experimental da loucura. E a droga, mais especificamente o haxixe, constitui um meio fecundo de exploração da fonte escondida e primitiva de todo fenômeno fundamental do delírio. O método de Moreau de Tours não visa apenas a descrever sintomas ou sinais exteriores da loucura, mas a atingir a natureza psíquica desta, que permanece, para ele, essencialmente a mesma, qualquer que seja sua forma.

Isso faz pressupor que o delírio, em geral, "tem uma natureza não apenas analógica, mas absolutamente idêntica àquilo que constitui o estado mais próximo do delírio: o sonho". É a ação da droga, concebida como um "estado de sonho sem sono", que permite o acesso ao âmago da experiência pessoal do delírio.[15] Essa fabricação artificial da loucura, sustentada pela droga, leva Moreau de Tours a elaborar sua hipótese sobre o *fato primordial e gerador do delírio*. Em última análise, a descoberta desse fato primordial conduz à *lesão funcional primordial*, de que decorrem as demais formas da loucura. Para o autor, toda forma e todo acidente do delírio, ou da loucura propriamente dita – ideias fixas, alucinações, irresistibilidade dos impulsos –, têm sua origem numa modificação intelectual primitiva, sempre idêntica a si mesma, que constitui a razão essencial de sua existência: a *excitação maníaca*.[16]

Em meados do século XIX, porém, não se registra exclusivamente essa tendência da psiquiatria a conceber a droga como fonte de conhecimento da loucura; a própria toxicomania está prestes a ser isolada como entidade clínica autônoma. Em primeiro lugar, ela aparece ao longo da discussão sobre a vinculação entre a loucura e a mania e, mais precisamente, com base nas tendências que se opõem à existência das *monomanias*. Não é por acaso que a toxicomania é uma das raras entidades clínicas da psiquiatria que herdou, na sua própria denominação, algo da origem longínqua do debate sobre o conceito de mania.

Em segundo lugar, a toxicomania constitui o resultado inevitável do problema nosológico das *loucuras do impulso* [*folies d'impulsion*] – consideradas loucuras parciais, é verdade – em que a noção de *impulso* e o aspecto maciço do *agir* apontam o cerne e as circunstâncias principais de que ela emerge como entidade autônoma.[17] O que se torna possível a partir das considerações de Esquirol sobre a *monomania instintiva*, ou *sem delírio*, segundo as quais "os doentes atingidos pela monomania cedem a um ímpeto a que não podem resistir; esse ímpeto é tanto mais imperioso quanto mais ela degenerou-se em hábito".[18] A monomania instintiva caracteriza-se, pois, nesse caso, como o impulso para cometer um ato e opõe-se a monomania pensante, na qual o ato é assumido pelo doente.

A categoria clínica da monomania instintiva provoca uma grande controvérsia na psiquiatria nascente: a descrição da categoria médico--legal da monomania homicida, de um lado, e o grupo das diversas ações mórbidas – incêndio, roubo, assassinato, embriaguez, suicídio e outras –, consideradas no quadro impulsivo puro, de outro, geram um conflito de competência entre a instância jurídica e a médica.[19] Os sucessores de Esquirol retomam, pois, a monomania instintiva para precisar, mais ainda, a distinção entre a loucura propriamente dita e os distúrbios mentais sintomáticos, em que se encontram tanto os impulsos quanto os signos maiores da intoxicação por álcool, ópio e beladona. Deve-se destacar que a retomada dessas *anomalias da vontade impulsiva* intervém no quadro de um debate sobre a própria existência da monomania.

A rejeição da noção de monomania instintiva, tida como um grupo informe não implica, porém, o abandono da problemática do impulso. Ao contrário, esta enquadra-se numa outra metodologia classificatória, de que a discussão sobre os temas dos delírios é afastada em proveito de uma análise da evolução das ideias delirantes e de sua causalidade. Assim, tendo-se em vista a teoria da degenerescência de Morel, que introduz uma espécie de suposta causalidade na taxinomia, encontra-se essa inclinação impulsiva nas descrições de tendências morais degeneradas, caracterizadas como *atos maníacos instintivos*. Gilbert Ballet, retomando, no capítulo dos impulsos, as sínteses evolutivas anteriores, prefere abandonar o termo "degenerado", por considerá-lo impregnado de preconceitos doutrinais, em proveito de "desequilibrado", que não tem outra pretensão que a de "constatar um fato, uma maneira de ser".[20]

A toxicomania encontra, portanto, suas origens na psiquiatria, mais especificamente na discussão sobre a mania aplicada à problemática dos distúrbios dos atos impulsivos. As noções capitais de delírio, alucinação e obsessão já contêm, então, os germes da controvérsia atual em torno da toxicomania. Na realidade, a polêmica quanto à relação entre o jurídico e o patológico atingiu tais proporções que as próprias condições de produção da categoria de toxicomania na psiquiatria se tornaram quase apagadas.

Para Emmanuel Régis, certamente um dos primeiros a usar o termo "toxicomania", as tendências impulsivas devem se aplicar à "solicitação motriz involuntária em direção a um ato e não ao próprio ato, cuja execução pode falhar".[21] Em outras palavras, a excitação maníaca, que se manifesta na forma de um ímpeto irresistível dirigido aos venenos artificiais, precede o ato toxicomaníaco. É nesse sentido que a psiquiatria distingue a categoria clínica da toxicomania, caracterizada como uma "necessidade imperiosa de se intoxicar", da série metonímica: morfinomania, eteromania, cocainomania, hachixomania, cloromania e opiomania.[22] As primeiras incidências clínicas da categoria da "toxicomania" seguiram-se à própria existência dessa série. Só a partir do momento em que a psiquiatria esgotou seu saber sobre o "ato maníaco impulsivo" é que se tornou possível o aparecimento do *toxicon* como verdadeiro ponto de basta dessa sequência metonímica.[23]

A origem da toxicomania na discussão do conceito de mania demonstra, de imediato, a dificuldade que a disciplina psiquiátrica encontra para organizar esses elementos clínicos numa classificação nosológica mais rigorosa. Detectar uma sensibilidade aos tóxicos, que, muitas vezes, encobre um verdadeiro distúrbio do ato impulsivo, revela-se insuficiente para a definição rigorosa de uma entidade clínica. Em resumo, essa dificuldade inicial já anuncia os impasses atuais da psicanálise para enquadrar os fenômenos de ordem clínica da toxicomania nas estruturas clínicas propriamente ditas.

A primeira incursão de Freud no universo da droga mostra, pois, que o que preside ao saber analítico se inscreve num quadro muito diferente daquele do dispositivo teórico da psiquiatria. Pela filiação que o liga a Helmholtz e a Brücke, o psicanalista, nessa abordagem, herda diretamente as inovações mais recentes do discurso da ciência. Assim, não é a filiação técnica e epistemológica da psiquiatria que vai orientar os seus estudos sobre a cocaína. A psiquiatria ou a medicina, assim como os postulados da organogênese ou da psicogênese, não ocupam nenhum lugar entre os instrumentos teóricos a que ele recorre. Seu interesse não se norteia para uma espécie de suposta causalidade de uma lesão funcional, própria das preocupações da psiquiatria da época. Embora pense que a cocaína vem acrescentar, certamente, um instrumento precioso ao arsenal terapêutico da psiquiatria, seu interesse encontra-se, decididamente, alhures.[24]

Resumindo, a perspectiva inaugurada por Freud tem como ponto de partida o programa que reduz a fisiologia à termodinâmica. A fisiologia, enquanto ciência que ambiciona a objetividade, deve estudar o funcionamento do ser vivo como tal, assim dado, sem colocar a questão de sua essência, de sua gênese ou de sua finalidade. As primeiras formulações do saber psiquiátrico em relação à droga e à toxicomania estão impregnadas de uma orientação epistêmica, essencialmente genética e analógica. As de Freud, ao contrário, são fundamentalmente conduzidas pela racionalidade oriunda do discurso da ciência e, por isso, encontram em seu caminho obstáculos que, como se verá, serão decisivos para a continuação do seu trabalho.

A ambição de quantificação da cocaína

É a racionalidade energética própria à fisiologia de Brücke e de Helmholtz que, nos textos de Freud sobre a cocaína, serve para explicar como todo saber relativo à droga está articulado à experimentação. Tecem-se considerações em torno dos efeitos da cocaína no organismo humano que, no fundamental, repousam no método de verificação experimental. Entretanto, essa experimentação não tem o mesmo sentido para Freud e para Moreau de Tours. Para este, a droga é, em si mesma, fonte de conhecimento, como se verifica em certas experiências com alucinógenos tentadas pela psiquiatria nos anos 50.[25] De acordo com esse último raciocínio, se a droga traz um saber em si mesma, o esforço do psiquiatra deve ser o de extraí-lo, diretamente, pela observação do interior de sua experiência pessoal da droga.

Freud opõe-se radicalmente à apreensão imediata da substância tóxica por meio desse método. Ele não reconhece a possibilidade de acesso ao saber da droga com base num conhecimento obtido pela experiência introspectiva. Ou seja, a instauração do dispositivo experimental exige o pressuposto teórico de uma homologia entre o organismo e uma máquina termodinâmica, estritamente mediatizada e mantida pelo princípio teórico da conservação da energia. Ciente da complexidade que envolve a articulação entre os meios experimentais e as hipóteses teóricas, o esforço de Freud, desde o início, visa a obter uma relação entre ambas que seja compatível com uma explicação mais plausível do fenômeno da droga.

De acordo com Moreau de Tours, o método experimental tem um valor de diálogo imediato com a natureza. Para Freud, esse dispositivo impõe a utilização de uma linguagem energética, que deve desvendar, em cada caso, o que as coisas dizem de particular por essa linguagem geral. Assinale-se que a herança de Freud é, sobretudo, kantiana, já que, para ele, todo conhecimento *a priori* sobre a ação da cocaína é, em si mesmo, vazio, sem conteúdo algum. A experiência da droga exige o trabalho da ciência para submeter efetivamente o conjunto dos fenômenos às categorias do conhecimento. Seu objetivo final é articular os pressupostos teóricos com os resultados, a partir da instauração de um "método de verificação objetiva", que revelaria, com maior "uniformidade", os efeitos da cocaína.[26]

Consequentemente, nesse contexto de redução do organismo a uma máquina termodinâmica, terão lugar as experiências que pretendem quantificar a ação da cocaína. Segundo Freud, esses efeitos podem ser demonstrados comparando-se as variações de quantidades mensuráveis no organismo na ausência da droga e, depois, quando submetido à sua ação. Ele traduz essas quantidades energéticas por signos objetivos, tais como *a força motora* de um determinado grupo de músculos e o tempo de reação psíquica. A fim de medir e comparar tais grandezas, dispõe de uma aparelhagem técnica: o dinamômetro para o primeiro tipo de signos; o neuramebímetro de Exner para o segundo. Seu ideal é traduzir a ação da cocaína com base em seus efeitos sobre a quantidade energética da capacidade motora do sujeito, conforme a lei de conservação da energia.

A hipótese inicial retoma a ideia do alcaloide como um meio de poupança do dispêndio de energia, visto que um organismo "que tenha absorvido uma quantidade de cocaína, mesmo que extremamente pequena, é capaz, em consequência da reação do corpo à coca, de acumular uma reserva de força vital". Em outras palavras, a hipótese fisiológica de Freud preconiza que, para realizar uma "quantidade de trabalho constante", o corpo que tenha absorvido a cocaína "deveria ser capaz de se arranjar com um metabolismo mais reduzido", ainda que tenha feito uma menor ingestão de alimentos". Assim, ele examina uma série de pesquisas efetuadas no terreno da fisiologia para demonstrar esse efeito econômico de poupança, até então inexplicado. Tendo em vista os princípios da termodinâmica, pode afirmar, então, que, como todo trabalho fisiológico do organismo se cumpre com uma certa perda, é bem provável que a cocaína venha a agir reduzindo essa perda por meio de medidas apropriadas.[27]

De qualquer maneira, as dificuldades da pesquisa experimental em fisiologia para demonstrar a existência de um tal processo não são suficientes para justificar o abandono da tese relativa ao princípio econômico da droga. Freud, apesar de tudo, prossegue em seu objetivo de medir, segundo o princípio de conservação de energia, o aumento energético do organismo depois do consumo da droga, do estado inicial (O) até o estado final (O'). De acordo com o primeiro princípio, a energia da cocaína (Q), recebida pelo organismo, exprime a adição do excedente da quantidade energética (O-O') e do excesso de trabalho (W) realizado pelo sujeito submetido à experiência:

$$Q = (O\text{--}O') + W$$

À medida que avança na tentativa de calcular o efeito geral da droga, Freud percebe que "os sintomas subjetivos dos efeitos da cocaína são diferentes para cada pessoa". Constata, igualmente, que a "variação da capacidade motora é uma expressão do estado geral de bem-estar

[*Gemeingefühl*]". Finalmente, não considera que "a ação propriamente dita da cocaína seja direta – possivelmente sobre a substância motora-nervosa ou sobre os músculos –, mas indireta, efetuada por meio de uma melhora na condição do bem-estar".[28]

A meu ver, a hipótese relativa a esse funcionamento econômico constitui um fio condutor presente ao longo da pesquisa freudiana sobre a cocaína. Essa hipótese já aparece numa monografia sobre a coca, de julho de 1885, e permanece como eixo central de seus trabalhos sobre a ação dessa droga. Por isso, não creio, como se comprova em certas interpretações, que essa hipótese sobre a ação da droga teria surgido como resultado dos impasses do seu trabalho experimental. Ou, mais precisamente, de que ela seria uma consequência da retificação progressiva da aplicação inexata do princípio de conservação da energia sobre a ação da cocaína.[29]

Considerando-se essa interpretação, teria havido um primeiro momento em que Freud preconizava a ação da droga como uma espécie de transformação criadora do estado de energia do organismo de (O) em (O'). Em outras palavras, a hipótese inicial de Freud estaria essencialmente impregnada de uma espécie de mistério da força criadora, o que, em última análise, recairia numa explicação de caráter vitalista. Desse ponto de vista, num determinado instante momento, "Freud chocou-se com uma ação da cocaína que contradiz o princípio de conservação da energia".[30]

Na minha opinião, o impasse de Freud, nesse momento de sua pesquisa, não se resumia ao princípio de conservação da energia. A ação da cocaína não aparece, em seus estudos, como um fator de adição, que, por si só e de maneira misteriosa, permitia o aumento da capacidade motora do organismo. Desde o início, para ele, essa droga agia em função do efeito de subtração da quantidade de força necessária para a realização de um dado trabalho. Ela possibilitava, então, que uma quantidade maior de trabalho pudesse ser realizada com o mesmo gasto de força vital, ou de energia. A utilização desse princípio na fisiologia de Helmholtz e de Brücke visa, justamente, a expulsar de suas argumentações todo predomínio de tendência vitalista. Na verdade, a economia energética da cocaína só pode existir sob o regime do primeiro princípio da termodinâmica, segundo o qual, "para que haja algo no fim, é preciso que tenha havido, pelo menos, o mesmo tanto no começo".[31]

Incontestavelmente, o ponto principal do impasse de Freud a respeito dessa iniciativa de investigação sobre a cocaína consiste, sobretudo, na ambição de quantificação de seus efeitos, a partir da força muscular e do tempo de reação psíquica. Realmente, na medida em que seu trabalho avança, constata-se o deslocamento da incidência do efeito da economia da capacidade motora (O-O') para a disposição do sujeito ao trabalho (W). Ele chega, mesmo, a admitir, no seu penúltimo texto sobre a cocaína, o fracasso completo de seu empreendimento experimental.[32] E conclui, finalmente, que a economia do dispêndio não se exerce sobre o aparelho motor, mas sobre a disposição central para o trabalho, determinada, em certas circunstâncias, por aquilo que, na época, ele denominava de *estado de bem-estar geral*.

O fracasso do desejo de sutura

No seu último texto sobre a cocaína – *Ânsia e temor pela cocaína* –, Freud chega à conclusão de que a ação irregular da cocaína reside nas variações individuais da excitabilidade, devido à diferença de sensibilidade de um indivíduo a outro, aos efeitos dos excitantes.[33] A apreensão desse fator de "disposição individual" associado ao "estado de bem-estar geral" representa a derrocada de seu ideal de quantificar a ação da cocaína. Esse último escrito não traduz, simplesmente, seu acerto de contas com certas opiniões do mundo da ciência: as que recaem em um certo patetismo, já reinante, sobre as consequências da cocaína, mas rejeitam, explicitamente, a estratégia de substituição proposta como terapêutica para os morfinômanos. Freud revela-se bastante crítico, em seu último julgamento, a propósito do tratamento substitutivo, no caso da toxicomania: "…a dependência da cocaína em lugar da dependência da morfina – foram esses os tristes resultados de tentar expulsar o diabo por meio de Belzebu". Sem dúvida alguma, ele faz referência, nesse caso, ao tratamento que aplicou em seu amigo Fleischl. Sabe-se que as prescrições de cocaína, sob a forma de injeções subcutâneas, vão-se tornar um elemento importante na interpretação do sonho de Irma. É curioso constatar-se, igualmente, que, nesse texto, Freud fala de "morfinomania" e de "cocainomania", mas jamais de toxicomania. Isso vem confirmar a hipótese de que esta, na história do saber psiquiátrico, sucede à série das tendências impulsivas e das necessidades imperiosas e irresistíveis concebidas a partir da mania.

O resultado incontestável desse balanço crítico de Freud é o fracasso do dispositivo da quantificação, que inclui a operação do sujeito da ciência como suturando o sujeito implicado na experiência da droga. A contabilização do bem-estar aparece, em seus escritos, como a possibilidade de expressar, numa linguagem universal, a particularidade do fenômeno da ação da cocaína. A vontade de controle e domínio da ação da droga pela quantificação é apenas uma incidência do modo particular de transmissão dos resultados finais, próprio do saber científico.

Ao final do seu percurso pelos caminhos da cocaína, Freud confronta-se, apoiado no que ele chama de idiossincrasia da sensibilidade aos tóxicos, com a impossibilidade de prever seus efeitos, isto é, com o fato de "não se saber em que condições irá surgir o efeito tóxico".[34] Sem dúvida alguma, o programa da ciência esbarra na falha de um saber que se deve a uma particularidade inerente à dimensão incomensurável do bem-estar subjetivo. Na verdade, trata-se da impossibilidade de a *causa formal* ter acesso a esse saber não-sabido. Freud prosseguirá, ainda nessa via, durante uns 10 anos, antes de abrir o caminho próprio da psicanálise, em que o essencial consiste em levar-se em conta esse saber não-sabido em função da matéria significante.

Desse ponto de vista, não se pode ignorar que o advento da psicanálise está estreitamente ligado ao desejo de Freud de transpor o limite específico do discurso da ciência. E, nesse ponto, define-se a tese lacaniana da homogeneidade entre o desejo de Freud e o da psicanálise.[35] Em outros termos, Freud depara, cada vez mais, com esse impossível da ciência, qual seja, a extrema particularidade do sujeito com que a psicanálise lida. A insuficiência da *causa formal* para apreender-se a dimensão do não-suturável no real exigiu seu ultrapassamento sob a égide do emprego da chamada *causa material*. Para tanto, tornou-se preciso o encontro de um real independente do fatual e do circunstancial, próprio do material fantasista da histérica. É ela que se interpõe, nesse momento da trajetória de Freud, fornecendo as condições de elucidação da estrutura de fenda, de divisão inerente ao sujeito, estrutura que situa a prática cotidiana do psicanalista no terreno preciso da materialidade significante.

Assim, a psicanálise origina-se da imbricação da *causa formal* da ciência com a incidência particular do significante, agindo como separado de sua significação no discurso da histérica. Se Freud não abandona jamais o horizonte da ciência, a instauração do campo analítico realiza-se, entretanto, na confrontação incessante com a consideração científica do real, de que se visa, em seus próprios procedimentos, a própria sutura. A colocação efetiva da *causa material*, que, evidentemente, se confunde com a emergência da psicanálise, tem como condição uma mudança na posição discursiva de Freud. Essa mudança exprime-se pela preponderância do desejo de saber, inerente à decifração da estrutura significante do sujeito, sobre a vontade de sutura, que repousa numa obturação possível da divisão por um saber objetivável. No fundo, esse ir além da *causa formal* mostra-se muito mais complexo e, em certa medida, o percurso de Freud parece eivado de elementos e acontecimentos muitas vezes dramáticos.

A meu ver, se a histérica desempenha, no caso, um papel essencial, a droga não está ausente da complexidade dessa mudança de posição com relação ao postulado freudiano que visa à dimensão da verdade como causa. A tentativa de instaurar uma termodinâmica da satisfação, pretendendo aumentar o bem-estar subjetivo, tal como pode ser determinado e captado no ambiente científico da época pela função energética, não desaparece nesses escritos de Freud. A ideia de que ele recalca o episódio da cocaína e de que toda aparição da droga, depois do advento da psicanálise, surge como um retorno do recalcado dessa experiência inicial, parece, em larga medida, desprovida de fundamento.[36]

Essa tendência à subjetivação do episódio da cocaína leva a uma referência vaga, e mesmo errônea, a uma presumível "toxicomania de Freud" ou de um "Freud coquero". Por intermédio dessa visão, chega-se ainda a propor que, se a toxicomania permanece um campo inexplorado para ele, contrariamente à maioria das produções sintomáticas, isso se deve a uma resistência oriunda de uma falha pessoal.[37] Tais considerações recaem sobre o inverossímil diagnóstico do uso toxicomaníaco da cocaína por Freud, que, em última análise, teria valor de sintoma. Sob outro ângulo, defronta-se a hipótese de que, ao escrever sobre seu encontro com essa droga, de acordo com as exigências do trabalho científico, ele teria tornado possível a eliminação do sintoma.[38] Fica-se, assim, influenciado por essa tendência, bastante generalizada, de se considerar o caminho original de Freud unicamente em função das manifestações de sua vida subjetiva. Enfim, por esse raciocínio, os dados presentes nos escritos sobre a sua relação com a cocaína desaparecem em proveito da afirmação, no mínimo dúbia, de um hipotético sintoma em Freud.

No horizonte dessa concepção duvidosa do retorno do recalcado, que seria o episódio da cocaína, delineia-se a justificativa do malogro da quantificação energética da droga como falha pessoal de Freud. Consequentemente, a recorrência da tese do princípio de economia da droga, nos escritos em pauta e nas elaborações seguintes, permanece um ponto inexplicável. A meu ver, as numerosas incidências ulteriores da droga nos escritos de Freud não podem ser examinadas senão a partir da lógica conceitual própria dos textos dele, o que não quer dizer que, nesse contexto, sua posição de sujeito não esteja implicada. Porém, para se ter acesso a esse elemento subjetivo, é necessário conceber o seu desejo de lançar as bases da psicanálise numa constante confrontação com a ciência. Não se trata, portanto, de nenhuma impregnação de natureza psicologizante, mas da singularidade da posição subjetiva de Freud, mediatizada pelo encontro com a histérica, diante do mundo da ciência.

Nesse sentido, a emergência desse desejo original em posição de objeto, ou em posição de causa, exige as provas do encontro não com a droga, mas com a histérica. É com a histérica que o desejo de Freud esbarra nos limites da sua vontade de sutura da ciência. Nessa relação essencialmente problemática com a ciência, o desejo do psicanalista prevalece na transmissão do saber analítico. O retorno posterior da questão da droga mobiliza a complexidade do seu desejo diante da vontade de sutura, própria ao discurso da ciência. Essa tentativa de construir um saber sobre a ação da droga, com base numa termodinâmica da satisfação, não se realiza sem algum ideal de reabsorção do gozo, na universalidade da razão quantificadora da ciência. Para a psicanálise, a droga surge, portanto, no impasse desse condicionamento universal delimitado pelo saber científico.

CAPÍTULO V

FREUD E O IDEAL DE CIFRAÇÃO DO GOZO

A meu ver, o problema da droga, no texto de Freud, só pode ser explicitado, considerando-se os avatares da teoria da ciência subjacente à sua obra. Em primeiro lugar, deve-se admitir que a existência de uma concepção da ciência em Freud constituiu um elemento de suma importância na constituição do corpo teórico e da prática clínica proposta pela psicanálise. O gradativo trabalho de interpretação das mensagens cifradas, tanto das formações do inconsciente como das diversas manifestações sintomáticas da neurose, nunca representou, por exemplo, o abandono do cientificismo de seu tempo. É verdade que esse momento inaugural de apreensão do fato clínico fundamental, para a psicanálise, que é a divisão do sujeito – a sua *Spaltung* –, exigiu uma certa superação da vontade de domínio do real, próprio à ciência. No entanto, é facilmente identificável, no curso de sua obra, a aceitação incontestável do que se designa um ideal da ciência. À semelhança da ideia reguladora kantiana, a ciência foi sempre, para ele, "um ponto ideal – exterior ou infinitamente distante – para o qual tendem as retas do plano e que, pertencendo a todas, com elas nunca se encontra".[1]

Na realidade, ela constitui o ponto de confronto decisivo do desejo de Freud de instaurar um novo campo de intervenção clínica no âmbito do universo mental. É na interseção do saber analítico com a ciência que eu gostaria de interrogar o retorno da droga no texto freudiano. No caso particular de seus escritos sobre a cocaína, já se detectou a dificuldade e, mesmo, o embaraço de Freud no que diz respeito à vontade de domínio do real pela ciência. Logo depois desses textos, a relação das formulações emergentes da psicanálise com o horizonte da ciência assume uma outra configuração. Sabe-se que os primeiros alicerces do edifício conceitual da psicanálise foram estabelecidos sobre o relacionamento entre Freud e Fliess, para quem a ciência adquire um sentido muito especial. Em seu intercâmbio teórico, Freud confrontou-se, sem dúvida alguma, com a tendência de Fliess a basear sua visão de mundo nos ingredientes oriundos do terreno da ciência, visão que pode ser qualificada como um sistema ideal de interpretação do real. Como se verá mais adiante, foi-lhe necessária uma nítida decisão em renunciar a toda assimilação da psicanálise ao modo fliessiano de apreensão da vida psíquica e, mais precisamente, de como ele fez intervir, nesta, sua visão ideal da ciência. Se Freud insistiu em que a psicanálise não é uma *Weltanschauung*, é porque ela se institui "na 'exigência de certeza' que torna o desejo do psicanalista um x, a ser referido ao desejo da ciência".[2] Tendo-se em vista esse aspecto de incógnita, próprio do desejo do analista, pode-se afirmar que o *ideal da ciência* presente em Freud não cria uma *ciência ideal,* como foi o caso de Fliess, quase sempre estimulado pela aspiração paranoica de se fazer representar por todos os significantes do mundo. Em suma, se o ideal da ciência opera com a exigência de verificação de seus avanços teóricos, a ciência ideal contenta-se com a instauração de um princípio único e universal de explicação do mundo.

O princípio único da toxina fliessiana

Antes de tudo, é preciso, então, não negligenciar o fato de que entre as investigações científicas sobre a cocaína e a abertura do campo analítico, com o aparecimento da *Traumdeutung*, houve o período de intenso relacionamento de Freud com Fliess. É exatamente no contexto desse intercâmbio teórico que a cocaína não tarda a reaparecer. Poder-se-ia questionar sobre a maneira como tal retorno aconteceu entre eles: teria Freud sugerido, explicitamente, a Fliess o emprego clínico da cocaína? Ou ela teria sido um achado isolado do próprio Fliess? Nada leva a uma resposta definitiva.

De qualquer maneira, sabe-se que o encontro dos dois se produz sob o impacto da publicação da resposta de Freud, em julho de 1887, aos ataques que acabara de sofrer em razão de suas pesquisas sobre a cocaína.³ O diálogo que se inicia entre eles sobre as causas das afecções mentais começa um mês após essa tentativa de minimizar as críticas de certos representantes do mundo da ciência relativamente ao que ele acabara de preconizar sobre a ação dessa droga. É justamente no tocante à discussão sobre o papel da sexualidade na etiologia das neuroses que a cocaína vem ocupar um lugar importante no arcabouço do sistema interpretativo de Fliess. Meu interesse, nesse caso, não consiste, simplesmente, em considerar a relação entre Freud e Fliess como um autêntico laço transferencial, em que este age como depositário do saber universal que aquele lhe atribui. Quero, antes de tudo, acentuar a ideia de que a resolução desse laço transferencial de trabalho representou um momento crucial de ajuste e de acomodação da psicanálise ao saber da ciência.

Interessa-me mostrar que o retorno da droga, ou da cocaína, se faz em consonância com as hipóteses que condicionam o saber de um e do outro sobre o real do sexo. Também discípulo de Helmholtz, Fliess procura descrever os fenômenos da fisiologia médica apoiando-se nas descobertas da física, da química e da matemática.⁴ Mais precisamente, ele manifesta o desejo de descobrir as bases científicas, isto é, sobretudo orgânicas, de uma nova síndrome a que chama de "neurose nasal reflexa". A especificidade dessa síndrome reside na suposição de que a irritação nasal se mostra, devido a seus efeitos psíquicos, absolutamente singular. Além disso, ele pretende demonstrar a origem nasal da dismenorreia. A menstruação, segundo ele, constitui o signo de um vasto processo comum aos dois sexos, ao longo da vida, caracterizando-se pela tendência à periodicidade de todas as atividades vitais. As causas da neurose nasal explicam-se pela obstrução dessa tendência natural à periodicidade, em razão de um fator orgânico – como a infecção, por exemplo – ou, sobretudo, de um fator funcional, graças a distúrbios vasomotores de origem sexual. A partir daí, sua estratégia terapêutica coloca-se em concordância com essa construção teórica em torno do nariz: a aplicação nasal da cocaína é considerada como o tratamento tranquilizador de todas essas manifestações patológicas.

Considera-se, ainda, que a cocaína intervém nas elucubrações de Fliess, como prova da preponderância das formas nasais da neurose, em detrimento das amplificações psíquicas, que já começam a ser propostas por Freud como neuroses atuais. A cocaína no sistema fliessiano permite a explicação do elo causal entre os diferentes signos – os das manifestações nasais e os da menstruação. Para ele, não é por acaso que se encontram sintomas de sangramento nasal nos masturbadores. Da mesma forma, os *coitus reservatus* e *interruptus* podem ser considerados na origem das alterações significativas das localizações genitais do nariz. Em suma, a hipótese central de Fliess é a de que a descarga anormal da excitação sexual, nesse caso, provoca modificações da fisiologia do nariz. Particularmente, as tumefações nasais nos doentes podem acionar essas síndromes à distância: "(...) a cocainização provou isso de maneira taxativa".[5] Assim, com a embrocação das localizações genitais do nariz por meio da cocaína, diretamente, ele desejava fixar a natureza nasal da dor em questão e, igualmente, tornar precisa a sua manifestação genital, de maneira a fazê-la desaparecer.

Como explicar, porém, essa visão da cocaína seja como instrumento terapêutico, seja como elemento de prova num tal sistema interpretativo? Para isso, seria preciso apreender o seu ponto de partida, que, no fundo, é a certeza da analogia anatômica entre os órgãos do nariz e os órgãos genitais femininos. Na verdade, o nariz constitui o espaço de toda alteração menstrual manifesta sob a forma da congestão nasal, da sensibilidade aumentada no contato ou da tendência ao sangramento. Essas alterações das localizações genitais do nariz, por ocasião da menstruação, fornecem a base para a conexão entre ele e os órgãos sexuais femininos. Para confirmar uma tumescência do nariz durante a menstruação, Fliess até faz referência aos *corpos eréteis*, cuja constituição anatômica cavernosa lembra a do clitóris.[6]

Enfim, esse sistema atinge o auge de sua formulação delirante na equivalência, defendida por seu criador, entre o ciclo da menstruação e os períodos reguladores do ritmo universal do feminino e do masculino. Segundo o que propõe Lacan, para esse "coçador de nariz", o real do corpo, próprio da menstruação, revela os princípios de macho e de fêmea na inscrição cifrada dos números "vinte e um" e "vinte e oito".[7] Com base nessa equivalência, suas concepções sobre a periodicidade tomam a forma de uma sistematização universal delirante. As extensões da menstruação, em tal sistema, só são possíveis a partir do momento em que a noção de periodicidade se torna central. À medida que Fliess avança na sua sistematização, a menstruação deixa de ser um marco privilegiado, convertendo-se em apenas um signo de periodicidade. Consequentemente, nessa verdadeira lei universal da natureza, "tudo o que é periódico é menstrual".[8] Em resumo, é a totalidade da natureza que se mostra regulada por esse saber sobre a combinação cifrada da lei da periodicidade.

Esse é o ponto que permite o acesso a essa interferência da cocaína no sistema delirante fliessiano. A meu ver, tal droga pode funcionar tanto como prova substancial quanto como meio terapêutico, porque constitui um tipo de simulacro da substância química sexual definida pela lei universal da descarga periódica. É certo que ela figura, nesse sistema, como o paradigma do objeto regulamentado pela lei universal da periodicidade. Trata-se, justamente, de um exemplo concreto da *toxina sexual*, substância e princípio único da vida e da morte.[9]

Por outro lado, não se pode esquecer que, bem no princípio da teorização de Freud sobre as neuroses, precisamente sobre a neurose de angústia, esse princípio fliessiano do distúrbio da descarga da toxina sexual ainda se faz presente. Em última análise, a angústia resulta do acúmulo das toxinas sexuais não liberadas pela vida normal. Na origem da psicanálise, encontra-se, pois, esse elemento da construção paranoica de Fliess, no qual a teoria tóxica da libido ocupa um lugar essencial. Na paranoia, essa construção ancora-se numa concepção do desejo em que prevalece, ao mesmo tempo, a relação imaginária com o outro e a ordem do sentido, aberta em todas as direções. Para o *corpus* explicativo da neurose nasal reflexa, não há nada que possa servir de empecilho à correspondência analógica entre os diversos sintomas corporais e o nariz. Ao contrário de tal construção, o futuro do empreendimento de Freud será o de articular e anexar essa teoria da libido à lei edípica do pai, a única capaz de dotar o sujeito da ordem do sentido. Sabe-se que a orientação lacaniana pôde recorrer ao farto material disponível, no campo das psicoses, para demonstrar que quando a significação fálica não sobrevém, o mundo do sentido se vê inteiramente comprometido pelos mais variados tipos de fenômenos e desordens. Antes, porém, da manifestação desse elemento de desacordo definitivo referente à teoria da libido, o intercâmbio entre Freud e Fliess prossegue, apoiando-se no interesse comum em produzir um saber sobre a relação sexual.

Sem dúvida, um dos pontos de contato dos estudos de ambos é a hipótese substancialista da libido. A teoria da libido de Fliess comporta, necessariamente, o fluxo periódico da substância sexual, viajando pelo corpo, entre o nariz e o sexo, e passando por toda uma série de órgãos, que ela faz, alternadamente, inchar e murchar.[10] Essa substância, esse princípio único, desloca-se como algo fugidio, fluido, que sustenta a hipótese da base tóxica da sexualidade. A existência de um elemento químico sexual, de que a cocaína poderia ser um paradigma, explica a toxicidade inerente à descarga normal da excitação libidinal. Essa hipótese substancialista da libido, concebida por Fliess, não deixa de ter consequências sobre o destino da psicanálise.

Cifrar a libido pelo ideal da ciência

É notável constatar-se, no início da análise freudiana da neurose, o emprego da figura do tóxico e da intoxicação como referência maior da hipótese substancialista da libido, então esboçada. Evidentemente, o *mecanismo biológico da intoxicação*, tal como aparece na ciência, não tem valor de conceito na obra de Freud. Este deixa, muitas vezes, transparecer que se trata, antes, de uma transposição da fenomenologia desse mecanismo para o campo da psicanálise, a fim de se determinar a existência de um substrato material da libido. Se o progresso da ciência biológica se revela totalmente inadequado ao uso imediato nos aparelhos conceituais fundamentais da psicanálise, estes são, no entanto, objeto de uma derivação reiterada, visando a resolver os impasses e obstáculos da elaboração do psicanalista.

De fato, a figura do tóxico tem sua origem no questionamento das condições de produção da libido a partir das excitações somáticas. A esse respeito, deve-se ressaltar que Freud nunca deixou de se interrogar sobre o verdadeiro estatuto da libido. O primeiro aparecimento do termo "libido", em seu texto, situa-se por ocasião da tentativa de explicar as neuroses atuais,[11] em particular a neurose da angústia, em que a figura do tóxico é utilizada para determinar a ausência de toda derivação de origem psíquica.[12] Algum tempo depois dessa observação, Freud dirige-se a Fliess para esclarecer seu ponto de vista sobre a neurose da angústia: "Só agora começo a compreender a neurose da angústia; o período menstrual é seu protótipo fisiológico; ele constitui um *estado tóxico* possuindo, na base, um processo orgânico".[13] Para explicar essa neurose, Freud acrescenta, pois, à tese fliessiana da periodicidade menstrual da descarga sexual a dimensão do estado tóxico, como paradigma da angústia. E, uma vez mais, apoiando-se em Fliess, ele confirma essa lógica substitutiva do *phármakon*, afirmando: "Sempre entendi os processos das *neuroses de angústia bem como das neuroses em geral* como *uma intoxicação* e muitas vezes pensei também na semelhança entre os sintomas da neurose de angústia e da doença de Basedow."[14]

A meu ver, não se deve buscar, nessas passagens, a simples confirmação da tese tão difundida do biologismo de Freud. A referência a esses processos orgânicos vai além de uma consideração biológica sobre a sexualidade. Essa lógica da intoxicação ou do tóxico, no núcleo da neurose, deve ser tomada por uma antífrase. O retorno maciço do *phármakon* nos textos freudianos visa à apreensão da fonte sexual tóxica da neurose. O acesso ao impulso tóxico da excitação, por meio desse método, com conotações reducionistas, parece-me ligado ao seu esforço para definir o real da sexualidade. Bem depois do surgimento da psicanálise, Freud procede, ainda, com esse mesmo tipo de argumentação. Nos *Três ensaios*, por exemplo, tendo em vista a refutação do argumento solipsista sobre a origem da excitação sexual no prazer, ele propõe:

> A parte intersticial das glândulas genitais secreta *substâncias químicas particulares* que, recolhidas na circulação sanguínea, fazem com que certas partes do sistema nervoso central se carreguem de tensão sexual, seguindo o modelo de casos análogos que conhecemos, em que a introdução de outras *toxinas estranhas* ao corpo dá lugar à transformação de uma estimulação tóxica em estimulação orgânica específica.[15]

Sem dúvida alguma, o advento propriamente dito da psicanálise não impediu Freud de considerar a sexualidade em função dessa hipótese da existência de *"substâncias particulares* que derivam do metabolismo sexual".[16] Mais espantosa ainda é a sua referência à toxicomania como um critério explicativo da relação particular entre a sexualidade e a neurose. A fonte sexual da neurose teria seu paradigma clínico último nos *"fenômenos de intoxicação e de estado de falta* resultantes da ingestão habitual das *substâncias tóxicas (alcaloides)* que levam ao prazer".[17] Em pleno auge de suas elaborações sobre a função sexual, Freud não se contenta simplesmente em recorrer às substâncias tóxicas em geral. Na medida em que se reporta a um alcaloide capaz de dar prazer, ele parece visar, de forma explícita, a uma droga que deve ser, muito provavelmente, a cocaína.

Não se deve pensar que essa hipótese substancialista tenha sido uma afirmação circunstancial, submetida, posteriormente, à crítica. Na realidade, ela é retomada 11 anos mais tarde, evocada, com a mesma veemência, nas *Conferências introdutórias à psicanálise*. A indicação desse traço de toxicidade inerente à sexualidade aparece, porém, sob o véu do desconhecido da ciência. Em outros termos, se Freud defende, ainda, a hipótese substancialista, é para suprir a insuficiência momentânea do saber científico. A hipótese substancialista da libido traduz-se, justamente, pela ideia de um "molde sem conteúdo",[18] que só se mantém sustentada por sua crença no ideal da ciência e por sua esperança de que, um dia, ela poderá preencher essa lacuna do real da sexualidade.

Quanto à hipótese substancialista, em particular, a aparente convergência teórica entre Freud e Fliess apresenta seus limites. Para a *ciência ideal* de Fliess, as manifestações da libido ficam circunscritas à certeza da cifragem prévia dos princípios de macho e de fêmea. Como já mencionado, a libido, nesse caso, comporta, necessariamente, o fluxo periódico da substância sexual, que, no corpo, viaja entre o nariz e o sexo e passa por toda uma série de órgãos, fazendo-os, alternadamente, inchar e murchar. Essa caracterização do princípio único da lei periódica da toxina sexual se opõe, frontalmente, à outra vertente da teoria da libido, que é captada pelo chamado conceito energético. O caráter periódico da descarga da toxina sexual mostra-se incompatível com a definição da libido, em função do impulso constante manifesto na pulsão sexual freudiana. Ao contrário da caracterização da toxina fliessiana, a hipótese de Freud considera a libido enquanto energia suscetível de transformações e trocas, nas quais o desejo se revela em sua dimensão de indestrutibilidade. Nesse caso, evidentemente, a toxicidade da libido apoia-se no ideal do reducionismo cientista do programa de Brücke e de Helmholtz. Assim, não se pode conceber a libido fora do primeiro princípio termodinâmico, pelo qual ela se configura como uma constante energética suscetível de todo tipo de transformação. Para além dessa termodinâmica energética, todo saber previsível sobre o real da libido corre o risco de cair no delírio paranoico.

Em suma, se o paradigma da intoxicação é o ponto de convergência da hipótese substancialista entre Freud e Fliess é preciso, porém, assinalar que a toxina sexual permanece, para o primeiro, sempre relegada ao campo do ideal da ciência. Trata-se, pois, de uma figura ideal, de um elemento desconhecido da teoria analítica que poderá um dia ser elucidado pela ciência. Fliess, ao contrário, não apenas propõe a existência material desse substrato, mas também crê que ele seja capaz de regular as vicissitudes do desejo do homem e da mulher, segundo um saber universalizante e atemporal.

A trimetilamina decifrada

O retorno da experiência com a cocaína é ainda mais espetacular no momento inaugural da psicanálise, por ocasião do sonho da injeção em Irma. Esse fato não tem nenhuma relação com a suposta ideia de "autoexperimentação",[19] que Freud utilizara anteriormente, quando de seus estudos sobre a cocaína. O paralelo estabelecido entre a procura do sonho e a cocaína, pelo método introspectivo, só faz ilustrar o papel decisivo atribuído à *autoanálise*, presente em toda interpretação psicologizante da descoberta freudiana. É no caminho oposto a esse que se situa a leitura lacaniana do desejo original de Freud como um operador maior de sua obra. De acordo com tal ponto de vista, esse desejo é menos legível em sua produção fantasística, em seus sonhos, do que no conjunto de seu dispositivo teórico e técnico. Na verdade, acentuando-se essa determinação, podem-se detectar as mudanças discursivas que se encontram na base do surgimento da psicanálise.[20]

A partir daí, torna-se possível explicar a atribuição do valor exemplar e inaugural ao sonho com Irma. Assim, não se trata, simplesmente, de acentuar um objeto decifrado num momento inicial, capaz de elucidar aspectos da vida subjetiva de Freud, ligados à superação de uma etapa capital de sua descoberta. O destinatário desse sonho é mais o mundo da ciência do que as particularidades da subjetividade do analista.[21] Para Lacan, a interpretação de Freud em relação a seu desejo de se liberar da responsabilidade do fracasso no tratamento de Irma mostra-se insuficiente. Seria preciso localizar seu desejo num lugar para além de sua manifestação subjetiva imediata.

O sonho da injeção aplicada em Irma já contém os impasses da solução terapêutica de Fliess. O que se questiona, nesse caso, é a impregnação do pensamento de Freud pelas elucubrações fliessianas sobre o sentido da neurose e da sexualidade. Nesse sonho, encontram-se os primeiros indícios do impasse, em Freud, da repercussão das ideias de Fliess tanto sobre a periodicidade quanto sobre a terapêutica de cocainização da mucosa do nariz.

Para Lacan, o sonho envolvendo Irma pode ser escolhido como o "sonho dos sonhos", porque sua chave explicativa é homóloga à da estrutura neurótica. Na atmosfera angustiante que o domina, o sujeito Freud vê-se confrontado com as questões relativas ao sentido da relação entre a neurose e a sexualidade e, consequentemente, à boa fundamentação do tratamento das neuroses. Esse sonho é o signo de que a toxina fliessiana deixa de ser o móbil explicativo do mistério intangível do real do sexo e, no âmbito da pesquisa do seu sentido, o paradigma da substância química sexual – a cocaína – adquire a textura da matéria significante. Em resumo, Freud recua diante de toda assimilação da sexualidade ao princípio único e universal da toxina e, assim, preserva a psicanálise da construção paranoica de Fliess.

É justamente em função da superação dessa assimilação que, a meu ver, se qualifica uma certa vertente do percurso de Freud, na psicanálise, por meio da tese da *paranoia bem-sucedida*. Para Lacan apenas se pode falar da *paranoia bem-sucedida* porque a psicanálise é que reintroduz, na consideração científica, o Nome do Pai. Algum tempo mais tarde, ele reafirma essa mesma tese: "(...) retirem o Édipo, e a psicanálise em extensão, direi eu, torna-se inteiramente merecedora do delírio do presidente Schreber".[22] Assim, se Freud afirma que obteve "sucesso ali onde o paranoico fracassa",[23] referindo-se, explicitamente, a Fliess, isso decorre do fato de que este último falha na sua tentativa de dar importância à relação sexual, considerando a decifração do princípio de funcionamento da sexualidade. Pode-se, então, compreender o tom dramático que caracteriza o nascimento da psicanálise, manifestado parcialmente pelo sonho da injeção em Irma. Certamente, todo o esforço de Freud orienta-se para introduzir a função significante, a função simbólica, nas discussões que ele estabelece com Fliess sobre a relação da sexualidade e da neurose. Trata-se, pois, de não deixar as considerações sobre a libido sem o apoio do Outro simbólico, reconhecendo-se, antes de tudo, o lugar que o significante paterno ocupa nessa função.[24]

Evidentemente, isso não se produz de uma só vez, mas o reconhecimento da incidência da verdade como causa, sob o aspecto da *causa material*, representa, sem dúvida, o passo fundamental nessa direção.[25] Esse é o caso da interpretação do sonho com Irma, em que Freud expõe a originalidade de seu desejo diante daquilo que opera, para ele, como lei do saber, isto é, a ciência. Em especial, é a garganta de Irma que traz à tona essa transubstanciação da toxina fliessiana na *causa material*, própria ao discurso analítico em vias de se edificar. Daí, resulta que, pela operatividade material do significante, Freud não acredita mais no princípio único dessa toxina.

Na narrativa preliminar desse sonho, Freud revela que atribuía um grande valor a esse tratamento, pois a jovem era uma de suas amigas e muito ligada à sua família. Sabe-se, igualmente, que o tratamento de Irma foi interrompido numa atmosfera de desacordo: uma solução proposta por Freud não fora aceita. Algum tempo depois, quando seu amigo Otto, tendo visitado a moça, lhe comunica que ela estava melhor, sem, no entanto, estar completamente restabelecida, Freud ouve isso como uma crítica. Na mesma noite em que se deu essa conversa, ele escreve observações sobre o tratamento, para se justificar, e, mais tarde, tem o sonho. Nele, Irma aparece sofrendo. Freud pergunta-se, preocupado, se não "deixara escapar algum sintoma orgânico" e decide examinar-lhe a garganta. Irma, inicialmente reticente, acaba por abrir a boca, e Freud constata, então, a presença aterradora de uma "grande mancha branca" e "de extraordinárias formações onduladas com a aparência dos cornetos do nariz, e sobre elas grandes escaras de um branco acinzentado".[26]

Essa imagem horrível e angustiante do fundo da garganta de Irma revela, primeiramente, o real inominável que as associações implícitas tentam determinar. Na leitura de Lacan, a garganta aparece, nesse caso, num paralelo com a cabeça da Medusa, para designar o objeto primitivo, caracterizando o abismo do órgão feminino. É com essa imagem a – o objeto de angústia, por excelência – que se define uma das primeiras referências de Lacan à instância do real.[27] Na verdade, o sonho apresenta-se como o real inominável que o inconsciente de Freud tenta abordar, considerando-se a natureza significante, particular, do seu texto.

O momento que se segue, imediatamente, na descrição do sonho compreende um apelo de Freud a seus semelhantes, a seus iguais, a fim de achar uma solução consensual. Esse segundo tempo é caracterizado por uma decomposição espectral da função do eu. Quando Freud atinge o real em sua dimensão mais impenetrável e mais abissal, o mundo, para ele, decompõe-se, perde o sentido e manifesta-se sob a forma de *discordância*. Sua resposta estrutura-se, então, na oscilação imaginária do desabrochar de diferentes identificações do *ego*. Compreende, ao mesmo tempo, a abolição e a transformação do sujeito naquilo que Lacan chama de sua imagem policéfala.[28] Essa pluralidade imaginária do sujeito no sonho, porém, apenas isola a culpabilidade do médico com relação à sua paciente. A ingerência dessa multidão de *egos* intervém para salvar Freud das consequências desastrosas da tentativa de tratamento da neurose de Irma.

Entre aqueles semelhantes chamados em socorro, o que efetua o exame, depois de Freud, infere: "Não há dúvida, é uma infecção, mas não tem problema; virá igualmente uma disenteria e o veneno será eliminado".[29] A sequência da narrativa esclarece sobre a origem dessa infecção: Otto havia aplicado recentemente em Irma uma injeção com um preparado de *trimetilamina*. – "Essas injeções não são fáceis de serem aplicadas... é provável também que a seringa não estivesse limpa".[30]

Na verdade, quando o sujeito se decompõe e desaparece no caos imaginário, a função mediadora do simbólico, em seu uso mais radical e absoluto, entra em ação. Trata-se, no entanto, da solução (*Lösung*) proposta para os sofrimentos de Irma. Lacan acentua que, em alemão, a palavra *Lösung* se reveste da mesma ambiguidade semântica que nas línguas latinas, podendo significar uma "solução" medicamentosa, farmacêutica ou a "solução" de um conflito.[31] Enfim, nesse aspecto, o sonho da injeção em Irma já toma uma consistência simbólica. A presença de uma substância, em sua fórmula química, fornece, de certa maneira, o sentido último do sonho.

O aspecto central da interrogação sobre o sistema delirante de Fliess acha sua saída na inscrição, em negrito, no texto do sonho. O algoritmo químico da *trimetilamina* encarna, de maneira radical, a propriedade de toda solução simbólica, já que ela não dá nenhuma resposta ao que quer que seja. Seu caráter enigmático e hermético é bem a resposta à questão do sentido do sonho. Para Lacan, é a fórmula islâmica – não há outro Deus senão Deus – que exprime a ausência de solução do sentido do sonho fora da estrutura simbólica.

É o próprio Freud quem revela o sentido preciso da *trimetilamina*, em sua correspondência com Fliess. Na realidade, trata-se de um produto da química orgânica que resulta da decomposição das substâncias sexuais.[32] Entretanto, ele mesmo lembra que, em seu antepenúltimo encontro com Fliess, em Munique, no verão de 1894, discutiram sobre a química dos processos sexuais. Na oportunidade, Fliess acentuara, sobretudo, a presença, entre os produtos do metabolismo sexual, da *trimetilamina*.[33] Em suma, a emergência da *trimetilamina* evoca, então, a discordância dos dois em relação ao papel da libido e do paradigma da toxicidade que lhe é atribuída na causalidade das neuroses.

As associações sugeridas por Freud dão a entender que a multidão se apresenta, no sonho, como um contraponto à figura do amigo ausente, evocado pela *trimetilamina*. Sob outro ângulo, Fliess também é evocado pelas estranhas formações onduladas percebidas no fundo da garganta de Irma, que fazem lembrar os cornetos nasais, associados, por eles, aos órgãos sexuais femininos. Posteriormente, Freud faz, ainda, uma outra alusão a Fliess, numa observação aparentemente sem nenhuma consequência: "Até lhe pedi para examinar Irma para saber se as suas dores gástricas não eram de origem nasal".[34]

Hoje, vê-se, mais facilmente, como esta última alusão já compreende uma objeção à concepção de Fliess sobre o tratamento das neuroses, pois se conhece melhor a gravidade de sua intervenção no caso de Irma. Freud havia, realmente, consultado o amigo, a fim de verificar se sua cliente não sofria de alguma patologia nasal. Ele veio de Berlim especialmente para examiná-la e acabou propondo uma cirurgia local. Em face de um pedido insistente de Freud, que só queria "o melhor para sua paciente", o próprio Fliess realizou a operação, em fevereiro de 1895.[35] Pouco depois, Irma começou a sofrer dores contínuas, apresentando sangramentos e supurações fétidas. Freud alarmou-se e mandou examiná-la novamente; desta vez, por um médico vienense. Este descobriu, então, que, no decorrer da intervenção cirúrgica realizada, Fliess havia esquecido, nas cavidades nasais da paciente, um pedaço de gaze de 50 centímetros. Fez-se necessária, pois, uma nova operação, para eliminar essa fonte de infecção. No decorrer desta segunda intervenção, Irma sofreu uma grave hemorragia, desmaiando por alguns segundos. Freud, que estava presente, teve um mal-estar, a ponto de ser obrigado a deixar a sala; mas melhorou, tomando um pouco de conhaque. Alguns dias mais tarde, o estado de Irma tornou-se ainda mais crítico e impuseram-se outras intervenções cirúrgicas, que lhe acarretaram perdas de sangue importantes.[36]

O desfecho das relações entre Freud e Fliess foi marcado por esse episódio dramático, a que se acham ligadas as primeiras investigações freudianas a respeito da cocaína. Apesar do lado rumoroso do caso, deve-se destacar, a propósito, o ponto mais importante da interpretação lacaniana do sonho em questão: mostrar, conforme se disse antes, que a sua estrutura é homóloga à da descoberta analítica e identificar-se com a maneira como o campo do inconsciente se abre para Freud. O sonho da injeção aplicada em Irma não é, portanto, somente uma formação decifrável pela psicanálise; representa, muito mais, um momento de invenção de seu mecanismo interpretativo fundamental. Assim, confronta-se com a superação da acepção fliessiana de neurose, enquanto interpretada como signo de uma infecção nasal, provocada pela realidade substancial de um desregramento das secreções da toxina sexual.

A toxicidade inerente da libido mitificada

Após a decifração da *trimetilamina* – o que implica já ter lançado as bases fundamentais da teoria do inconsciente –, a existência do princípio universal da toxina sexual fica, de maneira inequívoca, deslocada naquilo que se tem denominado, em Freud, como o ideal da ciência. É verdade que ele nunca abandonou a ideia de que a ciência poderia algum dia decifrar ou, até, cifrar definitivamente o segredo do substrato tóxico da libido. Até o fim de sua obra, ele mantém-se convencido de que é preciso procurar, atrás das manifestações da libido, o traço material do princípio da toxina sexual única. O que demonstra a confissão espantosa feita a Abraham, em 1908: "O filtro de 'Soma' contém certamente a intuição mais importante, isto é, que todas nossas beberagens inebriantes e nossos alcaloides excitantes são somente o 'substituto da toxina única, da libido ainda a ser pesquisada', que a embriaguez do amor produz".[37]

Várias vezes, a crença no substrato tóxico da libido aparece na afirmação formal do caráter provisório do edifício teórico da psicanálise. Num momento crucial de reformulação de sua teoria da libido, relacionado com as considerações sobre o narcisismo, Freud lembra que

> todas nossas concepções provisórias, em psicologia, deverão um dia ser colocadas sobre bases orgânicas. Parece, então, provável que 'haja certas substâncias e processos químicos que produzem' os efeitos da 'sexualidade' e permitem a continuação da vida do indivíduo na da espécie. Verificamos essa probabilidade, substituindo essas determinadas 'substâncias químicas' por determinadas forças psíquicas.[38]

Que posição adotar, porém, diante da hipótese de que essas substâncias tóxicas estariam na própria origem dos efeitos da vida sexual? Sabe-se que o acesso de Lacan à psicanálise se faz, também, no contexto da pregnância profunda da teoria da libido, que marca o caminhar de Freud. Não se pode esquecer que um momento essencial de seu estágio do espelho consiste na retomada da libido freudiana, a partir da função da imagem. No entanto, a detecção das transformações que o pensamento de Lacan sofre, ao longo de seu ensino, negligencia, por vezes, a teoria da libido como pano de fundo. A passagem da *imago* ao significante, por exemplo, não implica que a libido possa ser posta em suspenso. É interessante observar a tentativa de Lacan, logo no início de seu ensino, em "Para além do princípio de realidade", de compreender os impasses freudianos em relação a esse aspecto da substancialização da libido. Nesse sentido, para ele, convém distinguir dois usos da libido freudiana, que se acham, muitas vezes, confundidos na doutrina: de um lado, *o conceito energético*, que permite regular os fenômenos da equivalência no psiquismo; e, do outro, a *hipótese substancialista*, que coincide com o que se acabou de examinar, no decorrer deste capítulo.[39]

O conceito energético procura isolar a libido numa notação simbólica, capaz de dar conta das equivalências próprias ao dinamismo do psiquismo, ainda concebido sob a égide dos investimentos das imagens. Nessa perspectiva, ela aparece como um princípio de equivalência, que facilita a explicação ordenada do campo heterogêneo das imagens psíquicas. Quando da elaboração do texto de Lacan, a libido constitui a condição da identificação simbólica necessária a todo intercâmbio entre as diferentes imagos.[40] Na realidade, o processo de substituição no aparelho psíquico não pode operar sem esse princípio de equivalência. Mesmo que ele não o formule nesses termos, o conceito energético circunscreve o efeito de deslizamento da libido na cadeia significante. É, antes, a função do desejo (ϕ) no nível do processo primário que será, mais tarde, designada nessa ocorrência do conceito energético da libido.[41]

Quanto à hipótese substancialista, Lacan não hesita em destacar que a audácia da indução freudiana beira a temeridade. O recurso ao metabolismo químico para caracterizar a origem da função sexual no homem é considerado como exterior ao domínio específico da psicanálise. Bem mais tarde, em *Televisão*, ele fará dessa hipótese a fonte essencial de um erro de Freud: o de querer manter, ao longo de sua obra, a esperança de cifragem termodinâmica da libido.[42] Como se viu, porém, tal hipótese não é senão um exemplo da esperança do psicanalista de encontrar, nas ciências da natureza, uma base explicativa para os fenômenos psíquicos.

Lacan não usa de subterfúgios para denunciar o engano de se colocar a ciência numa posição de regulação exterior à conceituação do campo analítico. Para ele, a ciência não desempenha o papel de ponto ideal: ela não é exterior ao campo analítico; ao contrário, estrutura-o de maneira interna, no estabelecimento de uma equivalência da operação subjetiva em jogo, nos dois campos do saber, precisamente, de uma equação entre o sujeito da ciência e o sujeito do inconsciente.[43] Exatamente porque a ciência não se acha em um patamar hierarquicamente superior, capaz, portanto, de julgar os outros campos de saber, a psicanálise deve, ela própria, encontrar o fundamento de seus próprios princípios e de seus próprios métodos. O exemplo mais intrigante dessa atitude define-se na sua abordagem do problema da origem da própria libido: não há nenhuma razão de a psicanálise esperar a elucidação dessa questão a partir da hipótese substancialista da libido, que se baseia no discurso da ciência. Sua objeção refere-se, justamente, à esperança de Freud de que, no futuro, o progresso da ciência pudesse elucidar os aspectos tóxicos da origem da libido. Em resposta a esse modo de pensar, apresenta o recurso à forma discursiva do mito, que o próprio Freud nunca pretendeu ultrapassar.[44] O mito da lamela vai, portanto, restituir o verdadeiro alcance do problema da origem da libido, no ponto em que falha toda explicação vinda do discurso da ciência.

Por outro lado, esse mito ratifica a posição de Freud, expressa em "Para além do princípio de prazer", que considera insuficiente a concepção da libido simplesmente com base nas equivalências energéticas, características da função do desejo (ϕ). Seria preciso, assim, recuperar as manifestações da vertente não cambiável da libido para além dessa função. Esse passo conceitual significa, sem dúvida alguma, uma certa ressubstancialização da libido. Nem por isso, no entanto, implica a busca de um substrato material para ela, como acontece, conforme se viu, no paradigma tóxico das neuroses. A figura da origem tóxica da libido poderia encontrar sua instituição no horizonte teórico de um mito e é desse modo que Lacan intervém com esse dispositivo discursivo para contradizer a hipótese substancialista de explicação da origem da libido.

Não há nada na libido que faça apelo a essa dimensão fluida, fugidia, que se descarrega ou se acumula, segundo o critério preconizado pela toxina fliessiana. Deve-se concebê-la não como uma substância que se alivia na satisfação pulsional, mas, preferentemente, como um órgão. Em outras palavras, o escoamento [*Schub*] da pulsão não tem nenhuma ligação com o princípio de secreção de uma toxina sexual, que deve ser descrita, antes, como "a evaginação em vaivém de um órgão",[45] um órgão concebido como uma superfície ultrachata, uma lamela, que escorrega e se desloca para além dos limites do organismo e que está no centro da polaridade do ciclo pulsional. Nesse ponto, o registro do mito começa a tomar peso, porque permite captar a dimensão ficcional, até irreal, nos termos de Lacan, de tal órgão. A consideração de sua realidade como incorpórea e irreal não impede sua função de órgão--instrumento do ser sexuado. Assim, o emprego do mito justifica-se pela localização da origem da sexualidade para além de toda coordenada subjetiva que a libido, como órgão, condiciona. Contudo, o mito permite, também, tocar a conexão da libido, sua ligação direta com o real.

Enfim, essa disposição mítica da libido, enquanto lamela, tenta estruturar a articulação simbólica da dimensão da perda inerente à sexualidade humana. Com a lamela, Lacan quer demonstrar como a sexualidade está ligada ao que o ser falante deve perder a fim de passar para o ciclo da reprodução sexuada. A perda de seus complementos – seus anexos anatômicos – simboliza, de maneira explícita, essa subtração fundamental do ser vivo, no momento de seu nascimento. A placenta constitui um exemplo dessa parte que o indivíduo perde ao nascer e que pode representar o mais profundo do objeto perdido. A libido, como órgão, designa os representantes, os equivalentes de todas as formas possíveis do objeto (*a*). No fundo, é a relação da sexualidade com o Outro que o mito da lamela tenta revelar, no sentido de comprovar que não há nenhum princípio capaz de cifrar e de regular a relação do masculino com o feminino. A lamela é o indício dessa res-substancialização mítica da libido (*a*) como puro instinto de vida, isto é, de vida imortal e indestrutível. Trata-se, pois, de algo que não tem necessidade de um órgão real para se exprimir; suprimido, radicalmente, na reprodução sexuada, ele volta sob a forma de um objeto – o objeto (*a*) – impossível de ser simbolizado.[46]

A teoria platônica do amor, ilustrada na fábula de Aristófanes em *O banquete*, acha-se na base dessa construção lacaniana do mito da lamela. Pela boca de Aristófanes, Platão exprime, de modo contundente, as razões pelas quais os sexos se procuram. Essa fábula trata do enigma crucial da relação entre os sexos, a que a libido freudiana quer responder.

De início, a narrativa mítica evoca a esfericidade[47] da postura e do andar dos primeiros homens. Por essa razão, eram dotados de uma força e de um vigor prodigiosos, bem como de uma grande presunção. Consequentemente, atacaram os deuses e, conta Aristófanes, empreenderam uma escalada ao céu. Incomodado com isso, mas também por ciúme, Zeus decide intervir, num segundo momento, dividindo-os, a fim de enfraquecê-los e atingi-los em sua autonomia. Com o corpo partido em dois, cada um deles, saudoso de sua outra metade, só podia, então, aspirar a encontrá-la, "num desejo de se unir, tornando-se um".[48]

Em resumo, Platão criou o mito da função do *Um*, que poderia fundar a relação entre os sexos: os seres falantes estariam obrigados a procurar, no amor, seu complemento original. Segundo seus próprios termos, cada indivíduo é o "*complemento* de um ser humano, por ter sido dividido e de um ter-se tornado Dois".[49] Eis o elemento trágico da construção mítica de Platão: o sujeito dividido pela vontade e ódio de Zeus torna-se um ser completamente impotente. A castração que ele sofre é tão radical e tão absoluta que nada lhe resta senão a morte. Para escapar dela, o que pode fazer é procurar recobrar seu estado esférico original.

Nem mesmo a solução final do remanejamento dos órgãos genitais, que torna possível, em certo sentido, a conjunção e a disjunção do sujeito com seu parceiro, parece capaz de oferecer uma resposta ao desfecho trágico da castração. Essa solução não chega a evitar a captura imaginária do ideal da forma esférica na relação sexual. A consequência é um tal imaginário do falo, a partir do órgão sexual, que a única saída é a busca do outro hemisfério, dada pela crença da existência do Um da relação sexual. Os órgãos genitais permanecem no registro estrito do órgão e funcionam como preenchimento da falta primordial, numa positividade que ignora o fato de que toda forma de presença só subsiste sobre o fundo de uma ausência. Sabe-se que o falo é o símbolo apropriado, por excelência, para encarnar esse jogo de presença e ausência, com base na castração primordial.

A entrada pitoresca do "homelete" lacaniano constitui, certamente, um pequeno desvio da dimensão trágica da castração no mito de Aristófanes, em que a divisão se realiza sem nenhum resto. Esse mito inverte a vertente freudiana da libido como substância, introduzindo, no seu seio, o elemento da perda inicial do sujeito. A lamela funda a libido, apoiada na castração, e institui a perda como um traço que lhe é inerente.

Por meio da "libido mitificada",[50] Lacan recusa, radicalmente, a procura de um complemento na imagem patética e enganadora de uma metade que teria de ser encontrada na relação sexual. A lamela é, justamente, o signo da impossibilidade de reconstituição da unidade do ser no amor. Ela não tem nada a ver com a figura esférica da "boa forma" humana, que se instituiria no encontro de um complemento. Constitui um complemento anatômico, irremediavelmente perdido pelo sujeito, por causa da reprodução sexuada. Para o ser falante, é o resultado da perda de uma parte de si mesmo, que, no entanto, permanece como a cicatriz da castração.

Na realidade, essa leitura de Lacan inspira-se nas alusões de Freud ao Eros do "divino Platão",[51] que constituem um testemunho válido de sua teoria da libido. Precisando melhor, a referência freudiana mais fascinante ao mito do Um, de Aristófanes, aparece nos argumentos capciosos de sua tentativa de explicar, em "Para além do princípio de prazer", a afinidade da libido com a zona da morte. Atentando-se para o momento em que Freud recorre ao mito, pode-se dar conta de que este intervém quando já se esgotou o conjunto de referências biológicas. Fica, então, evidente a insuficiência da ciência para explicar a problemática da libido no ser vivo. Freud progride com muitas reservas e, finalmente, não consegue subscrever inteiramente seus próprios avanços teóricos.

O encontro dessa nocividade mortífera, inerente à sexualidade, leva-o a mitificar suas considerações biológicas sobre a origem da libido. Ele é levado a fazer um tipo de "biologia fantástica",[52] já que, na verdade, a função do Um platônico lhe permite vislumbrar o âmago da questão do Eros. Em resumo, o apoio da referência biológica para defender a origem da libido revela-se bem próximo do ideal da ciência. Não há mais lugar, porém, para considerações sobre a base tóxica do metabolismo químico da sexualidade. Daí em diante, a referência biológica não tem nenhum valor operatório na teoria freudiana da sexualidade. É possível, pois, pressupor-se que a conceitualização da pulsão de morte fixa definitivamente, na psicanálise, a disjunção entre o sujeito do inconsciente e a ordem biológica do ser vivo. Assim sendo, a toxicidade da droga torna-se objeto de uma interrogação no plano da economia libidinal do sujeito. A partir da pulsão de morte, a prática das drogas aparece em *Mal-estar na civilização*, como um exemplo capital da maneira como o ser falante tem o privilégio de revelar o sentido mortífero da libido e, daí, sua relação com a sexualidade.

CAPÍTULO VI
UM CASAMENTO FELIZ DIANTE DO IMPOSSÍVEL A SUPORTAR

Até aqui, venho tratando o estatuto da droga ao longo da trajetória de Freud, considerando, principalmente, a hipótese substancialista da libido, por ele postulada, que, como se viu, consiste numa elaboração inteiramente ancorada no seu ideal cientificista. No entanto, ao final da sua obra, a problemática da droga torna-se complexa e sofre uma considerável mudança de perspectiva. Essa guinada pode ser percebida, explicitamente, em *Mal-estar na civilização*, à luz de uma concepção que busca confrontar o trabalho incessante da civilização sobre o sujeito com os diferentes modos de satisfação da pulsão, apreensíveis pela descoberta freudiana. Desse ponto de vista, consolida-se uma visão da droga como solução, na medida em que prevalece seu princípio econômico sobre os efeitos do recalque, um agente, portanto, capaz de atuar sobre a economia libidinal do sujeito.

Na realidade, essa tese do princípio econômico do dispêndio psíquico já havia sido, de certa maneira, esboçada bem antes. Assim, ao mesmo tempo em que os tóxicos e a intoxicação são considerados paradigmas da hipótese substancialista da libido, insinua-se a tentativa de se pensar a função da droga em relação à economia libidinal. Por outro lado, não é por acaso que essa concepção da droga atinge seu apogeu no momento de suas reflexões sobre o mal-estar na civilização. Sabe-se que a análise freudiana desse referido mal-estar se situa no prolongamento da articulação paradoxal entre a libido e a morte. Exatamente nesse ponto, percebe-se o declínio de toda a ênfase dada à explicação científica seja sobre a origem da função sexual, seja sobre os componentes fundamentais da economia libidinal do sujeito na neurose. A meu ver, é, justamente, quando sua primeira conceituação das pulsões sofre uma mudança substancial com suas conjecturas em torno da pulsão de morte que o ideal da ciência dá sinais de seus limites, e a droga torna-se, assim, objeto de uma reflexão completamente original no campo da psicanálise. A novidade é que essa reflexão se constrói num terreno que ultrapassa os estreitos limites do funcionamento homeostático do prazer, ou seja, é o momento em que se institui um princípio que se assenta além do limiar das equivalências e trocas energéticas do prazer para considerar o seu para-além.

A partir do "Para além do princípio de prazer", a elaboração analítica do problema da satisfação libidinal apresenta-se ainda mais paradoxal. Para a psicanálise, as possibilidades de realização da satisfação pulsional opõem-se a qualquer mito da necessidade considerada como elemento constitutivo do homem. Ao retomar essa linha de reflexão, Lacan busca conceituar essa região paradoxal da satisfação pulsional sob a égide de uma ética particular à psicanálise. Consequentemente, não é à toa que um certo aspecto da reflexão ética da Antiguidade sobre o prazer é objeto de citações em *Mal-estar na civilização*. O próprio Freud lembra que a experiência que se depreende desse modo de reflexão surge como uma das soluções inventadas pelo homem para se proteger da dor de viver, inerente ao mal-estar crônico da civilização. A última palavra de Freud sobre a droga, como se verá, assenta-se na linha direta dessa formulação sobre a dimensão ética da psicanálise.

A *Unterdrückung* tóxica

Na verdade, é possível identificar, ao longo de toda a obra de Freud, inúmeras referências sobre as mudanças da economia libidinal do sujeito com base na ação de uma substância tóxica. Com efeito, os rudimentos de uma tal posição já aparecem nos escritos sobre a cocaína, partindo de uma consideração econômica sobre o dispêndio psíquico. Em termos estritamente termodinâmicos, Freud acentua a ideia de um "ganho energético" que se obtém por meio de uma "supressão", isto é, pela compensação de fontes de prazer contidas, ou, mesmo, abolidas.

A partir do surgimento da psicanálise, a proposição mais marcante dessa função econômica da droga surge, pela primeira vez, na discussão metapsicológica sobre a obtenção do prazer na técnica verbal do chiste. Para Freud, essa formação do inconsciente realiza-se em função da economia produzida sobre o dispêndio energético exigido pela ação da inibição, ou pelas barreiras erigidas pelo recalque. À medida que, por meio de tal técnica, o sujeito consegue desvencilhar-se dessas barreiras, ela lhe proporciona um visível ganho de prazer [*Lustgewinn*]. Ele afirma, ainda, que é justamente na técnica do chiste, fundada no uso do *nonsense* que se verifica a economia, isto é, o alívio do dispêndio psíquico.[1] Na realidade, o prazer emerge graças ao trabalho da metáfora, que se localiza, exatamente, no ponto em que a significação se produz como *non-sens*. Entretanto, essa função significante do *Witz* só ocorre tendo como fundo o aspecto econômico, definido pela tendência inerente ao funcionamento do aparelho psíquico a – que é a obtenção do prazer. Mais precisamente, a tendência ou finalidade do prazer, que se liga ao mecanismo do *Witz*, explica-se por um certo uso da função significante, que permite poupar o esforço psíquico exigido pela inibição ou pela repressão.

A tendência que certos sujeitos apresentam de recorrer, com frequência, ao uso de uma substância tóxica aparece, no texto de Freud, com o intuito de ilustrar esse mecanismo econômico do chiste. Ele refere-se ao álcool para explicar o alívio, que se pode obter, do desgaste de energia efetuado pelo recalque. A droga suprime, ou suspende, as forças inibidoras – entre elas, a razão crítica – e, por isso, torna novamente acessíveis as fontes de prazer sobre as quais pesava o recalque. Assim, o prazer produzido pela *Unterdrückung* tóxica provém de uma economia do dispêndio psíquico, de um alívio das pressões exercidas pela razão crítica.[2] O mecanismo desse processo econômico mostra-se radicalmente distinto do emprego da figura do tóxico e da intoxicação como forma de avançar suas hipóteses sobre o surgimento da sexualidade e seus efeitos na afecção neurótica. A *Unterdrückung* tóxica define-se por sua relação com o recalque [*Verdrängung*] enquanto mecanismo de supressão, de levantamento e, principalmente, de "passagem por baixo"[3] do material recalcado, como observa Lacan.

Em seguida, em "Luto e melancolia", um texto propriamente metapsicológico, Freud volta ao fenômeno da embriaguez alcoólica e coloca-o em paralelo com os estados maníacos. O alcoolismo é, portanto, considerado uma embriaguez alegre, na qual o que está em jogo é a mesma operação de *Unterdrückung*: o "dispêndio de recalque obtido por meios tóxicos."[4] Trata-se, consequentemente, de uma repressão dirigida a uma inibição, até mesmo a uma suspensão do dispêndio, devida ao recalque ou, ainda, à diminuição da crítica, repousando sempre no controle do princípio metapsicológico do prazer.[5]

Nesse texto, assim como em "O chiste", a *Unterdrückung tóxica* situa-se no plano do tratamento analítico da questão do prazer para o homem. No chiste, principalmente, o prazer emana da função derrisória do significante, expressa pela metáfora que se localiza no ponto preciso em que o sentido se traduz como *nonsense*. Nesse caso, torna-se evidente que a divisão do sujeito procede, unicamente, do jogo significante sobre ele. Segundo Lacan, o significante joga e ganha, antes que o sujeito se dê conta disso, a tal ponto que, no chiste, este é sempre surpreendido. O que se torna claro por esse flash de *Witz* sobre o sujeito é a sua divisão em relação a si mesmo.[6]

Nas passagens referentes ao fator econômico do chiste, apreendem-se os primeiros signos da dimensão ética do tema do prazer que vai caracterizar a futura produção de Freud. Na realidade, nessa fase de seu estudo, ele esboça uma interrogação de natureza ética sobre a relação do homem com o prazer. E volta às proposições da ética antiga, afirmando, sem se preocupar com referências e citações precisas, que "o homem é um *infatigável caçador de prazer*" e, cada vez que tem de renunciar a um prazer que já sentiu uma vez, isso lhe custa muito.[7] Delineia-se, assim, como primeira evidência, a ideia de que o prazer é um bem que conduz e dirige a própria ação do sujeito. Na realidade, essa função do prazer foi sempre concebida como uma variável do desprazer. Em outras palavras, o prazer produz-se, indiretamente, pela supressão momentânea do desprazer. É, sobretudo, a consequência dolorosa e inevitável, que recai sobre o sujeito a cada oportunidade em que ele renuncia ao prazer, que confere toda a particularidade dessa elaboração metapsicológica do funcionamento psíquico. Em última análise, o que aparece em gestação, nesse momento, é que a discussão de cunho ético sobre a finalidade da ação do homem se torna o terreno decisivo para que se viabilize a última formulação de Freud sobre o uso das drogas.

O mais-de-gozar como impossível da felicidade

Desde o início da obra de Freud, o prazer formula-se como uma lei articulada no registro estrito da homeostase, que visa a conduzir, automaticamente, o funcionamento psíquico ao equilíbrio, à menor tensão. Com o *Mal-estar na civilização*, um dos últimos textos de sua obra, essa formulação homeostática do prazer não é, de forma alguma, abandonada; ao contrário, ela ganha em importância e continua sendo uma espécie de tendência e direção para a ação humana, em geral. Nesse sentido, deve-se considerar o princípio de prazer não somente como ponto de partida, mas também como a verdadeira medida da abordagem freudiana da civilização. Enfim, o princípio de prazer transforma-se em objeto de um verdadeiro programa, um programa que se opõe à civilização.[8] O confronto que existia, anteriormente, entre a instância do prazer e a realidade passa a repercutir, nos próprios termos de Freud, na oposição entre o programa do *Lustprinzip* e o da *Kultur*.

Se Freud mantém a expressão "programa", ele o faz porque apreende qualquer coisa de essencial e de estrutural no próprio devir da civilização.[9] Na verdade, esta constitui, aos seus olhos, uma instância metapsicológica que se define por um confronto com o programa do prazer. Porém, muito antes de *Mal-estar na civilização*, ele já havia iniciado uma reflexão sobre o assunto, tendo em vista o problema da "moral sexual civilizada" e de sua relação com a neurose. Nessa etapa de sua análise, a civilização ocupa, ainda, o lugar de uma instância que age exteriormente ao indivíduo, embora este descarte as hipóteses errôneas de certas teorias psiquiátricas e neurológicas da época, já que negligenciam as causas particulares do sofrimento neurótico bem como o elemento etiológico da sexualidade. De qualquer modo, com relação à neurose, considera que "a influência nociva da civilização se reduz essencialmente à repressão nociva [*die schädliche Unterdrückung*] da vida sexual dos povos (ou das camadas) civilizados pela moral sexual 'civilizada' que os domina".[10] É na virada da sua segunda concepção tópica do aparelho psíquico que ele vai precisar a distinção entre o recalque e essa repressão nociva da civilização. Ou seja, à medida que avança, ele inclina-se mais para a ideia da primariedade do recalque. A partir daí, Freud inaugura, também, a função de gula do supereu, não no registro de uma sociogênese, como fazem alguns, mas em virtude do fator estrutural do recalque originário que cada indivíduo partilha na civilização.

É verdade que, nessa obra, a civilização aparece, inicialmente, definida, no mais clássico sentido etnológico, como "a totalidade das obras e organizações cuja instituição nos afasta do estado animal de nossos ancestrais e que servem a dois objetivos: a proteção do homem contra a natureza e a regulamentação das relações dos homens entre si".[11] Nessa definição, percebe-se a tese da descontinuidade entre a civilização e a natureza, tese própria ao pensamento etnológico do século XIX.[12] Desse ponto de vista, o determinante natural mostra-se em radical oposição à cultura. O trabalho da cultura, considerado globalmente, realiza-se como uma espécie de metaforização da natureza. Essa ruptura confirma-se nas exigências de beleza, limpeza e ordem que ocupam um lugar muito especial no trabalho de controle das forças naturais pela cultura.[13] Essa é a razão pela qual se detecta, em Freud, uma aversão por qualquer saída que preconize uma volta à natureza como solução para o mal-estar na civilização.

No seio desse antagonismo entre natureza e cultura, ele desenvolve, pouco a pouco, o que se pode considerar, em princípio, uma doutrina ética de caráter eudemonista. Consoante o programa do princípio de prazer, os homens inclinam-se para a felicidade [*Glück*], querem ser felizes e assim permanecer. Entretanto, é preciso observar que essa formulação da finalidade da vida se apresenta sob duas faces distintas. De um lado, trata-se de economizar o sofrimento e o desprazer [*Schmerz und Unlust*] e, de outro, de experimentar intensos gozos [*Lustgefühle*]. Freud acrescenta que, em relação a essa dualidade de objetivos, "a atividade dos homens pode tomar duas direções, segundo procuram – de maneira preponderante ou mesmo exclusiva – realizar um ou outro"[14] desses objetivos. Assim sendo, na sua opinião, é o aspecto da busca obstinada dos mais fortes sentimentos de prazer que determina o sentido mais específico de felicidade. O único meio de se vislumbrar a mínima possibilidade de felicidade exige uma espécie de estratégia de preservação que procure economizar o desprazer e o sofrimento. No entanto, a formulação de um tal eudemonismo não autoriza nenhum finalismo. Assim, ele é levado a concluir "que não entrou nos planos da Criação a intenção de que o homem seja feliz."[15] De acordo com essa concepção negativa, a felicidade, longe de ser uma afirmação triunfante da natureza do homem, serve para avaliar aquilo que resiste à sua realização enquanto impossível a suportar.

Segundo esse postulado da impossibilidade de felicidade, é o próprio objeto etnológico da cultura que, gradualmente, é subvertido por Freud. Em oposição a toda *Weltanschauung* naturalista, presente no campo etnológico emergente, ele não postula nenhuma harmonia entre o "microcosmo" humano e o "macrocosmo". Muito ao contrário, na sua visão, o universo inteiro opõe-se à realização do programa do princípio de prazer. Todo progresso da civilização paga o preço de uma renúncia às pulsões. É essa "renúncia cultural" [*Kulturversagung*] que determina o caráter estrutural do "mal-estar" inerente à economia de felicidade do homem na civilização. Por outro lado, essa impossibilidade de atingir a felicidade explica-se pelas limitações constitutivas do ser falante para realizar o programa do princípio de prazer: o sujeito, na sua acepção freudiana, não está aparelhado para experimentar a felicidade em toda sua plenitude. Essa insuficiência remonta, na verdade, a uma falha inata do aparelho destinado a proporcionar prazer, falha constituída de três fontes essenciais: o próprio corpo, a relação com o mundo e, finalmente, a relação com os outros.[16]

Nessa perspectiva, o mal-estar da civilização não é consequência do advento histórico do mundo da ciência, ainda que ele possa se revestir de seus efeitos e manifestações contemporâneas. Porém, sem dúvida, Freud visa a alguma coisa de mais determinante, de mais estrutural, no trabalho da civilização [*Kulturarbeit*].[17] Justamente enquanto operador metapsicológico, esse trabalho aparece como aquilo que pede demais ao sujeito.[18] Em última análise, a pressão da civilização sobre o sujeito não é senão a renúncia ao prazer ou à satisfação pulsional. Na verdade, é esse fator de renúncia cultural [*Kulturversagung*] que rege o vasto domínio das relações entre os homens. O aspecto mais importante do trabalho da civilização repousa nesse princípio de renúncia às pulsões, logo na exigência de não satisfação dessas forças poderosas.[19]

Eis, pois, a oposição primária entre os dois programas indicados: de um lado, o de renúncia ao prazer; e, de outro, o de busca da felicidade. Se o programa do princípio de prazer coloca a busca da felicidade como seu principal ponto de apoio, o processo civilizatório mostra-se, ao contrário, incapaz de produzi-lo de maneira satisfatória. Em resumo, é em função dessa oposição estrutural que se determina o caráter trans--histórico do diagnóstico freudiano da civilização.

Freud sugere, portanto, um funcionamento econômico da civilização, no qual, em função de uma fonte energética libidinal limitada, cada um deve resolver as tensões criadas pelo ímpeto e força constante das pulsões. A civilização apresenta-se como um vasto mercado de compensações, cujos mitos, religiões e moralidade se sobrepõem como tentativas de compensação do déficit de satisfação produzido pelo próprio circuito das forças pulsionais. Ela constitui-se, finalmente, em uma espécie de contrainvestimento simbólico absoluto da escassez constitutiva de satisfação, produzida por esses verdadeiros "fragmentos da natureza" que são as pulsões.[20]

A interpretação lacaniana desse elemento econômico do trabalho da civilização exprime-se, fundamentalmente, na noção de um mais--de-gozar, obtido pela renúncia ao gozo.[21] É o que se conceitua sob a denominação de campo lacaniano do gozo que permite apreender a impossibilidade da felicidade como um mais-de-gozar, qualquer que seja seu lugar de realização e de implicação. A partir daí, o aspecto totalizante do gozo perde todo seu valor. No fundo, este último aspecto só vale, necessariamente, para o pai primitivo. O valor de excedente do gozo não opera senão no registro de um efeito de subtração, determinado pelos investimentos do sujeito no mercado da civilização.

Esse elemento econômico do trabalho da civilização representa uma fonte crônica de insatisfação em que se funda a aporia da pulsão na civilização, que só se afirma definitivamente quando formulada como pulsão de morte. Na verdade, uma vez instituída, a pulsão de morte demonstra a ruptura que se opera no psiquismo, como consequência da oposição entre ela e a libido. Essa ruptura estabelece a invariante essencial do trabalho de pura perda da civilização. Com a pulsão de morte, obtém-se a formalização da falha primordial e inerente da satisfação. É a definição do campo lacaniano do gozo que vem dar conta dessa trama paradoxal entre a libido e a morte. O gozo compõe o dado básico da inadequação incondicional da civilização para prover o ser falante de um bem-estar idealizado. Desse ponto de vista, pode-se ler o gozo como a causa estrutural da impossibilidade de felicidade na civilização. Na verdade, o sofrimento de cada um na sua relação com o gozo, desde que, nele, só se introduza por meio do mais-de-gozar, define perfeitamente o mal-estar [*Unbehagen*], que é apenas o outro nome do sintoma.

Dimensão ética das construções substitutivas

Para Freud, a pressão imposta pela civilização torna a vida "pesada demais, inflige-nos sofrimentos demais, decepções, tarefas insolúveis."[22] Nesse contexto de mal-estar crônico, o homem procura gerenciar sua dor de viver por meio de uma verdadeira tópica de sedativos proposta pela civilização. Na realidade, o programa destinado a evitar o sofrimento e a conquistar a felicidade comporta a aplicação de numerosos e diversos métodos, que ele designa pelo termo genérico de *técnica vital* [*Lebenstechnik*]. São as "construções substitutivas" [*Hilfskonstruktionen*][23] oferecidas pela civilização, a fim de atenuar o sofrimento. Assim, os grandes divertimentos permitem transformar a miséria humana em variadas formas de satisfação substitutivas [*Ersatzbefriedigugen*] e, finalmente, o recurso à droga propõe-se, como outros tantos sedativos, ajudar a suportar [*ertragen*][24] a vida, apaziguar os sujeitos.

A arte e a religião constituem exemplos paradigmáticos do regime de satisfação substitutiva ao alcance do homem na civilização. Segundo Freud, a satisfação na arte obtém-se mediante uma distorção da realidade. Trata-se, de fato, de uma técnica de defesa contra o mal-estar, que se acomoda à plasticidade dos deslocamentos da libido. Seu artifício consiste em transpor os objetivos das pulsões de tal modo que a realidade não pode mais impedir sua satisfação. O objetivo da sublimação resume-se em "retirar do trabalho intelectual e da atividade do espírito uma soma suficientemente elevada de prazer."[25] Na arte, a satisfação procede, pois, de "ilusões que reconhecemos como tais, mas cujo afastamento da realidade não nos perturba". Assim, para Freud, "a ligeira narcose" em que a arte mergulha o homem é fugaz, simples retirada diante das duras necessidades da vida.[26] Entretanto, esse método não é suficiente para fazê-lo esquecer sua miséria real. Na verdade, fundamenta uma técnica de uso muito restrito, que pressupõe, justamente, disposições pouco difundidas, pelo menos numa proporção suficiente para ser eficaz.

A religião, ao contrário, apresenta-se como uma técnica vital muito menos exigente que a arte. Ela define-se pela imposição de seus próprios caminhos a todos, para que alcancem a felicidade e se tornem imunes aos tormentos da vida. Sua estratégia consiste em "rebaixar o valor da vida e em deformar de maneira delirante a imagem do mundo real." Tais medidas implicam, necessariamente, a fixação forçada de seus adeptos, segundo os termos de Freud, num "infantilismo psíquico". Fazendo partilhar um delírio coletivo, a religião consegue poupar numerosos seres humanos de uma neurose individual.[27] A satisfação na religião atua, assim, como uma resposta à finalidade da vida humana.

Na verdade, Freud rejeita toda justificativa de satisfação obtida pelos caminhos da religião, inclusive a que se refere a um sentimento singular do inefável, na forma do sentimento de eternidade ou na forma do polêmico sentimento oceânico.[28] Com a definição desse sentimento, não se trata de negar a existência dessa dimensão imponderável e obscura da alma, como os estados psíquicos do transe e do êxtase. Simplesmente, essa aspiração oceânica acha-se reduzida a uma fantasia, no sentido do que ele designa, a respeito da religião, como o campo que gravita em torno de uma ilusão. Vale dizer que a religião deve se explicar a partir do pai, do sentimento infantil de dependência, da nostalgia de um pai que seria responsável, em tudo, pelo homem. A satisfação na religião reporta-se, portanto, à ideia de fazer uma unidade com o grande todo.[29]

Entre as técnicas vitais que visam à felicidade e a evitação do sofrimento, figura, enfim, o uso de drogas. A especificidade desse meio de satisfação evidencia-se na sua ação sobre o próprio corpo. Ao contrário de outras técnicas vitais, esse uso caracteriza-se por um procedimento de proteção agindo no plano do *aparelho da sensibilidade*.[30] Daí, propor-se a existência do método químico como uma espécie de técnica do corpo destinada a afrontar o mal-estar da civilização. Trata-se, segundo Freud, "do mais brutal, mas também do mais eficaz dos métodos destinados a exercer tal influência corporal."[31] Essa maneira artificial de ação não implica somente a obtenção de sensações agradáveis imediatas. No uso das drogas, o importante resume-se, principalmente, no seu efeito de remédio, na sua eficácia sedativa, pois "modificam as condições de nossa sensibilidade a ponto de nos tornar invulneráveis a qualquer sensação desagradável."[32]

A tópica sedativa das drogas não deve ser concebida como uma simples modificação dos estados de consciência, segundo o ponto de vista puramente sensualista. Quando se refere à sua influência física, Freud tem em vista uma abordagem clínica, que não foge ao modo particular em que se exprime seu ponto de vista racionalista. No fundo, por esse ponto de vista, visa-se a destacar a dimensão ética própria da ação desse método químico sobre o corpo, pois este só se justifica pelo objetivo do sujeito de atingir o bem, o prazer. Não se trata, evidentemente, de confundir essa consideração com as tentativas de constituir um catálogo racional dos diferentes "espíritos da droga", conforme a perspectiva sensualista, muito comum no domínio da ficção. Essa perspectiva tende a inventariar os efeitos das drogas, de acordo com uma lógica naturalista, que se pretende, consequentemente, universal. O que interessa a Freud não participa, absolutamente, dessa abordagem sensualista, na medida em que acentua o aspecto de solução, ainda que precária e instável, de tratamento químico do mal-estar do desejo, isto é, a função de remédio das drogas.

Além do mais, intrigado com a ação misteriosa das drogas, ele interroga-se sobre as razões pelas quais a ciência não consegue oferecer uma resposta plausível à formação dessa química interior, própria ao corpo humano. Um elemento de resposta a tal interpelação, lançada ao mundo da ciência, que ele mesmo se propõe fazer, aparece na sua observação clínica, já mencionada, a respeito do paralelo entre a mania e a embriaguez. Enquanto a melancolia se caracteriza por "um empobrecimento de origem tóxica da libido do ego",[33] a mania é apresentada, a propósito, ao lado da embriaguez alcoólica, como exemplo de alteração química no interior do corpo, sem, no entanto, implicar a interferência de qualquer droga estimulante. Freud lamenta que "este aspecto tóxico" dos processos psíquicos tenha, até então, escapado à investigação científica.[34] Testemunha-se a sua dificuldade, nesse momento, em abandonar sua abordagem substancialista, até mesmo cientificista, da ação das drogas. Talvez ele esteja, no caso, em pleno exercício de uma reflexão sobre as bases tóxicas do prazer. No entanto, em *Mal-estar na civilização*, essas ideias permanecem inteiramente marginais em relação à sua elaboração central, referente à incidência da droga no plano da economia libidinal do sujeito.

Essa observação, inteiramente ligada ao seu ideal cientificista, não impede que a ênfase no método químico da intoxicação esteja ancorada na dimensão ética da felicidade. Sem dúvida alguma, a intervenção desse método químico no corpo não pode ser elucidada pela ciência. Nesse sentido, essa técnica do corpo define-se como um operador ético, uma vez que visa à felicidade. Segundo Aristóteles, a origem da disciplina ética reside numa reflexão sobre os princípios que guiam a ação humana em contextos em que a escolha da finalidade do bem torna-se possível ou, ainda, uma opção por caminhos que levem o homem à felicidade.[35] Percebe-se que a busca da felicidade, ou do bem, não escapa à atenção de Freud. No entanto, para ele, essa dimensão da felicidade como objetivo, como ideal, não é suficiente para elucidar a finalidade da vida, por mais que esta, de alguma forma, se faça presente em quase toda reflexão de cunho ético. Quanto a isso, lembre-se a posição freudiana relativa à impossibilidade de realização do programa do prazer, que consiste, essencialmente, em buscar atingir a felicidade.

Desde os gregos, o prazer é concebido como uma função diretriz para se problematizar, no plano da ética, a questão da finalidade da ação. De acordo com esse ponto de vista, pode-se inferir que a aspiração de felicidade constitui um elemento nevrálgico do programa do prazer. Se este governa a atividade subjetiva, é a expectativa da felicidade que a suporta. Consequentemente, a felicidade constitui a substância propriamente dita do princípio de prazer, é porque cada um faz dela seu fim, mesmo sabendo que os homens não se entendem sobre a sua natureza intrínseca. Ao contrário do que ocorre em toda reflexão ética, porém, o prazer e a felicidade consistem, para a psicanálise, em dois termos absolutamente antinômicos. Nesse sentido, a definição de felicidade, na psicanálise, elabora-se numa perspectiva puramente negativa: ela só parece ser realizável para evitar o sofrimento e a dor. Assim sendo, a ambição de felicidade propõe-se como um problema, uma questão relativa à particularidade de economia libidinal do sujeito, que, por sua vez, se relaciona com a série das técnicas vitais anteriormente referidas.

É somente no contexto da problematização freudiana da felicidade como impossível que se pode considerar a droga como um operador ético. Assim, se é tratada como um "benefício", isso ocorre, principalmente, porque ela está apta a assegurar uma certa relação com o imperativo de felicidade presente em todo sujeito. Ressalvo, porém, que sua função de operador ético se apresenta sempre com uma face negativa. Em outros termos, "se indivíduos e até povos inteiros reservaram-lhe um lugar permanente na economia de sua libido", tal fato advém de sua finalidade de evitação do desprazer. O recurso à droga torna-se, pois, um "amortecedor de preocupações" [*Sorgenbrecher*], que permite ao sujeito, a cada instante, "livrar-se da pressão da realidade e encontrar refúgio num mundo para si próprio, que ofereça à sensibilidade melhores condições."[36]

A função econômica de evitamento do mal-estar coloca, certamente, dificuldades em se fazer da droga uma via de acesso ao gozo. Ao contrário, ela revela-se um procedimento análogo ao das mais antigas técnicas vitais do homem para se defender dos impasses e transtornos que o destino de uma vida promove. Em *Mal-estar na civilização*, Freud refere-se à experiência ética para mostrar como essa técnica – de recurso à droga – visa a atacar o que ele considera como o ponto mais fraco de toda civilização, ou seja, a exigência de renúncia às pulsões. O método ético dessa técnica de corpo pressupõe uma espécie de tentativa terapêutica de último recurso, destinada a obter o bem com o auxílio do imperativo do supereu.[37] Considerando esse lado terapêutico, a ideia do toxicômano como o sujeito atraído por um produto proibido pela lei pública parece-me inteiramente sem propósito. Se se preserva, portanto, a incidência dessa tentativa terapêutica no ato toxicomaníaco, deve-se manter, também, uma certa continuidade entre a droga e o medicamento. Trata-se, precisamente, de usar a toxicomania como uma estratégia de tratamento médico do mal-estar do desejo. Aliás, convém considerar-se que, na estratégia de preservação, é a ação do gozo que está sendo visada. Exatamente, nesse tratamento médico, a questão reside em controlar, com base no que o discurso da ciência oferta, o mal-estar correlativo ao gozo.

O casamento feliz com a droga

Aos olhos de Freud, essa terapêutica médica do mal-estar constitui, evidentemente, uma solução que, como se disse, além de precária, é provisória e instável. A propriedade terapêutica dessa técnica do corpo não evita, no entanto, o retorno, nela própria, de um efeito sobre-excedente nocivo e perigoso. Para captar um tal efeito, é preciso reconhecer que, no cerne do mal-estar crônico da civilização, habita uma inclinação inexorável, do ser falante, ao gozo. Em outros termos, no próprio regime de satisfação, não há somente o imperativo de felicidade ditado pelo programa do prazer; nele, tem lugar, também, o encontro com o destino da pulsão de morte, que se exprime, nas palavras de Freud, pelo "desperdício de grandes quantidades de energia que poderiam ser empregadas para melhorar o destino humano."[38] Assim, o perigo consiste, precisamente, no excesso que se exprime pelo "refúgio num mundo próprio", mencionado anteriormente. Na verdade, a satisfação obtida na tentativa desesperada de evitar o sofrimento carrega consigo, em contrapartida, a nocividade inerente à pulsão de morte. Em termos do princípio ético absolutamente original, a psicanálise formula que o objetivo do sujeito é fazer passar, de imediato, o prazer, antes da prudência; mas a punição segue de perto essa tentativa.

Tal consideração sobre a droga só é possível, se se levar em conta a natureza fundamentalmente paradoxal da satisfação pulsional no campo analítico. A formulação desse paradoxo apenas se concretizou, uma vez que o problema da satisfação rompeu os limites rígidos que a mantinham circunscrita às primeiras elaborações teóricas freudianas sobre o princípio homeostático do prazer. Lembre-se, apenas, que o princípio do prazer, no caso preciso do uso da droga, é radicalmente incapaz de dar conta da referida contrapartida. Com efeito, a promoção clínica do fato toxicomaníaco ocorre somente quando pensada no interior do avanço teórico de Freud, referente à interposição de um teor mortífero e destrutivo inerente ao circuito da satisfação libidinal.

Consequentemente, só o além do princípio de prazer pode lançar uma luz sobre o estatuto paradoxal da satisfação pulsional. A partir daí, esta torna-se o signo do fracasso de todo acesso do sujeito ao gozo. Sabe-se que, na psicanálise, a inacessibilidade do sujeito ao gozo supremo é sustentada pelo lugar idêntico atribuído a *das Ding* e ao corpo da mãe. A tese freudiana afirma que a realização da satisfação pulsional exige, exatamente, a interdição desse gozo supremo. É nesse ponto preciso que se localiza o paradoxo; portanto, se, de um lado, o êxito da satisfação implica essa interdição, de outro, ela não se faz sem a presença do gozo. Isso quer dizer que para haver satisfação a própria satisfação deve ser detida.[39]

A relação antinômica satisfação/gozo pode trazer esclarecimentos sobre a questão do papel crucial da droga na toxicomania. Levar a sério esse binômio significa acentuar a oposição da satisfação no tocante ao caráter infinito do gozo, em geral. Assim, o termo "mais, ainda" designa, com acerto, o caráter ilimitado do gozo, em que a satisfação só se instaura por sua ação limitadora. Daí, resulta que a suspensão, ou, mesmo, o estancamento daquilo que se apresenta como infinitude se efetua como corte da manifestação incessante do gozo.[40] Esse corte que se opera no nível do gozo, como condição para a satisfação, constitui um elemento fundamental da hipótese da prática da droga no campo da psicanálise. O tratamento do mal-estar do desejo pelo método químico da intoxicação caracteriza-se, então, como uma técnica de limitação do ideal de felicidade suprema e inacessível, em que esta dimensão do gozo ilimitado é parte integrante e constitutiva.

Em última análise, pode-se adiantar que o fundamento das técnicas vitais reside na intenção de evitar o efeito devastador dessa modalidade de gozo. É importante salientar que, pela maneira em que tais técnicas se enraízam no âmago do mal-estar da civilização, elas visam não ao *gozo*, mas à *satisfação*, naquilo que esta manifesta de sua ação limitadora. Considerando-se o método de proteção contra o elemento mortífero que se impregna na libido, é possível explicar-se o caráter vital atribuído por Freud a tais técnicas. Em outras palavras, com a finalidade de evitar o gozo, essas técnicas podem "se suplementar e se substituir mutuamente."[41]

A palavra final de Freud sobre essa questão constrói um paralelo sem igual entre a droga e o sintoma, este concebido no seu aspecto mais geral de satisfação substitutiva. De início, ele afirma que a fuga, na doença nervosa, constitui a última técnica vital que se oferece ao sujeito, pelo menos como promessa de satisfação substitutiva; mas propõe, ainda, a "intoxicação crônica" como uma possível saída da condição insuportável do sintoma para certos sujeitos. Nas palavras de Freud, "se numa idade mais avançada o homem vê seus esforços em busca da felicidade frustrados, ele encontrará ainda um consolo nos gozos que lhe proporcionará a intoxicação crônica [*Lustgewinn der chronischen Intoxikation*]; ou então ele fará essa tentativa desesperada de revolta que é a psicose."[42] Destaco, nessa passagem, a comparação entre a intoxicação crônica e a satisfação substitutiva, característica do sintoma, em detrimento da efetuada, por Freud, entre a intoxicação e a psicose. Daí resulta a hipótese que faço de que a prática de uma droga aparece, na elaboração freudiana, como uma técnica de substituição oriunda da insuficiência da satisfação substitutiva do sintoma. Para mim, deve-se ressaltar o interesse de Freud em acentuar, na toxicomania, a posição do sujeito quanto à saída do sintoma.

Essa breve passagem lança as bases de uma abordagem mais sólida do uso toxicomaníaco da droga: uma técnica do corpo que intervém como resposta ao malogro do regime de satisfação substitutiva, própria à acepção clássica do sintoma freudiano. O recurso à droga faz-se, pois, como uma ação substitutiva, no momento em que o sintoma se mostra insuficiente como resposta para o sujeito. Gostaria, porém, de insistir na eficácia provisória da função de apaziguamento dessa técnica do corpo, destinada a obter satisfação no quadro dos impasses crescentes do programa da civilização, que visa a refrear o gozo.

O operador químico não deve, assim, ser concebido como uma solução estável e definitiva para o caráter insuportável do sintoma neurótico propriamente dito, mesmo porque, como já se viu, Freud não hesita em explicitar o retorno, para o sujeito, do efeito nocivo do recurso à droga. É certo que, para ele, o fenômeno do consumo, abusivo ou não, não determina, por si mesmo, o valor patológico da prática das drogas. O qualificativo de crônico, que ele emprega, não pode ser deduzido da natureza interna do próprio método de intoxicação utilizado pelo toxicômano, mas remete-se, sim, às condições particulares que dão o direito de se falar em valor nocivo e até devastador da solução que a droga perfaz para certos sujeitos.

Para Freud, essas condições só podem ser definidas tendo-se em vista a conjuntura singular da satisfação pulsional de cada sujeito toxicômano em particular. Torna-se, então, necessário poder situar-se, precisamente, o lugar que a droga ocupa no modo particular de satisfação de um sujeito determinado. Aliás, em meio a essas considerações, surge a expressão "refúgio num mundo próprio", proposta por Freud, que, a meu ver, permite uma primeira aproximação do aspecto nocivo de toda satisfação tóxica. Esse valor não pode ser apreendido senão a partir do caráter cínico inerente à solução própria do método químico de intoxicação, que, em última instância, atinge o elemento autístico e solitário desse modo de satisfação substitutivo.[43]

Como meio de explicitar esse traço de cinismo da prática toxicomaníaca, é, sem dúvida, elucidativo, trazer à tona a discussão de Freud a propósito do teor também nocivo da atividade masturbatória. Ele sublinha, inicialmente, que a masturbação, que serve como descarga dos componentes sexuais mais diversos e das fantasias que eles alimentam, pode estar presente nas mais diversas manifestações e entidades clínicas. Como acontece na toxicomania, a nocividade do onanismo não é determinada por sua natureza interna. Exatamente nessa etapa, Freud chama a atenção para a contradição que existe entre a opinião dos homens de ciência e a dos neuróticos. Os médicos, observa ele, influenciados pelo fato de que a maior parte dos homens normais se masturba durante um certo tempo, especialmente na puberdade, tendem a considerar exageradas as explicações dos doentes a esse respeito. É realmente espantoso, porém, constatar que depois disso o próprio Freud dá razão aos neuróticos que, consequentemente, têm quanto a isso o sentimento de um fato essencial que a ciência desconhece. Assim sendo, segundo ele, a tese dos neuróticos necessita de uma interpretação mais aprofundada.[44]

Logo, o aspecto sintomático do onanismo só é relativamente autônomo, pois que, na verdade, não é determinado por sua natureza interna. Para se concluir sobre o caráter de seus efeitos, é preciso relacioná-la ao contexto do modo de satisfação libidinal do sujeito. Isso significa que ela deve coincidir com o *valor patogênico da sexualidade do sujeito*[45] e é por isso que certas pessoas podem suportar, sem consequências, o onanismo. Em certa medida, para estas, "a constituição sexual e a evolução da vida sexual permitiram o exercício dessa função dentro das condições morais e sociais impostas pela civilização". Outras, porém, reagem pela doença a uma constituição sexual desfavorável ou a uma evolução perturbada de sua sexualidade. Sem inibições ou formações substitutivas, esses sujeitos não podem realizar o recalque ou a sublimação de seus componentes sexuais.[46]

Seguindo o fio desse raciocínio, torna-se possível apreender o que é sintomático no uso abusivo de uma droga. Para isso, faz-se necessário interrogar-se sobre a relação precisa entre satisfação tóxica e satisfação sexual. A dificuldade consiste em que, ao contrário do que ocorre na masturbação, a prática das drogas não implica a presença imediata de um componente fantasmático sexual. Em outras palavras, a realização da satisfação masturbatória depende da presença desse componente, ainda que num plano puramente imaginário. Ressalta-se que, no ato toxicomaníaco, há, igualmente, essa estratégia de prescindir do Outro sexo. Porém, nesse caso, a estratégia da droga age de acordo com o registro de *um molde sem conteúdo*, no qual o elemento sexual aparece carregado de uma especificidade que remete à particularidade de cada caso.

O próprio Freud, quando questiona a relação entre o bebedor e o vinho, autoriza o estabelecimento dessa ligação entre a satisfação tóxica e a sexualidade. No fundo, ele discute até mesmo a especificidade da satisfação tóxica do fenômeno alcoólico, na sua relação precisa com a satisfação sexual. Segundo ele, na satisfação tóxica, há sempre uma espécie de sólido laço entre o sujeito e o produto tóxico, ainda que possam variar as diferentes modalidades do tóxico. Considerando essa forma de satisfação, ele evoca, na relação entre o bebedor e o vinho, uma espécie de parceria harmoniosa, assim chamada em função do modelo exemplar de um "casamento feliz."[47]

Para Freud, esse "casamento feliz" que se dá no fenômeno alcoólico pode ser tomado como um verdadeiro protótipo da satisfação tóxica. Nessa consideração sobre o cenário fantasmático do alcoolista, ele não acentua uma relação que seria a-conflituosa, detendo-se apenas no sentimento de elação ou de fusão simbiótica do bebedor com sua garrafa de vinho. O que lhe importa, sobretudo, é destacar a oposição entre a rigidez da própria escolha de objeto na satisfação tóxica e sua plasticidade na satisfação erótica. Na sua opinião, o hábito do tóxico estreita, cada vez mais, a parceria existente entre o sujeito e seu produto. Chega mesmo a colocar a questão irônica de se saber se não existiria, para o alcoólatra, a necessidade de ir até um país onde o vinho fosse mais caro, ou proibido, a fim de estimular, com essa dificuldade, sua satisfação em declínio. Ele próprio responde, afirmando que "o bebedor não tem nenhuma necessidade de mudar frequentemente de bebida, porque se assim fizesse, logo se cansaria dessa outra, como se fosse a mesma."[48]

Quanto à relação do amante com o objeto sexual, Freud propõe, de um modo bastante explícito, uma outra configuração lógica. O objeto sexual encarna o caráter de labilidade sexual da pulsão, em consequência da incapacidade desta para proporcionar uma satisfação completa, quando submetida às exigências primárias da civilização. Essa inconsistência da satisfação de toda escolha de objeto deve-se ao fato de que o objeto último da pulsão sexual não é mais o objeto originário, mas apenas seu substituto. Assim, o mal-estar do desejo, inerente à disposição pulsional do ser falante, explica-se porque, "quando o objeto originário de uma moção do desejo perdeu-se em consequência de um recalque, ele é frequentemente representado por uma série infinita de objetos substitutivos, não sendo nenhum deles plenamente suficiente."[49] Daí extrai-se a plasticidade da relação da pulsão com o objeto.

No entanto, o emprego da metáfora do *casamento feliz* para caracterizar a parceria que o sujeito estabelece com o produto, no cenário alcoólico, não contradiz de forma alguma a inconsistência inerente a toda escolha de objeto. Mais que uma relação harmônica, a fidelidade ao produto, na satisfação tóxica, determina, para o sujeito, o desvio da satisfação sexual. Observa-se, inclusive, que o encontro com esse modo de satisfação só se dá, aliás, num tempo tardio de sua vida libidinal. O que parece importante, nessa consideração sobre a parceria com a droga, é o investimento maciço do sujeito no produto, num movimento que o promove a objeto único, encobrindo os outros com sua sombra temível.

Suponha-se que a escolha tóxica tenta mascarar o mal-estar imanente à perda do objeto originário do desejo. Por isso, ela é considerada como um verdadeiro curto-circuito na relação com o Outro sexo, relação que pressupõe, na verdade, o consentimento do mal-estar constitutivo da perda primordial do objeto. Diferentemente da satisfação erótica, a satisfação tóxica fecha todas as portas às possibilidades de troca que oferece a série de objetos substitutivos. Nessas condições, o produto tóxico torna-se o parceiro essencial, até mesmo exclusivo, do sujeito. Daí pode-se concluir que o princípio da satisfação tóxica consiste em prescindir do Outro, particularmente do Outro sexual.

Atinge-se, assim, o paradoxo da satisfação, uma vez que o homem é capaz de se satisfazer com os objetos da civilização. Logo a dimensão cínica dessa parceria, assinalada anteriormente, manifesta-se exatamente na maneira de obter satisfação, sem entrar em relação com os outros e, principalmente, com o parceiro sexual. Somente graças a essa perspectiva, é possível concordar com a tese segundo a qual a intoxicação crônica remonta, nas suas próprias origens, à "insubmissão sexual" do sujeito.[50] Em outras palavras, a toxicomania instaura-se como uma resposta aos avatares do fracasso da satisfação sexual. Depois de Freud, a tese da relação entre a droga e a sexualidade adquire um peso considerável. Assiste-se, então, a uma tentativa de aprofundamento da questão desse laço entre a satisfação tóxica e a sexualidade, questão que é colocada sob a égide da noção pós-freudiana da relação de objeto. É somente no horizonte teórico clínico do pós-freudismo que se produz o deslocamento decisivo da questão da droga para sua subsunção na categoria de toxicomania.

CAPÍTULO VII
PÓS-FREUDISMO E A FUNÇÃO DESGENITALIZADORA DA DROGA

Depois de Freud, a toxicomania torna-se uma categoria clínica autônoma na psicanálise, pois surge marcada por traços descritivos e elementos explicativos que lhe são específicos. Isso ocorre porque o traço característico da relação do sujeito com a droga passa a ser apreendido no terreno conceitual pós-freudiano da relação de objeto. É justamente com a emergência da abordagem analítica da relação de objeto que se assiste ao deslocamento, no plano teórico, da questão da droga para a da toxicomania. Como se mostrou nos capítulos precedentes, não há, nos textos de Freud, nenhum elemento de uma elaboração relativa à especificidade toxicomaníaca enquanto fato clínico dotado de autonomia nosográfica. Pelo contrário, a função da droga é abordada por ele apenas como um operador ético, nos limites precisos da economia libidinal do sujeito, seja ele neurótico, perverso ou psicótico.

É de espantar, porém, a vasta produção analítica sobre o tema da toxicomania depois de Freud. No período entre-guerras, o tema tem sua idade de ouro e, na década de 30, seu apogeu. Nessa literatura, convém observar, as diversas manifestações clínicas da toxicomania são tratadas como um todo, em geral, em que o alcoolismo só figura como um subconjunto. Isso significa que, nesse caso, o produto não é considerado como explicação determinante da toxicomania, o que constitui um avanço importante no tratamento clínico do problema. Desde as primeiras elaborações analíticas, postula-se, assim, o aspecto de criação da droga por parte do toxicômano. Essa primazia da dimensão da escolha no ato toxicomaníaco constitui um primeiro instrumento conceitual necessário à clínica analítica. A meu ver, essa descentralização do produto como elemento deflagrador da toxicomania já implica, mas de maneira ainda insuficiente, a questão do sujeito. Trata-se, simplesmente, de reconhecer que a droga adquire um estatuto de artefato para o toxicômano – em última análise, é ele quem faz a droga, e não o contrário[1]. Registra-se, portanto, desde essas primeiras formulações, a recusa em se considerar a droga como o elemento de causalidade última da toxicomania.

Com essa convicção, os analistas empenham-se na explicação das causas essenciais da instalação da toxicomania. Suas pesquisas escalonam-se segundo períodos e momentos relativamente distintos. Primeiramente, são iniciativas pioneiras dos alunos de Freud quanto à relação do sujeito com a droga. Consistem, essencialmente, em tratar o produto na sua associação com a sexualidade – como nos casos mais importantes de Karl Abraham e de Sándor Ferenczi. Num segundo tempo, entre os anos 20 e 40, observa-se um vasto florescimento de teorias sobre a toxicomania, que coincide, aliás, com a orientação progressiva rumo à tentativa de se criarem sínteses daquilo que constituirá, daí em diante, uma categoria clínica autônoma.

A desgenitalização da libido sexual

O ponto de partida das primeiras elaborações dos discípulos de Freud sobre a toxicomania constitui uma verdadeira retomada da formulação freudiana da *Unterdrückung* tóxica. De fato, essa retomada implica um outro desenvolvimento teórico, já que a *Unterdrückung* tóxica não atua mais apenas no nível das inibições ou da crítica.

Para Karl Abraham, o álcool chega a suprimir a maioria das sublimações edificadas no decorrer da evolução da vida libidinal do sujeito até a genitalidade. Sua hipótese é a de que "não existe nenhuma [sublimação] que não possa ser prejudicada ou até suprimida por efeito do álcool"[2]. O conceito de sublimação adquire, em tal contexto, um sentido extremamente ampliado, até mesmo generalizado. O termo designa, nesse caso, a edificação de barreiras em razão do recalque, as quais coíbem e transmudam as manifestações perversas da vida sexual precoce. Desse ponto de vista, é a sublimação que impede a fixação da satisfação nos estágios pré-genitais da libido e a orienta para a fase mais desenvolvida do amor genital. Consequentemente, essa renúncia à satisfação pré-genital passa a constituir uma fonte energética disponível para uma utilização não-sexual da libido. Visto que toda a energia sexual pré-genital não pode ser satisfeita, o processo de sublimação torna-se um fator importante das funções sociais. Apoiando-se nos textos de Freud e partindo de sua própria perspectiva evolucionista da libido, calcada na preconização de fases preestabelecidas, Abraham afirma que o fato civilizatório repousa sobre a renúncia pulsional inerente ao processo da sublimação.

O valor patológico do uso da droga estabelece-se, assim, em razão do rompimento dessas sublimações generalizadas, que são concebidas, por isso, como desvios "em direção a objetivos sociais das representações e das emoções sexuais recalcadas"[3]. É justamente o mecanismo sublimatório que abre o acesso à pulsão genital nos dois sexos. Nos termos do próprio autor, "as bebidas alcoólicas agem sobre a pulsão genital, suprimindo obstáculos existentes e aumentando a atividade sexual"[4]. Como se vê, essa construção metapsicológica do uso das drogas visa, em última análise, a acentuar a relação entre a droga e a sexualidade. No entanto, pode-se ressaltar que a quebra das barreiras sublimatórias pelo álcool repercute, sobretudo, como um reforço dos aspectos perversos e pré-genitais da sexualidade, em oposição ao amor heterossexual, "normal" portanto. A concepção abrahamiana da utilização da droga parece fundamentalmente articulada ao processo de desgenitalização da "sexualidade normal", de desgenitalização da libido, que, em tese, deveria estar digida ao parceiro heterossexual. Nesse caso, vale ainda a concepção genético-evolutiva da libido, em que as pulsões parciais, só pouco a pouco, se subordinam ao amor genital, concepção que constitui o pano de fundo dessa nova abordagem do alcoolismo.

Em consequência desse enfraquecimento brusco de toda sublimação provocado pelo álcool, vê-se abrir, no texto de Abraham, um leque de diferentes manifestações da sexualidade pré-genital. Primeiramente, há a emergência do componente homossexual da pulsão sexual, que a educação faz recalcar e sublimar. Se, no homem sadio, o contato terno com outros homens desperta, normalmente, a repulsa, sob o regime da *Unterdrückung* alcoólica, por exemplo, "eles caem nos braços uns dos outros e se beijam", bem como "se sentem ligados por laços particularmente íntimos, comovem-se até as lágrimas e tratam-se por tu com facilidade".[5]

Abraham observa, igualmente, a reativação do binômio voyeurismo/exibicionismo, situação em que o bebedor se despoja do sentimento de vergonha, manifestando sua inclinação para as brincadeiras lúdicas e gestos grosseiramente lúbricos. Do mesmo modo, à falta de sublimação, são as pulsões parciais sadomasoquistas que se manifestam com força, cuja consequência última pode ser a dissolução das barreiras próprias à lei do incesto, como atesta o exemplo das filhas de Ló. Nessa narrativa bíblica, já se podem ler os sinais da supressão alcoólica do interdito do incesto, na medida em que essas mulheres atingem seu objetivo fazendo o pai beber. Nessa passagem do Antigo Testamento, a transgressão da lei do incesto é justificada pelo imperativo da procriação. Entretanto, é evidente que a dimensão do gozo é completamente eliminada do texto bíblico. O ato incestuoso realiza-se como consequência. da embriaguez alcoólica de Ló – as filhas, como representantes do Outro sexo, contornam o interdito, de maneira a tirar proveito dele. Certamente, elas o fazem porque Ló não permitiria nem conseguiria isso, se não estivesse bêbado. "Bebe-se para esquecer", e Ló embriagou-se justamente para esquecer que as jovens eram suas filhas. Nessa perspectiva, a questão de "quem dá de beber a quem", no caso do alcoolismo, pode ser explicada a partir da função paterna. Assim, quando o alcoolista procura, no álcool, alguma coisa que exprima a ausência de alguém, ele visa, na realidade, a embriagar as exigências ideais ligadas ao pai[6].

A lógica da *Unterdrückung* alcoólica só é inteligível, porém, à luz de uma interpretação da relação entre a sexualidade e o álcool, estabelecida a partir de materiais etnológicos. Abraham recorre à análise dos mitos para explicitar as bases da identificação, presente na história, entre o álcool e o aumento do "complexo de virilidade"[7]. Trata-se, para ele, de reconhecer a incidência, nas produções míticas, da afinidade entre a embriaguez e a sexualidade. A seus olhos, a suposição de que a adesão do homem ao álcool se justifica pelo aumento de seu sentimento de potência – já que ele afaga seu complexo de virilidade – tem, pois, uma base histórica comprovada[8].

Na realidade, o campo dessa identificação é particularmente extenso. Por essa ótica, explica-se o interesse de Abraham por todas as narrativas míticas sobre beberagens divinas. Na mitologia indo-europeia ou, mais longe no tempo, nos velhos mitos hindus, as representações vivificantes e entusiasmadoras de beberagens divinas são identificadas como bebidas embriagadoras. O efeito erótico dos filtros do amor, que desempenham um importante papel em certas construções míticas e lendárias, é, também, identificado nas bebidas alcoólicas. O elo entre a embriaguez e a excitação sexual é objeto, portanto, de uma longa reflexão do autor, presente em sua análise do mito da origem da beberagem divina em *Sonho e mito*[9].

Assim, pode-se compreender o cerne da troca epistolar, entre ele e Freud, a respeito da gênese da excitação sexual. Ambos referem-se precisamente ao debate, evocado anteriormente, sobre a hipótese freudiana do substrato material da libido. Em resposta à pergunta de Abraham acerca da origem do Soma, da lenda hindu, Freud apenas confirma, dentro de sua concepção substancialista da libido, a homologia entre a embriaguez e a sexualidade, destacando que "o filtro do Soma contém certamente a intuição mais importante, a saber, que todas as beberagens inebriantes e nossos alcaloides excitantes são apenas o substituto da toxina única da libido, ainda a ser pesquisada e que a embriaguez do amor produz"[10].

Tanto essa transposição da sexualidade para a embriaguez quanto a tese da supressão dos efeitos do recalque pelo álcool não devem, porém, ser tidas como constantes e definitivas. Na realidade, o uso contínuo do álcool apenas diminui a potência sexual. Segundo Freud, a clínica do alcoolista comprova que um grande número de bebedores se torna impotente – o álcool trai-os, afirma a propósito. Somente num primeiro momento, podem confiar ao álcool essa capacidade de aumento de sua potência sexual. Esse momento diz respeito, justamente, a um tempo de identificação, em que Abraham acentua o papel fundamental das representações de conteúdo sexual associadas ao álcool. Num segundo momento, porém, o álcool rouba-lhes as forças, sem que eles se deem conta. Na verdade, "eles não fogem do álcool, eles continuam a identificá-lo com sua sexualidade e o utilizam como seu substituto". Por isso, Abraham estabelece uma analogia entre o alcoolismo e as perversões sexuais, caso em que a excitação sexual, que, normalmente, deve servir de ato preliminar ao ato sexual, toma o lugar deste. Para o autor, o alcoolista não procede de outra forma. Se o álcool produz um efeito de excitante sexual, o bebedor procura essa excitação, "mas se priva assim de sua capacidade de ter uma atividade sexual normal"[11].

Em resumo, a tese abrahamiana do alcoolismo considera o produto como fonte de "prazeres fáceis" e o alcoolista como aquele que "evita a mulher em proveito da droga"[12]. Vê-se, nesse caso, emergir a primeira tentativa de tratar a droga e, consequentemente, o álcool, como objeto parcial. É essa redução da droga a objeto parcial que anima a formulação fundamental de Abraham de que o alcoolismo é um mecanismo de desgenitalização da sexualidade. Sabe-se que, para ele, a noção de objeto parcial se inscreve na concepção evolutiva da libido por estágios, cujo processo de maturação termina na fase do amor genital. Todo o problema dessa concepção reside na sobreposição errônea de duas séries de objetos, que se acham perfeitamente separados na obra de Freud, a saber, a de objetos da pulsão e a de objetos do amor. É exatamente a não-distinção dessas duas séries conceituais que leva ao erro pós-freudiano da dicotomia entre a pulsão parcial e o amor genital. Sem dúvida alguma, toda a dificuldade dos alunos de Freud consiste na sua incapacidade para distinguir estas duas ordens: o objeto da pulsão parcial e o objeto da escolha amorosa. Essa primeira elaboração pós-freudiana é, desde então, a fonte fundamental de inspiração para todas as tentativas posteriores de abordagem analítica do problema da toxicomania.

A droga não é a causa

Na perspectiva de Sándor Ferenczi, a ligação entre o álcool e a sexualidade é confirmada com base na descrição detalhada de um caso de delírio paranoico de ciúme alcoólico. Trata-se, no caso, do ciúme paranoico do marido de uma governanta a serviço desse analista, do qual este era o objeto e que ele explicava pela transferência erotomaníaca efetuada por esse sujeito psicótico para a sua pessoa. Destaca-se o fato de que esse homem, casado duas vezes, só se embriagava nos períodos de vida conjugal, permanecendo sóbrio durante o celibato transitório. Assim como para Abraham, o papel do álcool consiste, para Ferenczi, apenas na "destruição da sublimação, acarretando a revelação da verdadeira estrutura sexual psíquica do indivíduo, ou seja, uma escolha de objeto do mesmo sexo"[13].

Embora esse seja um caso de psicose paranoica, o tratamento da questão do álcool deve ser analisada na perspectiva já discutida de que o produto não constitui a mola causal determinante do alcoolismo. Se o sujeito se entrega à bebida, ele o faz em razão "da oposição insolúvel entre seus desejos heterossexuais conscientes e seus desejos homossexuais inconscientes".[14] O álcool, destruindo a sublimação, leva para a superfície o erotismo homossexual, de que o sujeito não consegue se livrar senão por meio de uma construção delirante paranoica.

Pelo exame desse caso clínico, que resultou na publicação de um artigo, Ferenczi foi levado a se pronunciar sobre o alcoolismo, principalmente em função de uma nota curta, em rodapé, que provocou e irritou profundamente Bleuer, eminente psiquiatra da época. Nessa nota, o autor posiciona-se em relação às práticas higiênicas das instituições médicas antialcoólicas, que, na sua opinião, "tentam esconder o fato de que o alcoolismo é apenas uma das consequências, certamente grave, mas não a causa das neuroses. O alcoolismo do indivíduo, como da sociedade, só pode curar-se pela análise, que descobre e neutraliza as causas que levam a refugiar-se na droga". Apoiando-se em dados estatísticos e epidemiológicos, ele conclui que toda vitória da atividade dos partidários do antialcoolismo só acarreta um progresso aparente da higiene médica. Por isso, não mede palavras para denunciar os "tesouros de energia gastos na luta contra o alcoolismo, luta de muito boa vontade, mas numa ótica errada".[15] Considera, ainda, evidente que o psiquismo, quando privado de álcool, encontra inúmeras vias de fuga em outras formas de neurose.

Na verdade, o que é questionado, nessa polêmica entre o aluno de Freud e o reconhecido psiquiatra, é a causalidade do produto na toxicomania. O próprio Ferenczi lamentará, posteriormente, ter dado uma relativa importância àquilo que, na psicanálise, não tem nenhum valor explicativo, a saber, o método estatístico. Ele alega que Bleuer,[16] na crítica que faz de seu artigo sobre o delírio de ciúme alcoólico, negligencia completamente o essencial de sua argumentação, por causa da introdução dessa discussão sobre os aspectos epidemiológicos do alcoolismo. No entanto, já se assiste a debates atuais que animam as divergências de pontos de vista sobre o alcance real do produto na causalidade da toxicomania.

Indubitavelmente, várias questões impõem-se na clínica quotidiana dos toxicômanos: Qual é a causa que determina a prática da droga? A droga é a causa da toxicomania? Em que o toxicômano se apoia para encontrar, na droga, o meio de afrontar seus sofrimentos? Que relação existe entre a materialidade do produto e seus efeitos? Nesse sentido, é surpreendente constatar o quanto as respostas de Ferenczi são extremamente atuais e podem ser consideradas como a elaboração de uma concepção bastante válida da função da droga na causalidade psíquica das neuroses. Assim, destaca-se, de imediato, a sua recusa de toda resposta que valorize uma relação causal mecânica e linear entre a droga e a toxicomania. Ele sugere que, na psicanálise, não se pode confundir a determinação causal com a determinação puramente fatual e empírica do fenômeno da droga. Nisso, orienta-se pela proposta freudiana, segundo a qual a ordem da causa nunca é homóloga à ordem da determinação do acontecimento, mesmo que ambas sejam consideradas consubstanciais. Vale dizer que, na psicanálise, o fenômeno do consumo das drogas não implica, necessariamente, a existência do toxicômano.

Ferenczi afirma que, no artigo em pauta, sua argumentação se baseia, primeiramente, na importância primordial dos elementos psíquicos identificados na lógica da investigação analítica. Para ele, aquele homossexual latente só começou a beber no momento em que sua constituição sexual, excepcionalmente frágil, se havia esgotado por ocasião de um primeiro e, depois, de um segundo casamento. No entanto, nesses dois momentos, a prática do álcool destruiu suas sublimações e contribuiu para engajar sua libido sexual em construções paranoicas, ao passo que, no período de celibato que separou suas duas uniões, ele não havia bebido nem apresentado sintomas paranoicos. Ferenczi conclui, então, que a causa dos sintomas da embriaguez alcoólica nunca tem sua origem apenas no álcool: "A bebida agia como fator desencadeante, impedindo o recalcamento, mas a causa fundamental dos sintomas devia ser procurada no nível dos desejos profundos que reclamam a satisfação". Além disso, o recurso à droga revela-se, nessas propostas, uma estratégia do sujeito *"de autocura pelo veneno"*. Essa hipótese sugere, pois, um paralelo entre a droga e o medicamento, como atestam os neuróticos, que, arriscando-se a naufragar na intoxicação crônica, empregam a droga conscientemente e com sucesso.[17]

Ferenczi tenta aprofundar, ainda mais, sua ideia sobre a ação deflagradora do álcool, tendo em vista uma formulação de Alfred Gross sobre a relação entre a embriaguez e a mania. Para tanto, parte de uma anotação de Freud sobre esta última, em "Luto e melancolia", retomada, posteriormente, por Gross: "… certos sujeitos, os maníacos, conseguem fazer calar seus complexos de ideias dolorosas e seus afetos penosos sem absorver entorpecentes, através de uma produção endógena de euforia".[18] Essa produção falta ao neurótico, que se esconde na bebida para tentar compensá-la, o que faz supor uma certa analogia entre o álcool e a suposta "substância euforizante". Esse raciocínio leva, por outro lado, ao debate sobre a origem da toxicomania na psicanálise, a saber, a relação analógica entre a toxicomania e a bipolaridade da psicose maníaco-depressiva, em que o estado melancólico sucede à mania. Não se deve, porém, esquecer que a explicação do fenômeno da droga se acha ancorada, para Abraham e Ferenczi, no terreno da relação entre a neurose e a sexualidade. Assim sendo, a partir da percepção dos estados maníaco-depressivos, a linha propriamente dita do neofreudismo na psicanálise se detém sobre esse fenômeno, atribuindo-lhe a dimensão de um quadro clínico autônomo.

Orgasmo farmacotóxico

Considerando-se o conjunto das manifestações clínicas, o empreendimento de Sándor Rado representa um primeiro esforço de síntese da prática das drogas. Como já se observou, com a sua contribuição, a toxicomania ganha o estatuto de categoria clínica particularmente distinta das diferentes estruturas clínicas até então em uso na psicanálise. Para justificar essa especificidade, o autor começa por demonstrar que toda hipótese sobre a toxicomania extraída da teoria biológica da intoxicação é inútil. Faz-se preciso, em consequência, achar um ponto de partida que repouse nos conceitos da própria psicanálise.

Esse ponto de partida consiste nesta afirmação básica sobre o elo de causalidade entre a droga e a toxicomania: "... não é o agente tóxico mas o impulso a se servir dela [droga] que faz de um indivíduo determinado um toxicômano".[19] A toxicomania apresenta-se, então, como uma patologia determinada no psiquismo, mas deflagrada artificialmente. A existência de uma relação com a droga é, pois, uma condição necessária, mas não suficiente, já que, na origem de toda toxicomania, agem fatores psíquicos particulares. Toda a importância deve ser dada à unicidade e à preponderância do impulso, apesar da diversidade das drogas. Enfim, para coroar esse esforço de criação de uma teoria geral da toxicomania, Rado propõe o termo *Pharmacothymia*, com que procura destacar o caráter artificial das drogas para o toxicômano e, ao mesmo tempo, as repercussões de uma alteração na esfera da vontade, do impulso e do humor. Sem dúvida alguma, o propósito de generalização revela-se um *parti pris* ainda mais claro na abstração conceitual da *Pharmacothymia* do que no tratamento da entidade do alcoolista, estudado por Abraham e Ferenczi.

A formulação dessa "psicopatologia geral", nos termos de Rado, implica, sobretudo, a adoção e a radicalização de uma maior intuição clínica dos alunos de Freud sobre o alcoolismo, a qual consiste em procurar uma correspondência entre as manifestações clínicas e os distúrbios do desenvolvimento libidinal. A toxicomania inaugura-se, portanto, sob a égide de uma patologia da regressão libidinal, em que sobressaem não só a importância etiológica do erotismo oral, mas também sua relação estreita com a homossexualidade. Essa lógica dos fatores que predispõem à intoxicação deve remontar, até bem longe, no passado, tentando fazer coincidir o campo dos fenômenos clínicos com os estágios pré-genitais da libido.

No início, toda a atenção do clínico dirige-se para o problema do erotismo oral, cuja dimensão etiológica no alcoolismo foi, acidentalmente, confirmada por Freud, em *Três ensaios sobre a teoria da sexualidade*.[20] A descoberta surpreendente, segundo Rado, repousa sobre o fato de que as repercussões psíquicas do erotismo oral se comprovam, igualmente, nos casos em que as drogas não são administradas pela boca. Para ele, só "elos misteriosos" entre a zona oral e a intoxicação podem explicar o impulso imperioso do toxicômano para a droga, elos que existem mesmo quando outras zonas erógenas substituem a zona oral, ou quando a intoxicação se torna totalmente independente das zonas erógenas.[21]

A fim de conseguir descobrir esses elos, ele pressupõe que, no erotismo oral, o processo de excitação não se restringe à região da boca como "fonte somática". Sua hipótese repousa na suposição da "sobrevivência no adulto de uma função psicofisiológica primária", que não pode ser designada senão pela noção de orgasmo alimentar *(alimentary orgasm)*. O objetivo de seu primeiro trabalho consiste, pois, em mostrar, empiricamente, por meio do material clínico, a significação do modo de satisfação orgástica oral no toxicômano. A importância dessa descoberta pode mesmo ser medida pelo valor de protótipo da relação da criança com o seio da mãe, que culmina no orgasmo alimentar. Assim, antes que o processo somático, em que se baseia o orgasmo, tome lugar no corpo, o interesse da criança é completamente deslocado para a zona oral, cuja excitação, como um prazer preliminar, constitui apenas o começo do período de prazer. O caráter marcado do erotismo oral na criança deve-se relacionar, porém, com essa construção do orgasmo alimentar. Trata-se de uma "experiência que fica gravada no inconsciente" e, por essa razão, o estímulo da zona oral está em condições de reproduzir esse "prazer misterioso".[22]

É evidente que essa teoria do orgasmo alimentar apenas prepara a entrada da toxicomania no quadro da concepção biológica da regressão libidinal. Em geral, a gênese do complexo de fantasias genitais, e, consequentemente, da satisfação sexual, acha-se associada a esse orgasmo alimentar, em que se encontra o "núcleo em torno do qual estão agrupadas fantasias genitais que entram no âmbito das teorias sexuais infantis". No entanto, os desenvolvimentos posteriores desse modo de orgasmo exercem uma grande influência na evolução sexual do sujeito e, particularmente, no processo de fixação da libido, que se desenvolve na origem dos distúrbios psíquicos, dos quais a anorexia e a toxicomania são apenas exemplos. Contudo não é somente seu papel na concepção regressiva da libido que pretendo assinalar. Ressalto, igualmente, a ideia, muito presente em Rado, de que o orgasmo alimentar obedece a um processo psicopatológico, semelhante ao da digestão, tendo como correlato a produção de substâncias bioquímicas que explicam a satisfação libidinal. Esse tipo de orgasmo aparece na vida psíquica apoiado no "processo bioquímico da digestão e da absorção".[23] Em última análise, o orgasmo alimentar constitui um fenômeno endotóxico, comparável à hipótese substancialista da libido em Freud, mas, nesse caso, estreitamente ligado ao processo somático da nutrição. Comprova-se, assim, como a biologia se introduz na teorização, apesar da declaração de princípio liminar contra toda aplicação dos dados biológicos da intoxicação na explicação da toxicomania.

Tendo em vista a construção, sugerida por Freud, relativa à química produtora das substâncias sexuais, Rado radicaliza-a até propor uma atividade orgástica genital calcada na função de nutrição. E, nisso, representa apenas um exemplo do uso extremamente particular desse elemento substancialista na toxicidade inerente à libido.[24] No entanto, para Freud, como se viu anteriormente, a existência de substâncias produtoras da sexualidade permanece presa a uma hipótese não ainda ratificada pela ciência. Sua concepção tóxica da libido deriva, portanto, de uma suposição que se estrutura no seu ideal de conjunção entre a ciência e a psicanálise.

Em Rado, ao contrário, depara-se uma construção que suprime o componente conjectural da argumentação freudiana da libido. Ele supõe que, quando descobriu o orgasmo farmacotóxico, o homem enganou a biologia:[25] isolou o fenômeno sexual tóxico que acompanha a nutrição e seus outros componentes e deu-lhe um estatuto independente. Para Rado, essa descoberta não é recente; sem dúvida, qualquer ancestral do homem teria podido descobri-la a partir de uma planta que produzisse uma substância tóxica.[26] E acrescenta que "talvez tenhamos bem mais tarde um orgasmo genital verdadeiro criado por meios puramente farmacotóxicos".[27]

Essa assimilação maciça do fator biológico na concepção do desenvolvimento libidinal não impede, porém, que Rado possa, um pouco mais tarde, tornar relativa a presença desse fator nas suas elaborações sobre a toxicomania. Alguns anos depois, propõe o que ele chama de "efeito prazer farmacogênico", um efeito concebido como uma resposta às exigências do princípio do prazer. Chega até a acentuar o "caráter caprichoso" desse tipo de prazer, visto que subverte, justamente, a maior parte dos preceitos do trabalho experimental, próprio da pesquisa farmacológica com as drogas. O efeito prazer farmacogênico define-se, para cada sujeito, segundo uma "equação tóxica" [*toxic equation*],[28] que lhe é específica. Na realidade, a explicação desse modo artificial de prazer fica ao abrigo do saber farmacológico sobre a natureza das drogas, em relação à sua composição, seus princípios ativos, seus modos de administração e outros fatores. Apesar das interferências de cunho biologizante da sua construção, o autor é, finalmente, levado a admitir que o efeito tóxico esperado do agente tóxico depende essencialmente da dimensão psíquica particular que cada indivíduo manifesta com relação ao princípio de prazer.

A partir daí, Rado questiona as razões que levam o sujeito a achar, nesse efeito prazer farmacogênico, uma saída sólida para sua vida libidinal. Nesse momento, ele é levado a destacar um outro fator etiológico da *pharmacotimia*, a saber, a homossexualidade latente. Sua explicação sobre esse ponto coincide, pois, com a tese de Abraham relativa à presença do fator homossexual na etiologia da toxicomania. Contudo, suas ideias tornam-se muito mais elaboradas do que se poderia pensar. Trata-se, na verdade, de uma teorização que assume uma conotação razoavelmente esquemática, em que os ditos estágios maníaco-depressivos servem de pano de fundo geral.

Desde então, a *pharmacothymia* é descrita como um processo cíclico, cuja regularidade comprova que o Eu mantém sua estima de si por meio de uma técnica puramente artificial. Essa nova etapa implica uma modificação completa de seu funcionamento psíquico, expresso na ideia da criação de um "aparelho de prazer auto-erótico".[29] A devastação promovida pela libido do isso indica bem a passagem do eu daquilo que Rado chama de "regime de realidade" [*realistic regime*] para o "regime farmacotímico" [*pharmacothymic regime*].[30] Em outros termos, a *pharmacothymia* constitui uma desordem do tipo narcísico e, consequentemente, a destruição, por meios artificiais, de uma suposta organização natural do eu.

De fato, o regime farmacotímico de satisfação é procurado e alcançado somente por uma categoria de seres humanos que reage às frustrações da vida pela "depressão ansiosa", como a designa Rado.[31] A riqueza das descrições metapsicológicas de Freud referentes à melancolia acaba sendo anulada em função de considerações de natureza puramente psicológica, marcadas, no seu conjunto, pela noção de depressão. A chamada "depressão ansiosa" caracteriza-se por tensões psicólogicas próprias aos estados de grande ansiedade dolorosa e, correlativamente, por um grau elevado de intolerância à dor. O papel primordial da depressão é, nessas circunstâncias, o de sensibilizar o doente para o efeito prazer farmacogênico: "Nesse momento, como vindo do céu, chega o efeito prazer farmacogênico, ou melhor, o que é importante é que ele não vem do céu, mas é provocado pelo próprio eu. O movimento mágico da mão traz uma substância mágica... e vejam: a dor e o sofrimento são exorcizados, o sentimento da miséria desaparece e o corpo se vê inundado por ondas de prazer".[32] Em outros termos, o eu encontra, então, novamente, toda sua dimensão auto-erótica, num momento eufórico que lembra suas origens no orgasmo alimentar.

Com a hipótese da circularidade dos "estados maníaco-depressivos", Rado comprova que a insuficiência da solução farmacotímica para o sujeito não poderia, de forma alguma, tardar em aparecer. A lógica do processo cíclico da depressão e da euforia perde, aos poucos, sua regularidade e o que se instala, finalmente, é a depressão. Assim, a euforia farmacotímica torna-se cada vez mais incerta e ameaça não mais reproduzir-se.

Tendo chegado a esse estágio, Rado propõe-se descrever em detalhe toda a fenomenologia desse declínio. Primeiramente, "o fenômeno da dependência intensifica a fase de depressão, na medida em que ele acrescenta à angústia a dor da decepção ao mesmo tempo que emerge um temor novo." Instala-se, nos farmacotímicos "a tentativa de compensar a diminuição do efeito de prazer farmacogênico pelo aumento da droga". Essa busca ansiosa de drogas exigidas pelo aumento progressivo das doses implica uma mudança radical no estilo de vida do sujeito, caracterizado como "um processo de desintegração moral sem equivalente" na clínica analítica.[33]

A modificação capital para a investigação analítica é a que se refere à vida sexual do toxicômano. Rado afirma, de maneira bastante explícita, que o prazer farmacotímico, que acaba, gradualmente, por constituir o objetivo sexual do paciente, substitui o prazer genital com certa facilidade. Se, no início, se constata um aumento transitório da libido genital, em seguida, efetua-se um desligamento da atividade sexual: "O que é imediatamente evidente é que a satisfação farmacotímica do prazer está na origem de uma organização sexual artificial que é auto--erótica e tem como modelo a masturbação infantil". Assim, "objetos de amor não são mais necessários, mas são conservados provisoriamente em forma de fantasias". Concebe-se, enfim, uma "nova genitalidade" [new genital],[34] em que o processo do prazer farmacogênico vem substituir a realização do ato sexual: "O aparelho genital, com suas ramificações auxiliares estendidas às zonas erógenas, deixa de ser utilizado e é vítima de uma atrofia de caráter psicológico, devido à falta de uso." De fato, a preponderância gradual do prazer farmacotóxico sobre a sexualidade tem a amplitude de um "metaerotismo" [meta-erotism], no qual a intoxicação se torna, ela própria, um objetivo sexual.[35]

Nesse retraimento da atividade sexual, próprio do toxicômano, o Eu faz surgir um perigo pulsional, de cuja gravidade o sujeito não suspeita. Ele entrega-se a esse gozo pulsional que representa o masoquismo e que, segundo o ponto de vista econômico de Freud, aparece sob a égide da pulsão de morte. Rado insiste sobre o masoquismo, que, para ele, desempenha um papel importante nas modificações mais marcantes da toxicomania. A esse propósito afirma que *"o eu teve oportunidade de sentir o poder misterioso dessa pulsão no decorrer da depressão inicial"* [*primal depression*];³⁶ é por medo dela, portanto, que o Eu se refugia no regime farmacotímico de satisfação. Nesse caso, ele só pode defender-se com sucesso contra as drogas de auto-agressão masoquista, aumentando vigorosamente sua vitalidade e fortificando seu narcisismo. O que o regime farmacotímico traz ao Eu é, sobretudo, a inflação sem valor de seu narcisismo enganador. É isso, porém, que impede a tomada de consciência da autodestruição, pois a elação reativa do narcisismo traz, como consequência, a crença na invulnerabilidade e na imortalidade do eu. No entanto, esse jogo de sobrecarga incessante desemboca, um dia, na falência do efeito eufórico, esgotado pela amplitude da depressão; dá-se, então, a "crise farmacotímica", da qual o sujeito não pode sair senão pela fuga num intervalo livre, no suicídio e na psicose.³⁷

Dessa formulação inicial da *pharmacothymia* como um distúrbio narcísico, provocado por uma ruptura da organização natural do eu, Rado passa para o desenvolvimento do que ele chama de "evolução de base" ou "evolução típica do regime farmacotímico do eu. Para começar, a fuga no intervalo livre é a cura de desintoxicação exigida para fins de reparação do valor perdido da droga: "Nos raros exemplos em que o paciente deseja realmente ficar livre de sua *pharmacothymia*, como podemos observar, de vez em quando, na nossa prática analítica, ele dá muita importância à realização por ele próprio de seu projeto, e não lhe vem à mente procurar ajuda de alguém".³⁸ A busca atormentada do desmame pelo toxicômano explica-se, então, por meio da invasão pelo masoquismo de um eu privado de sua euforia defensiva.

A respeito do suicídio toxicômano, Rado considera que ele constitui uma "obra do masoquismo autodestruidor", mas sob forma narcísica – o sujeito "não se mata, ele crê na sua própria imortalidade". Uma vez deflagrado o demônio do narcisismo infantil, ele pode enviar o eu para a morte. Ademais, o autor admite que os episódios psicóticos da *pharmacothymia* são mais frequentes no alcoolismo que na toxicomania. Neste último caso, os fenômenos psicóticos devem-se ao fato de que o eu narcísico se opõe ao "prazer na dor", induzido pelo masoquismo, exteriorizando-o na forma de delírios masoquistas aterrorizantes ou, até, de automutilações, visando ao órgão genital.

Uma exploração tão cuidadosa do fator masoquista na toxicomania parece puro pretexto para valorizar a tese de Abraham sobre o elemento etiológico da homossexualidade no alcoolismo. O álcool aparece, nesse contexto, como um instrumento de desvio do amor genital, o objeto de apego que desvia profundamente o sujeito da mulher. Conservando a perspectiva homossexualista, a novidade da elaboração de Rado, em relação à de Abraham, consiste na presença do masoquismo na toxicomania. O regime farmacotímico "expulsou o erotismo de suas posições ativas e, a partir daí, como reação, encorajou o masoquismo". O erotismo genital recua e pode estabelecer um compromisso com o masoquismo, compromisso que combina o prazer sem dor e o comportamento passivo. O resultado dessa combinação, no homem, é a escolha de "um objeto homossexual".[39]

A aplicação dessa lógica de derivação da homossexualidade a partir do masoquismo para descrever os fenômenos clínicos da toxicomania revela-se puramente analógica. A prolixidade do raciocínio de Rado não é suficiente para consolidar a força explicativa desse fator homossexual. Tanto é que aquilo que prevalece como o argumento mais forte nessa concepção da toxicomania é, ainda, o "enfraquecimento da masculinidade genital".[40] Ou seja, mais do que a homossexualidade, é o ataque da genitalidade que constitui o móbil dessa deriva da libido rumo à *pharmacothymia*.

O supereu solúvel no álcool

A contribuição de Ernest Simmel para o estudo da toxicomania e do alcoolismo pode resumir-se na sua célebre fórmula, proposta em 1927: "O supereu alcoólico é solúvel no álcool". Convém considerar que essa formulação tem origem, sobretudo, em uma larga experiência nessa área, já que, durante longos anos, perto de Berlim, a clínica Tegel, que ele dirigia, se tinha dedicado ao acolhimento dos toxicômanos e, mais particularmente, dos alcoolistas. Ernest Jones observa que Freud atribuirá um interesse especial a essa iniciativa analítica à disposição dos toxicômanos e alcoolistas que necessitavam de internamento em hospital. Aliás, "quando ele necessitou ir a Berlim, consultar um cirurgião, instalou-se várias vezes em Tegel".[41] Esse interesse manifestou-se nas várias tentativas em que se empenhou para manter viva essa experiência pioneira. No entanto, em 1931, "tendo fracassado todos os esforços para salvar a clínica de Tegel da falência, decidiu-se pelo seu fechamento, para grande pesar de Freud".[42] Pouco tempo depois do fracasso dessa experiência e, em parte, em razão dos acontecimentos políticos que atingiram a Alemanha, seu fundador teve que emigrar para a Suíça e, em seguida, para Los Angeles, nos Estados Unidos, onde, depois de ter criado uma Sociedade e um Instituto, morreu em 1947.

Nessa época, Simmel compartilhava as principais concepções do meio analítico sobre a toxicomania. Decididamente inserido no horizonte clínico das relações de objeto, desde os primeiros passos destas, atribui papel preponderante à regressão da libido e às posições prégenitais na etiologia da toxicomania, enquanto a considera como um distúrbio típico do narcisismo. Nessa perspectiva, os toxicômanos sofrem de neurose narcísica, que deve ser distinguida da "verdadeira psicose" [*true psychosis*], justamente na medida em que ela mantém laços efetivos com os mecanismos obsessivos.[43] Como na visão de Rado, trata-se de uma manifestação exemplar do estado maníaco-depressivo. Ressalto, porém, um aspecto inovador: a ideia de que o sujeito que adere ao consumo excessivo de álcool, quase sempre, carrega consigo as consequências devastadoras de um supereu severo e exigente.

Essa ênfase especial atribuída à função do supereu no alcoolismo é concebida em função dos mecanismos obsessivos, que constituem, para o autor, um meio eficaz de lutar contra a emergência da doença maníaco-depressiva. Ele associa, por exemplo, o alcoolismo ao ritual obsessivo e à masturbação e postula que o desejo de se drogar, muitas vezes, só reproduz o conflito ligado à masturbação, como ocorre na neurose obsessiva. O início da doença manifesta-se, frequentemente, sob a forma de uma neurose dominada por esses mecanismos obsessivos provenientes do supereu. Entretanto, uma vez instalada a prática crônica da intoxicação, o alcoolista torna-se, gradualmente, um melancólico. Assim, nos chamados estados depressivos, associados ao alcoolismo, as pulsões agressivas e destrutivas voltam-se para o eu. Em tais formulações, notam-se, desde então, os rudimentos de uma abordagem determinada pela perspectiva genética, que se caracteriza pela ausência de todo enfoque estrutural do fenômeno clínico do ato toxicomaníaco. Nessa visão genética, a toxicomania constitui, portanto, um bom exemplo da livre passagem do estado neurótico para o estado de melancolia.[44]

Os sentimentos de culpa e de desespero próprios do melancólico e que, diz Simmel, atormentam também os alcoolistas quando estão sóbrios podem cessar, em parte, sob efeito do álcool. Na verdade, considera-se que, no alcoolismo crônico, a ação desses mecanismos próprios do supereu está ligada, antes de tudo, à conjuntura melancólica que precede a mania alcoólica. Desse ponto de vista, um progresso significativo produz-se na análise do alcoolista, no momento em que a reação maníaca, resultante do consumo de álcool, começa a falhar e é substituída por sentimentos de infelicidade, depressão e até culpa. É verdade que isso não deixa de acarretar riscos consideráveis, devido às pulsões assassinas e à necessidade de punição proveniente do supereu alcoólico. O trabalho clínico com tais pacientes faz-se pelo "caminho da correção" [*way of correction*] da força da recusa do amor genital, trabalho efetuado a partir da "reconstituição" das severas exigências "de seu supereu alcoólico" [*reconstitution of his alcoholic super-ego*].[45]

Em suma, o processo de alívio da dor melancólica resulta de sua ação sobre o funcionamento do supereu característico dos deprimidos. Nesse sentido, Simmel volta sempre à proposta de Rado – a da toxicomania a serviço de uma defesa contra a melancolia. Dessa forma, depara-se com uma mania artificial, que, contrariamente à mania espontânea, é progressiva e não ajuda o doente a encontrar o caminho dos objetos. Na origem, a droga protege o eu em seu conflito com o isso, com a realidade e, sobretudo, contra o sentimento de culpa. Porém, depois da instauração do processo alcoólico propriamente dito, o álcool toma o lugar de todos os outros objetos contra os quais a agressividade era, anteriormente, dirigida. A partir daí, o eu começa a sofrer os efeitos de sua desintegração, em virtude da ação destrutiva do supereu.[46]

Nessa atribulada reviravolta no papel do álcool, agora voltado para o indivíduo, Simmel mostra-se bastante atento à simbologia que assume a droga. Considerando sua experiência, parece-lhe que, no decorrer do tratamento, a droga é, muitas vezes, identificada com a urina e as fezes e relacionada com uma compulsão para beber algo de nojento. Por outro lado, a garrafa ou a seringa podem representar o falo, que, nas camadas mais profundas do material fantasista, substitui o seio materno, ao qual o toxicômano deseja unir-se.[47] A mãe encarna, nesse caso, o supereu precoce do toxicômano. Esse supereu, ao mesmo tempo sedutor e fácil de seduzir, explica, na sua construção, as razões pelas quais, nos alcoolistas, ele se deixa facilmente corromper pelo isso.

O grau de morbidez do eu determina se o álcool é útil e pode ajudar o doente a adaptar-se à realidade exterior, ou se ele próprio está condenado a desintegrar-se progressivamente e a "perder o controle do supereu, no conflito entre os desejos pulsionais infantis e as exigências da realidade".[48] O alcoolista crônico é o indivíduo cujo eu regride, voltando, aquém da fase fálica, à fase oral ou anal. Para Simmel, nessa estratégia estritamente defensiva, o sujeito pode provar a euforia alcoólica como uma sexualidade desgenitalizada. Na perspectiva das contribuições pós-freudianas, o álcool opera, na regressão, a desgenitalizacão do prazer sexual, transformando em sensações agradáveis as experiências dolorosas originárias da masturbação infantil. Assim, diante do ódio ao infortúnio que vem pôr fim às suas sensações agradáveis, o sujeito acha, então, uma maneira de satisfazer seu prazer na forma substitutiva do estado farmacotóxico, prazer essencialmente baseado na tendência dos alcoolistas a devorar seus objetos.[49] A própria bebida torna-se cambiável com o objeto odiado, ao passo que o alcoolista abandona, progressivamente, todo elo com os objetos reais. Verifica-se, sem dúvida, nessa consideração, uma tentativa de acompanhar a intuição clínica de Freud sobre a relação entre o alcoolista e o vinho, situada na ordem de um casamento feliz. À luz da teoria das relações de objeto, a questão, para Simmel, consiste em acentuar o investimento maciço em um objeto substitutivo, que rompe, por isso mesmo, a série infinita de objetos substitutivos percorrida pelos homens em geral.

Apesar da retomada da tese, já clássica na época, que tende a considerar aquele que sofre os danos do alcoolismo como um melancólico, convém valorizar, nessa contribuição, a ideia de que o veneno é utilizado para embriagar seu guardião, o supereu. Se, para o observador exterior, o alcoolista permanece num estado maníaco, durante o tempo que ele se entrega à bebida, isso ocorre porque seu supereu foi "paralisado temporariamente por uma toxina" [*super-ego paralysed temporaly by a toxin*].⁵⁰

A suposição de que as exigências ferozes do supereu podem ser atenuadas pela prática da embriaguez alcoólica parece abrir um caminho fecundo para a abordagem analítica da droga. Nesse ponto, não se pode ignorar a tese freudiana de que o supereu é um herdeiro do complexo de Édipo: ele guarda, enquanto tal, as marcas, as insígnias do que é o pai para o sujeito. É exatamente a herança dessas insígnias que dão magnitude e coloração à sua submissão à lei do supereu, lei pela qual o sujeito pauta sua existência e, sobretudo, sua condição moral. É óbvio que essa via de indagação leva obrigatoriamente à questão da relação entre a droga e a função paterna. Assim, o recurso à embriaguez deve ser considerado como um meio não de se subtrair aos efeitos da lei do pai, mas de restringir as consequências subjetivas e devastadoras dessa submissão.⁵¹

Seguindo o fio desse raciocínio, chega-se à narrativa bíblica das filhas de Ló, evocado anteriormente, em que beber significa, de certa maneira, fazer o pai beber. E é preciso fazê-lo, porque o pai está na origem das formas variadas do sentimento de culpa em relação a ele. Nesse sentido, pode-se entender que a ambição da fórmula de Simmel constitui uma tentativa de avançar um passo nas elaborações anteriores sobre a função econômica da droga. Para ele, o fator econômico de enfraquecimento das forças de inibição torna-se, antes, um apaziguamento do sentimento de culpa.

Já se acentuou, ao longo deste trabalho, que o próprio Freud formulou uma concepção bastante precisa desse componente econômico da droga. Referindo-se explicitamente ao álcool, ele fala de um enfraquecimento do dispêndio de energia efetuado em função do recalque [*Verdrängung*]. Essa passagem por baixo do material recalcado, próprio à *Unterdrückung* tóxica, opera a redução das "forças inibidoras, entre elas a razão crítica e, assim, ele [o humor alegre] torna de novo acessíveis fontes de prazer sobre as quais pesava a supressão" [*die Unterdrückung*].⁵² A exemplo do que se produz com o chiste, o álcool permite uma espécie de economia do dispêndio psíquico em função de um alívio das opressões exercidas pela razão crítica sobre o *nonsense*. Trata-se, justamente, de uma supressão momentânea da inibição, graças ao despojamento daquilo que, na palavra, faz sentido, sentido comum. Portanto, se o trabalho da *Verdrängung*, que se realiza entre o sujeito e sua palavra, procura evitar o encontro deste com o *nonsense*, a *Unterdrückung*, ao contrário, libera o acesso a esse encontro e, daí, ao prazer do *nonsense* [*Lust am Unsinn*].⁵³ Tal encontro com o *nonsense* constitui, no caso, a própria definição desse método linguageiro de alívio, pelo álcool, das forças da inibição.

É verdade que, nesse ponto da elaboração de Freud, se podem considerar essas opressões da razão crítica sobre a ordem do sentido como uma incidência embrionária do supereu. Lacan também levou em conta a questão freudiana do humor, como o exemplo do "trânsfuga no cômico da própria função do supereu".⁵⁴ De fato, o supereu sempre foi considerado como lei desprovida de sentido, que, entretanto, só se sustenta a partir da linguagem. Por um lado, ele mantém um elo íntimo com a lei, mas, por outro, constitui uma lei insensata que implica até o desconhecimento da própria lei. Há, então, dois tipos diferentes de manifestação do caráter imperativo do supereu. No primeiro, a dimensão imperativa é, habitualmente, confundida com a censura e o interdito. No entanto, como instância de lei insensata, o imperativo do supereu equivale a um mandamento, a uma espécie de exortação. Nessa manifestação peremptória do supereu, o apelo da voz da gula ordena ao sujeito alcoolista: "Beba!"

É somente a vertente simbólica do supereu que autoriza manter-se a tese do alívio de sua ação imperstiva e categórica para o alcoólico. Assim, a fórmula de Simmel enraiza-se numa concepção dos instintos do supereu reduzidos à sua função de censura e negligencia as últimas elaborações de Freud, em que este não é um princípio de limitação, mas um princípio de excesso, de exortação que se faz valer nas exigências urgentes da pulsão de morte.

Portanto, se se considera a relação entre o álcool e o supereu sob a ótica de uma instância imperativa, que, igualmente, mantém intensos laços com o real, a tese de Simmel revela-se mais complexa do que ele próprio poderia supor. A ideia de que as forças derivadas desta instância podem ser levadas até a dissolução por meio do uso do álcool parece, com efeito, muito discutível. Em uma breve observação, algum tempo depois da fórmula de Simmel, Freud esboça uma resposta implícita e implacável a essa questão. Para ele, até na renúncia do alcoolista a beber, a instância imperativa do supereu continua a manifestar-se de modo insistente e irresistível. Em outras palavras, "há muitos tipos de determinações e apenas uma variedade na qual se pode confiar: a que busca sua força num poderoso fluxo de libido. A determinação que vem do supereu é muitas vezes tão impotente quanto a do beberrão inveterado que promete renunciar à bebida".[55]

Essa sobreposição do supereu à figura do beberrão, longe de ser uma analogia, constitui uma apreensão clínica de sua natureza fundamentalmente paradoxal. O aspecto remarcável daquilo que se considera uma resposta produz-se com base na denúncia da aparente solução do álcool para domar a ferocidade do superego. Em outros termos, Freud extrai o reforço dessas tendências do supereu do próprio contexto de renúncia à bebida alcoólica. Isso explica por que, de fato, tanto o ato de beber como a recusa de beber repousam numa poderosa corrente libidinal. Para ele, o próprio sujeito que decide rejeitar a bebida não faz senão acentuar, com mais força, o que o leva a beber. Em última análise, os dois procedimentos são determinados diretamente pela corrente libidinal, sobre a qual age o supereu.

Nessa perspectiva, a posição subjetiva do bebedor crônico é a de uma submissão profunda a um apelo, de uma obediência cega a uma ordem, de que resulta a injunção imperativa do "Beba!".[56] Esse método de alívio não é, em si, um gozo; ele consiste, antes, em conformar-se às ordens de um imperativo de gozo. A prática das drogas permite, assim, uma espécie de contestação da tirania de que se nutre – para o alcoolista, simbolicamente, a figura do pai. Essa contestação faz-se, sobretudo, com o uso do corpo, produzindo uma espécie de significação dirigida ao pai da lei. Efetivamente, esse uso do corpo como produtor de significação diante do pai guarda todo o seu valor no caso da embriaguez toxicomaníaca, no contexto moderno de declínio da função paterna.

Justaposição kleiniana da toxicomania à perversão

Não se deve duvidar de que a proposição clínica mais destacada dos pós-freudianos em matéria de toxicomania é a de Edward Glover. Ela compreende dois momentos distintos. Nos seus primeiros trabalhos, impõe-se a concepção regressiva da libido, orientada pelas produções teóricas dos vienenses sobre o narcisismo primário. O que importa é dar a mesma importância à fixação pré-genital, própria ao estágio oral e, mais exatamente, ao estágio sádico-oral.[57] Em razão de uma excessiva frustração vivida durante a fase oral, o alcoolista vê todas as suas relações objetais futuras tomarem a coloração da ambivalência oral. Segundo Glover, a forte tendência do alcoolista a fixar-se na fase sádico-oral constitui o fator de desaceleração de seu desenvolvimento.

Mesmo se o sujeito chega a superar todas as fases para, enfim, chegar à fase genital, "o apogeu incestuoso da sexualidade infantil naufraga na angústia da castração; a tendência à regressão está totalmente instalada. O terreno está assim preparado para os desvios da pulsão sexual na vida adulta".[58] É a partir desse ponto que Glover defende o que parece novo em relação às contribuições precedentes: o processo de substituição da sexualidade pelas condutas alcoólicas, que se encontra, igualmente, em outras formações, é concebido como uma espécie de pseudoperversão. Não se trata da simples ação do álcool fazendo aflorar tendências sexuais perversas, como propõe Abraham. O uso do álcool pode, ele mesmo, funcionar como um substituto da sexualidade [*surrogate of sexuality*]. O álcool deve quase toda sua atração ao fato de que é, antes de tudo, bem apropriado para vencer a angústia de castração, embora, a longo prazo, destrua seu próprio objetivo, acarretando ao sujeito a impotência e a morte. Essa primeira alusão à perversão justifica-se, na visão do autor, porque o alcoolismo se apresenta como método de curto-circuito da sexualidade [*a method of short-circuiting sexuality*], método que, ao mesmo tempo, relaxa a pressão do recalque e invalida o processo da sublimação.[58]

Alguns anos mais tarde, intervém a inovação fundamental da teorização de Glover, em que a perversão constitui o horizonte explicativo fundamental da toxicomania. De início, ele insiste, com uma certa veemência, no fato de que o monopólio da concepção regressiva da libido, na abordagem analítica dos fatores constitutivos da toxicomania, já mostrara sua deficiência explicativa. Ou seja, a etiologia libidinal da toxicomania, comportando regressão à oralidade e à homossexualidade, não podia mais ser defendida da mesma maneira. Todas as tentativas para valorizar a noção de fixação oral haviam-se mostrado vagas demais. Por outro lado, Glover recusa as teorizações de Rado e de Simmel sobre a organização polimorfa e precoce do eu, que pressupunha o uso da noção de narcisismo primário. Ao contrário das teses centradas na organização narcísica, ele propõe, então, uma teorização da toxicomania circunscrita às relações de objeto, tomadas como anteriores ao complexo de Édipo, mais arcaicas e até mais determinantes.

Esse segundo período da elaboração teórica de Glover desenvolve-se sob a inspiração da guinada operada pela escola kleiniana na doutrina analítica, em relação ao valor atribuído aos estados pré-edipianos, em que se inclui a dominação da pulsão de morte sobre a libido.[60] Nesse sentido, ele tenta retificar a incidência marcante, nas primeiras formulações analíticas sobre a toxicomania, da perspectiva genético-evolucionista, baseada na ideia de fases. Sem dúvida alguma, a compreensão kleiniana da libido sexual não se confunde com a proposta clássica de Abraham da série das fases libidinais. Com Melanie Klein, essas fases acham-se subvertidas, tanto em seu encadeamento recíproco quanto em seu escalonamento diacrônico.

Em oposição a toda tendência regressiva da libido na abordagem da toxicomania, Glover insiste sobre os aspectos reativo e defensivo da prática das drogas. Ele examina, pois, a possibilidade de estabelecer um mecanismo "etiológico específico da toxicomania" e propõe a hipótese de que essa reação representa uma transição entre a fase de desenvolvimento psíquico mais primitivo e a fase neurótica posterior. É espantoso notar os impasses de Glover quando a questão consiste em situar a toxicomania e, principalmente, a perversão em seu sistema psicopatológico complexo. Primeiramente, ele esboça, à sua maneira, uma construção teórica com base num traço de perversão, supondo que tanto a toxicomania quanto a perversão coexistem "em associação, seja com um eu completamente normal, seja com formas de psicose bem definidas".[61] Progressivamente, porém, a toxicomania passa a ser concebida como uma variante privilegiada dos estados limítrofes, designados pelo autor como o grupo dos "estados transicionais".

A propósito, ressalte-se que, do encontro da toxicomania com a psicanálise, deriva, também, esse elemento de degradação da teoria analítica, a saber, a ideia de um estado limítrofe entre a neurose e a psicose. Vê-se que, dessa forma, a toxicomania contribuiu muito para as descrições e conceitualizações psicanalíticas dos chamados estados limítrofes, embora, como se verá, Glover tenha preferido manter a designação de "estados transicionais".[62] A partir de um sistema classificatório complexo, ele propõe a redução "do abismo entre psicose e neurose, intercalando não as psicoses limítrofes, mas estados transicionais como a toxicomania."[63]

Esse sistema constitui uma tentativa de ordenar, em séries de desenvolvimentos, as estruturas clínicas freudianas, segundo, respectivamente, os mecanismos primários de introjeção e de projeção. Nas séries paralelas, situam-se os chamados estados transicionais, que se impõem na ótica kleiniana das posições e implicam a neutralização de toda referência ao conceito de estrutura. No caso, não se trata mais da acepção tradicional das noções de fase ou de estágio, com a cronologia que lhes é habitualmente associada. O que convém reter da noção de posição é a maneira singular como se articulam seus elementos constitutivos, a saber, o tipo de angústia; o tipo de relações objetais; a estrutura do eu; e as defesas específicas adotadas contra as diferentes formas de angústia e de relações objetais. Constitui-se, assim, uma organização sincrônica de elementos, que não depende de fatores relacionados com a temporalidade diacrônica dos acontecimentos. É essa combinatória de elementos que determina as características específicas da fantasia do sujeito.[64]

Considerando uma observação de Melanie Klein,⁶⁵ Glover sugere a ideia de uma fantasia específica [*specific phantasy*], em relação à qual a toxicomania se apresenta como uma espécie de condensação de dois sistemas primários: em um, a criança destrói e depois repara, logo, os órgãos do corpo materno; no outro, a mãe destrói e repara, em seguida, os órgãos do corpo da criança.⁶⁶ À luz dessa fantasia específica do toxicômano, pode-se saber se a substância é escolhida em razão de sua nocividade ou, ao contrário, de sua inocuidade. Ele pressupõe, ainda, que, na escolha de uma "*addiction*" nociva, predomina o elemento sádico. Isso significa que a droga, enquanto substância com propriedades sádicas, se acha, então, inteiramente reduzida a um objeto parcial. Seguindo a sugestão de Melanie Klein sobre esse ponto, Glover situa a droga, ao mesmo tempo, no mundo exterior e no interior do corpo, embora ela exerça seus poderes sádicos apenas neste último. Na maioria das toxicomanias leves, as propriedades reparadoras da droga são manifestas. As substâncias inofensivas estão mais ligadas a interesses erógenos e a um desenvolvimento libidinal mais tardio e muito mais genital, que opera como um mecanismo de segurança contra as consideradas fases do masoquismo anterior.

Essa assimilação sem retorno da droga ao objeto parcial adquire ainda mais consistência com a hipótese kleiniana do édipo precoce, concebida como uma fase pré-genital, portadora de uma forte carga de sadismo. Essa tese do "édipo precoce" permite emitir o postulado da existência de uma "série de situações edipianas nucleares" [*serie of nuclear Œdipus situations*], em que o toxicômano poderia fixar-se.⁶⁷ A toxicomania apresenta-se precisamente como uma fixação a um "sistema edipiano transicional" [*transitional Œdipus system*], intermediário entre os núcleos edipianos primitivos, que produzem as angústias paranoides ou melancólicas, e o núcleo edipiano portador das reações obsessivas mais tardias. A função defensiva da toxicomania consiste em dominar as cargas sádicas que, sem serem tão violentas quanto as associadas à paranoia, são, entretanto, mais severas que as cargas sádicas presentes nas reações obsessivas.

Nesse ponto, percebe-se, com muito mais clareza, a ideia do estado transicional toxicomaníaco, intermediário entre a paranoia e a neurose obsessiva.[68] Os mecanismos de projeção que operam nesses estados transicionais são não apenas mais localizados, mas também mais disfarçados que os da paranoia e bem mais resistentes que os das formações obsessivas. As raízes do fenômeno toxicomaníaco mergulham, pois, na paranoia; porém, levando em conta a preservação do sentido de realidade, a toxicomania mantém laços estreitos com a neurose, particularmente com o fetichismo. Em outras palavras, os mecanismos de projeção são orientados para o próprio objeto droga, pelo qual o ato toxicomaníaco exerce a função reparadora da reação psicótica, acarretada pelo processo de regressão.

Para Glover, a toxicomania torna possível circunscrever e conter as reações sádicas próprias aos sistemas paranoides, permitindo, ao mesmo tempo, a preservação do sentido de realidade.[69] A resposta da toxicomania visa, por conseguinte, a atingir a estabilização do sentido de realidade por meio da qual o sujeito pode se defender da camada paranoide subjacente. Com essa estratégia de estabilização das relações do toxicômano com o sentido da realidade, ele propõe uma verdadeira redução da toxicomania à formação perversa, nesse caso, fetichista, que é particularmente frequente. Na toxicomania, como na perversão, assiste-se à manutenção do sentido de realidade depois do processo de libidinização, que suspende ou anula, pela neutralização do sadismo, os sistemas de medos irreais.[70] Nos dois casos, há conservação dos índices de realidade em todas as áreas, com exceção daquilo que tem relação com a droga, para o toxicômano, e com o fetiche, para o perverso. Na transição entre os sistemas paranoides e os da relação "normal" com a realidade, a toxicomania e o fetichismo "representam, de um lado, a continuidade do sistema de angústia em condições mais restritas, e do outro, o início da expansão de um sistema de apaziguamento".[71] Segundo Glover, se, em certas circunstâncias da vida adulta, a "angústia precoce" é reanimada ou exacerbada, uma resposta possível consiste na renúncia às libidinizações primitivas por meio da droga e/ou do fetiche.

No seminário intitulado *Le désir et son interprétation*, Lacan sugere, enfaticamente, a leitura dos trabalhos de Glover, que aponta como exemplo de um erro revelador na compreensão da pesquisa freudiana sobre a perversão,[72] reconhecendo, no entanto, que a intuição capital desse estudioso reside na compreensão da função protetora das formações perversas e, especificamente, do fetichismo. A perversão constitui, sem dúvida alguma, um meio de conter os dilaceramentos próprios ao que não pode ser dito em uma realidade coerente: "Ela é articulada pelo autor como o meio de salvação para o sujeito assegurar a essa realidade uma ex-sistência contínua".[73] É inegável a onipresença da função perversa ao longo de todo o trabalho de elaboração de Glover, em que a toxicomania desempenha um papel coadjuvante, afirma Lacan. Ele acentua, ainda, várias vezes, no mesmo seminário, o remanejamento das estruturas freudianas, operado na elaboração analítica da toxicomania. Como se viu, para Glover, trata-se de situar a toxicomania como uma etapa intermediária entre o que se define cronologicamente como o primitivismo das psicoses e a organização posterior das neuroses.

A dificuldade de Glover parece residir na caracterização da finalidade dessa função de proteção, própria às formações perversas. Para ele, protege-se contra o processo agressivo que age nessas formações, a fim de evitar a dissolução psicótica do sentido de realidade. Essa função é, igualmente, evocada por Freud no exame do fetichismo. Todavia não representa uma proteção genérica qualquer contra uma psicose iminente, mas contra a realidade circunscrita da angústia de castração. A hipótese freudiana sobre o fetichismo não autoriza nenhuma referência à constituição de um sentido de realidade. Muito pelo contrário, ela indica a dimensão de uma perda – a perda de um fragmento da realidade bastante específico: o falo da mãe.

O sujeito fetichista caracteriza-se pela vontade de lançar um desmentido [*Verleulung*] no ponto preciso em que deveria se efetuar um consentimento à realidade da castração. Com relação à instauração desse tensionamento entre o movimento de "reivindicação [*Anspruch*] da pulsão e a objeção [*Einspruch*] feita pela realidade",[74] os tradutores franceses da obra de Freud destacam, aliás, o emprego de uma terminologia jurídica, que esclarece o fato de tal realidade não ser concebível fora da função significante. Ademais, essa reivindicação exprime-se a partir de uma moção pulsional dirigida para a instância do Outro, sob o véu de um desmentido. O fetichismo revela-se como um desmentido desse pedaço da realidade, visado pela ameaça de castração.

A realidade para Freud tem seu ponto de partida em um para além do vivido do sujeito; ela traz, em seu âmago, o horror da castração e sua consistência baseia-se na lógica própria da fantasia. Toda satisfação obtida pelo sujeito a partir de um desvio dessa realidade paga-se com um fragmento do isso. Assim, a perda da realidade, que se apresenta como um processo característico da psicose, não equivale a um déficit da realidade concebida como pura objetividade, mas constitui o produto lógico da recusa da castração.

Para Lacan, o funcionamento do campo da realidade está estritamente ligado à dimensão da fantasia, concebida como fator decisivo da estruturação subjetiva. Essa articulação entre a fantasia e a realidade da castração representa o ponto de derivação lógica do processo da extração do objeto *a*. É justamente esse processo lógico que age como suporte do campo da realidade. Assim, a assunção do "pouco-de-realidade" é o produto da incidência do significante sobre a privação original de todo sujeito. Esse "pouco-de-realidade" instala-se na fronteira do recorte operado pelo significante do Nome do Pai, no nível do real, operação que tem como consequência o advento da significação fálica.

Contrariamente, Glover concebe a realidade como um *a priori*, em que a castração é substituída pela objetividade de uma etapa preliminar, fundamento da capacidade do sujeito em conservar um contato psíquico efetivo com os objetos que permitem uma gratificação da pulsão. O fetiche e a droga tornam-se, assim, tentativas de uma reparação funcional do sentido da realidade, concebido como "prova de realidade" [*reality testing*]. Isso significa que a droga e o fetiche, enquanto objetos parciais, constituem, para os sujeitos que recorrem a eles, o eixo de regulação do conjunto das relações objetais.

Essa conexão entre a droga e o fetiche não parece completamente desprovida de valor na atual discussão analítica sobre a toxicomania. Retomando-se a formulação freudiana da droga como uma das construções substitutivas para o sujeito, destaca-se, com efeito, sua correspondência com a operação de substituição do fetiche, tendo-se em vista que ambas se instalam em função de uma angústia proveniente da própria realidade da castração. Salienta-se, assim, que o revestimento de angústia que comporta a medida de proteção e garantia do sujeito pela via do fetiche ou da droga se fabrica em torno da castração. A rigor, o processo de substituição apresenta-se, com muito mais clareza, no caso do fetiche, já que designa, justamente, a ausência do falo materno. Em relação à droga, é forçoso admitir-se uma certa indeterminação do elemento substituído, que se deixa caracterizar a partir da definição da estrutura do sujeito em questão.

Na realidade, pode-se, também, propor essa função de proteção da droga, mas numa outra perspectiva. Se a droga é chamada como medida de proteção, medida de defesa, isso se explica por estar ligada ao efeito de angústia que se tece em torno do encontro que todo ser falante, sob a égide do recalque, deve fazer com o gozo fálico. Tal tentativa de reparação do sujeito nada tem a ver com uma suposta recuperação do sentido da realidade, pelo menos segundo a visão que o pós-freudismo pôde produzir dela. Se há déficit do sentido de realidade na toxicomania, como quer Glover, ele resulta do inconformismo do sujeito com a perda de parte do gozo, tornada significante pelo falo. É a tese sobre a função de ruptura com relação à vontade do toxicômano, que não acontece sem angústia, de recuperação desse resto de gozo perdido, que me proponho discutir nos capítulos que se seguem, dedicados, justamente, à concepção lacaniana da droga.

CAPÍTULO VIII

LACAN E AS PARCERIAS CÍNICAS NA ERA DA CIÊNCIA

É inegável que a obra escrita e falada de Lacan é sensível ao surgimento e ao tratamento da toxicomania no campo analítico. Suas posições, no que se refere a esse problema, deixam evidente um corte radical entre sua conduta teórico-clínica e a dos pós-freudianos. Suas raras considerações sobre o assunto confirmam, mais uma vez, a compatibilidade de sua trajetória com o sentido fundamental das descobertas de Freud. Dizer que Lacan, a propósito da toxicomania, não é um pós-freudiano é afirmar, necessariamente, sua implacável rejeição à tese da desgenitalização. Essa tese, como já se mostrou, tem como base o conceito de relação de objeto. Segundo essa concepção, a fixação atípica do toxicômano à droga resulta de um distúrbio dos padrões normais do desenvolvimento instintual, que, de outra forma, levaria à consolidação do processo de escolha do objeto genital. Na perspectiva lacaniana, essa acepção da categoria de toxicomania mostra-se largamente insuficiente. A crítica que seu ensino empreendeu a respeito da noção de relação de objeto abala por completo o pressuposto evolucionista de que a satisfação pulsional estaria submetida ao desenvolvimento progressivo e por estágios da libido.

Mais precisamente, Lacan revela o ponto em que a relação de objeto desconhece a determinação simbólica da escolha de objeto, assim como o papel que nela desempenha a função fálica. Desse ponto de vista, o aprofundamento de seu trabalho sobre a simbólica do falo demonstra que não há nenhum objeto natural capaz de saturar o desejo sexual. A indestrutibilidade desse desejo explica-se por ser ele essencialmente permeável às mudanças da matéria significante. Em outras palavras, a solidariedade entre o desejo sexual e a linguagem funda a natureza metonímica, até mesmo plástica, do objeto do desejo. Esse núcleo linguageiro, próprio à dialética do desejo, leva a divisão, ou seja, a *spaltung* freudiana, ao ponto extremo de se constituir um fato inelutável do sujeito, pelo qual o psicanalista orienta sua prática.

Toda percepção da droga, como consequência da desgenitalização da libido, implica a eliminação da articulação entre a sexualidade e a função significante. Na oposição entre a dimensão parcial e a dimensão total do objeto, observa-se, na realidade, a supressão do elemento estrutural da divisão do sujeito. Segundo a ótica das relações de objeto, há, em último caso, pelo menos um objeto capaz de remediar as consequências dessa divisão, ou seja, o objeto genital. Apesar de se considerar louvável a tentativa de articular a satisfação tóxica com a sexualidade, a abordagem pós-freudiana, no entanto, o faz reduzindo a droga a um objeto parcial, a saber, o correspondente negativo do objeto genital. A autonomia da categoria da toxicomania permanece estreitamente ligada a esse pressuposto teórico das relações de objeto, visão que, a meu ver, a torna largamente distante daquilo com que o psicanalista contemporâneo se defronta como queixa sintomática desses sujeitos.

Não há conhecimento da experiência da droga

É certo que o ponto de partida da questão da droga no texto de Lacan consiste em tratá-la a partir da descoberta analítica fundamental, ou seja, a divisão do sujeito ou, mais exatamente, a divisão do sujeito contra si mesmo. Isso implica, em primeiro lugar, a recusa de todo enfoque que se situa no campo nebuloso de uma psicologia sempre atraída pela abordagem dos fenômenos da droga, segundo uma exploração da experiência da droga, que se baseia nos pressupostos relativos à *unidade do sujeito*. E levar às últimas consequências o achado freudiano da divisão do sujeito no tocante ao ato toxicomaníaco supõe retomar as propostas de Freud em *Mal-estar na civilização*. Como se viu, a solução encontrada pelo método de intoxicação abusiva apenas pode ser apreendida por uma reflexão ética, em que a divisão do sujeito se explica pelo modo paradoxal como a satisfação pulsional se processa para ele. Tanto para Freud quanto para Lacan, nada de equivalente à "unidade do sujeito" – que exige o retorno de uma certa experiência do "sujeito do conhecimento", em que o psíquico se faz valer duplicando o organismo – constitui uma via de acesso à função propriamente econômica da droga do toxicômano.

Se Lacan se refere ao chamado *sujeito do conhecimento,* isso acontece porque ele reaparece em seus *Escritos,* particularmente na "Subversão do sujeito e dialética do desejo no inconsciente freudiano", para mostrar em que medida, para alguns, ele é também um meio capaz de lançar uma nova luz sobre a importância que a experiência das substâncias alucinógenas assume no ambiente cultural das décadas de 60 e 70. Na verdade, a experiência vivida, a *Erlebnis* do alucinógeno na contemporaneidade, figura como uma ilustração viva do retorno do sujeito do conhecimento, outrora verificável nos graus do *samadhi* budista ou nos estados de entusiasmo descritos por Platão[1].

Tome-se um exemplo que leva ao ponto de partida deste trabalho, ao *Fedro* de Platão. Nessa obra, o acesso ao conhecimento do verdadeiro comporta, necessariamente, a ideia de uma experiência de iniciação, que visa, em última análise, aos chamados *estados de entusiasmo.* Essa experiência acontece nos ritos de purificação e de iniciação, objetivando atingir o limiar dos estados de entusiasmo: estados provenientes das musas, verdadeiros estados de "possessão divina" [*enthousiasmós*] ou de loucura [*manía*] divina[2]. A articulação entre o conhecimento e os estados de entusiasmo só é apreendida com o apoio do postulado platônico de que o domínio do ético se confunde com o do saber. Para fundar uma ética que possa ser inquestionável, o filósofo lança a hipótese de valores absolutos, que, não tendo origem, também não terão fim em si mesmos. É o caso do *bem,* para a ética, e do *verdadeiro,* para o saber. No quadro de uma tal elaboração, é impossível dissociar-se o problema do conhecimento do verdadeiro daquele da ação que busca o bem. É, pois, a contemplação do mundo das ideias ou, mais exatamente, das formas inteligíveis que constitui o fundamento de toda realidade, que torna possível o conhecimento do verdadeiro e garante o fim de toda ação ética.

Platão não hesita em fazer da experiência catártica da possessão e da loucura divina o lugar onde os seres humanos reencontram o objeto do conhecimento verdadeiro. Ele afirma, primeiramente, que é "para sua maior felicidade que essa forma de loucura lhes é dada pelos deuses".[3] Observe-se que essa concepção da natureza da alma, manifestada nesses estados, representa um importante pilar de sua demonstração. Seu axioma inicial afirma, com efeito, que o ser da alma é a imortalidade própria daquilo que se move por si mesmo: "Só o ser que se move por si mesmo, uma vez que não falta a si mesmo, não cessa nunca de ser movido".[4] Todo corpo que recebe seu movimento do exterior é inanimado, mas o que o recebe de *dentro* de si mesmo é animado, já que nisso consiste a natureza da alma. A forma mais acabada da possessão divina é a encarnação desse movimento que o ser recebe de si mesmo. A partir daí, ele pode chegar a apreender as chamadas *formas inteligíveis*, indo de uma pluralidade de sensações à *unidade* que se abarca ao término de um raciocínio.[5]

Na verdade, acentuo, em *Fedro*, a maneira como surge a evocação do tema crucial do conhecimento como *reminiscência*, outrora contemplada pela alma: "O homem que faz um uso correto desse gênero de rememoração é o único que pode tornar-se verdadeiramente perfeito, porque está sempre iniciado nos mistérios perfeitos".[6] Trata-se, no caso, de alguém que se desprendeu daquilo a que os homens se atêm, para se ligar ao que é divino. E Platão acrescenta: "A multidão o mantém à parte, dizendo que ele perdeu a cabeça, ao passo que é possuído por um deus, e disso a multidão não se dá conta".[7]

Percebe-se, assim, a importância decisiva que esses estados ocupam no interior da teoria platônica do conhecimento como reminiscência. Ela autentica a ideia de um objeto natural, de um correspondente harmônico do vivente, reconhecível por este desde que a imagem do objeto, sua figura, se desenhe nele. E, para que isso se efetue, é preciso que essa imagem já tenha estado presente naquele que vai ser seu verdadeiro depositário. Todo o trabalho de ascese subjetiva preconizada consiste em reconhecer a conjunção primordial entre o mundo das sensações e o mundo do inteligível. O que Lacan designa como "relação diádica",[8] nos estados de entusiasmo, traduz o que, na doutrina platônica, constitui uma simetria entre o pensamento e o corpo. Segundo essa argumentação, para ter acesso ao verdadeiro, é necessário que o homem, por exemplo, passe pelo preceito ético de renúncia aos prazeres imediatos do corpo. Em resumo, o sujeito do conhecimento apoia-se no axioma da conaturalidade, que vem corroborar o fato de que o pensamento se faz valer à medida que duplica a dimensão do corpo. É isso que autentica, em última instância, o registro da "ascese" epistemógena ou noófora, particularmente presente na instauração de toda forma do sujeito do conhecimento.[9]

É notória a insistência com que o texto de Lacan retoma o exame da experiência do conhecimento, para mostrar a sua oposição com o que emerge, com os trabalhos de Copérnico, Kepler e, sobretudo, Galileu, em torno do século XVII, e se prolonga até os dias atuais, sob a forma do saber da ciência. O surgimento desta última modalidade de saber exigiu um corte radical no procedimento ascético, que comporta o ideal de conaturalidade própria ao sujeito do conhecimento. Esse sujeito vislumbra-se no horizonte do ideal de união com o objeto do conhecimento, e essa união encarna a dita conaturalidade imanente ao conhecimento. A esse respeito, Lacan observa muitas vezes o quanto a teoria do conhecimento se expandiu em comentários sobre o milagre da adequação do sujeito do conhecimento à realidade, objeto do conhecimento.

Nessa perspectiva, pode-se adiantar que o fundamento de todo sujeito do conhecimento é mítico e ilusório, no sentido de que ele só se sustém na proporção da relação sexual. Tive oportunidade, neste estudo, de tratar a questão do saber como técnica sexual, quando do conhecimento das substâncias da natureza produzido pelo alquimista do século XVI, conhecimento que supõe, nele, a presença de uma iniciação do sujeito nas profundezas, por meio de uma experiência ascética, que busca a purificação da alma. Para Lacan, toda objetivação de saber derivada desses estados de conhecimento está submetida, em princípio, à lei de desconhecimento, que rege o sujeito no registro do imaginário. Em outras palavras, o conhecimento é apreendido na função de inércia característica da imagem especular; ele encontra seu limite no momento em que se estabelece uma equivalência entre ele e a imagem especular. Portanto, ao sofrer as consequências da miragem original, que compõe o privilégio da aparelhagem especular do eu, "o sujeito conhecedor torna-se uma ilusão e uma fonte de erro".[10] Em definitivo, todo estado de conhecimento mostra-se, assim, no ensino de Lacan, como intrinsecamente insuficiente para o saber analítico, uma vez que ele sofre os próprios avatares da miragem original do eu.

Com base nisso, pode-se situar a incompatibilidade radical entre os estados de conhecimento e o saber analítico, não tendo os primeiros nenhuma chance de se constituir uma fonte de saber válida e operatória na experiência analítica. Ao contrário do que ocorre com o sujeito do conhecimento, segundo a conceituação sugerida por Lacan, há, na própria experiência da análise, uma equação entre o sujeito da ciência e o do inconsciente. Como se verifica na ciência, a operação do sujeito, na psicanálise, faz-se a partir do esvaziamento do saber de todo conteúdo de representação. De fato, o essencial da experiência analítica do que se define como a regra fundamental da psicanálise, ou seja, a associação livre, efetua-se pela exclusão radical do sujeito do conhecimento, ao qual se refere a ascese epistemógena.

Em função da sua crítica do sujeito do conhecimento, Lacan pretende que "aquele que tomasse a psicanálise por tal via enganar-se-ia de porta". Para ele, a psicanálise não se presta ao controle eventual de uma "experiência interior" e "rejeitará a ajuda de qualquer soma alucinógena, quando já sabemos que ele se opõe à da narcose".[11] A ideia de uma experiência da droga não tem nenhum valor de saber para a experiência e nem mesmo para a teoria analítica. Em outras palavras, o procedimento analítico não solicita nenhuma experiência que implique uma espécie de orientação da alma, à maneira da ascese purificadora indispensável aos estados de entusiasmo em Platão.

A mesma recusa da ideia de um saber que tem como fonte a experiência da droga é observada no percurso de Freud, ao considerar tanto a experiência quanto as condições de produção dos conceitos analíticos. Já se viu como a sua conduta se inscreve na contracorrente de certas posições da psiquiatria que busca restituir, em certas experiências pessoais da droga, seu presumível valor de conhecimento. Assim é, também, para Moreau de Tours, que considera a droga, nos seus próprios termos, "um meio poderoso e único de exploração em matéria de patologia mental".[12] Essa tendência empirista da psiquiatria, dos meados do século XIX, reaparece ao final da década de 50, nos trabalhos experimentais de Jean Delay[13] e de outros, referentes aos efeitos de diferentes tipos de alucinógenos. Destaquem-se, no caso, as descrições da experiência da mescalina, vivida pelos psiquiatras, que fazem um relato bastante detalhado dela, testemunhos que intervêm no momento que precede o pronunciamento, por Lacan, de sua conferência sobre a "Subversão do sujeito e dialética do desejo no inconsciente freudiano". Segundo eles, a "auto-experimentação confirma, antes, o papel da ansiedade no estado mescalínico, em que percebem a existência do choque do organismo, justificando assim o termo 'choque mescalínico'". No entanto, vale, também, examinar o que eles consideram como "um distúrbio difícil de definir, mas próximo da síndrome psicótica: a ausência de alucinações verdadeiras, sobretudo alucinações coloridas".

Viu-se, anteriormente, que não é essa filiação epistêmica da psiquiatria, caracterizada pelo recurso a uma espécie de método introspectivo, inerente à tentativa de fabricação artificial da loucura, que anima os estudos de Freud sobre a cocaína. Seus primeiros escritos sobre essa droga, frutos, igualmente, de uma experiência pessoal com a cocaína, são apreendidos por outra via teórica. Embora precedendo o surgimento da psicanálise, eles inserem-se na realização do programa reducionista de Helmholtz, Brücke e Du Bois Reymond, ancorado na racionalidade oriunda do discurso da ciência, precisamente da aplicação da termodinâmica ao domínio da fisiologia médica.

A aplicação do método experimental, no caso, não implica o pressuposto de que a droga possa, por si mesma, auferir um saber àquele que a experimenta. O recurso a esse método não se inspira na epistemologia empirista que visa a captar a realidade da droga por meio de um simples aparelho perceptivo do cientista. Ao contrário, a instauração do dispositivo experimental faz-se segundo o princípio kantiano: a experiência *a priori* é, na sua essência, vazia, sem conteúdo algum. As experiências com a cocaína submeteram o conjunto dos fenômenos às categorias do objeto teórico da termodinâmica. Na orientação desse programa, ao mesmo tempo, racionalista e redutor do organismo à máquina termodinâmica, revela-se a vontade de Freud de controlar a ação da cocaína. Já tive ocasião de apontar, noutro momento deste estudo, o malogro do desejo de sutura implicado na colocação do dispositivo experimental relativo à investigação da cocaína. O objetivo da cifragem do bem-estar subjetivo obtido pela droga, na linguagem universal da ciência, acaba por fracassar no próprio âmbito de seu empreendimento experimental.

O mais curioso é que, depois do advento da psicanálise, a vontade de cifragem do real, peculiar ao desejo do cientista, subsiste, ainda, em Freud, sob as espécies da hipótese substancialista da libido. Segundo essa hipótese, os tóxicos e a intoxicação guardam um valor de saber quanto à natureza da libido. É claro que se deve levar em conta o caráter relativo da conjuntura substancialista da libido, na visão freudiana. Essa proposta abriga-se nos intervalos do saber analítico, que permanece ligado ao ideal da ciência, ao ideal de que a psicanálise possa, um dia, instalar-se na posição de ciência.

Para Lacan, ao contrário, qualquer suposição de um mínimo valor de saber atribuído à droga está completamente afastada. Isso se explica por sua posição, muito mais radical que a de Freud, quanto às relações entre a psicanálise e a ciência. É por isso que ele aponta abertamente o caráter insustentável da indução freudiana da libido como substância. O recurso às substâncias tóxicas para caracterizar a origem da função libidinal no homem é considerado como exterior ao domínio específico da psicanálise. Mais tarde, Lacan verá, nessa hipótese substancialista, a fonte de um erro de Freud – sua esperança de reabsorver a libido na cifragem termodinâmica, própria da racionalidade científica da época. O erro consiste em colocar a ciência numa posição de regulação exterior à conceituação analítica. O percurso de Lacan está longe de avalizar a posição freudiana que faz da ciência um ideal. Esta não tem, para ele, um estatuto de nível ideal; ela não é, portanto, exterior ao seu campo. A formulação que ele assume, a da equivalência do funcionamento do sujeito nesses dois campos do saber, é a prova mais cabal disso.

Numa outra perspectiva, se se tenta confrontar o desejo do psicanalista com o de sutura do real característico do cientista, as relações entre a psicanálise e a ciência mostram-se discordantes. É preciso, antes de tudo, admitir a originalidade do saber analítico diante do saber da ciência quanto ao desejo. O desejo do psicanalista institui-se de maneira diferente, quando comparado ao desejo de obturação possível do real, apoiado em um saber objetivável, enquanto simbólico. O primeiro constitui um contraponto ao desejo de sutura do cientista, porque faz prevalecer o desejo de saber como deciframento do material significante do sujeito. O trabalho analítico demonstra que esse deciframento se choca sempre com um impossível, a saber, a absorção da totalidade da libido num saber simbólico e objetivável.

Esse resto da libido não assimilável à decifração leva Lacan a isolar, sob forma de conceito, o ponto de disjunção radical entre a ciência e a psicanálise, ou seja, o gozo – que, em última instância, traduz a questão do objeto para a psicanálise. Assim, se do ponto de vista do sujeito, a psicanálise e a ciência se aproximam, no tocante ao objeto, observa-se, ao contrário, um ponto de disjunção essencial. É nesse sentido que a especificidade do saber analítico se revela no esforço de operar com o que, no âmbito do gozo, é excluído, foracluído do discurso da ciência. É exatamente essa dimensão excluída da ciência que dá seu peso às surpreendentes considerações lacanianas sobre a droga. Convém lembrar ainda que não se trata, absolutamente, de nenhuma descrição dos efeitos da droga, ainda que ela possa aparecer incluída nas noções extraídas da metapsicologia freudiana, como no caso da tese pós-freudiana de supressão e dissolução das sublimações pela ação da droga. O interesse em privilegiar a questão do gozo não reside na construção de uma fenomenologia dos efeitos da droga, mas no desafio clínico, que ambiciona demonstrar que tais efeitos são, na verdade, requisitados pelo sujeito como um modo de resposta ao insuportável de sua divisão que age contra si mesmo.

Mais-de-gozar particular como efeito da ciência

Segundo Lacan, é preciso distinguir a estrutura do saber científico do impacto dos efeitos desse saber no mundo e é este último aspecto que o levou a falar da atividade científica como uma forma de discurso. A ciência, certamente, está apta a reconhecer aquilo de que ela é capaz, mas não está preparada para entender o que ela engendra, isto é, o que ela quer, enquanto discurso, ou seja, como forma de saber que assume poderes no plano do laço social. Nos dias de hoje, a imprevisibilidade desses efeitos é patente sobre o homem que se sustenta das "mais efetivas realizações – e também das realidades mais atrativas" da ciência.[14] O homem de ciência, se possui um controle efetivo do que faz, "não sabe o que, de fato, nos efeitos da ciência, interessa a todo mundo". Esse não saber, Lacan denomina-o *ponto de ignorância* do cientista, ponto enraizado na fronteira entre os princípios de seu poder e de seu desejo[15].

É a dimensão ética do gozo, como se viu, que, constituindo a especificidade do desejo do analista, comparado ao desejo do cientista, pode explicar a discordância entre o trabalho da ciência e seu querer no mundo. Considere-se a atividade médica, que traduz muito bem as incidências da ciência no saber. Lacan observa como esse saber, cujos contornos mais efetivos se desenham no alvorecer da Antiguidade grega, deu uma guinada significativa, ao longo dos tempos, em razão do surgimento da ciência. Na tradição antiga, a figura do médico confundia-se com a do sábio reconhecido, cujo saber não se restringia aos limites do que mais tarde seria a filosofia da natureza. O exercício da medicina era uma prática de prestígio e de autoridade, porque representava todo um campo do saber que envolvia distintas esferas do conhecimento erudito e não apenas um saber sobre o corpo.[16]

Em contraste com essa manifestação inicial da medicina, esta se vê, hoje, inserida num modo de saber comprometido com os meios fornecidos por um domínio exterior ao que ela foi no passado, a saber, o discurso da ciência. Com a emergência da ciência, o médico perdeu sua posição tradicional e quase sagrada de outrora. A evocação da arqueologia de Michel Foucault, em relação à crise ética que sofreu o discurso médico ao longo do tempo, não está ausente da argumentação lacaniana. Para Foucault, um primeiro passo no sentido de ultrapassar essa posição tradicional esboça-se na "promoção, por Bichat, de um olhar que se fixa sobre o campo do corpo, no curto espaço de tempo em que ele subsiste rendido à morte, isto é, o cadáver".[17] No entanto, o problema situa-se mais além da escolha da figura do olhar como última fonte epistêmica do nascimento da medicina anatomopatológica. De acordo com Lacan, faz-se necessário examinarem-se, antes de tudo, as exigências determinadas pelo aparecimento de um homem que serve às condições de um mundo científico, que suscita novos poderes de investigação e de pesquisa. O médico deve enfrentá-los, se não quiser apagar sua presença no mundo em nome de sua aplicação ao trabalho da ciência. Enfim, a medicina moderna adquire uma configuração, ao mesmo tempo, esboçada e subvertida, fora dela mesma, pela ciência. Por essa via, Lacan observa, com razão, que o saber médico avança, a partir do que ele chama de *relação epistemo-somática,* como o maior indício das incidências do progresso da ciência sobre a relação da medicina com o corpo.[18]

Enfim, o que caracteriza atualmente a relação do saber médico com o corpo é a purificação de toda dimensão erudita, tradicional da ética. Considerando-se essa relação epistemo-somática, pode-se falar de um corpo no seu "registro purificado", relação de que toda consideração de natureza ética está radicalmente abolida. Consequentemente, esse domínio sobre o corpo o reduz a uma máquina composta de circuitos hormonais, neurônicos, imunológicos ou genéticos. Transformado em alvo da ciência, o corpo é "fotografado, radiografado, calibrado, diagramado e passível de ser condicionado"; daí em diante, ele não constitui senão um organismo. Enquanto tal, tem a possibilidade de coincidir com "aquilo que vem de longe, do exílio, a saber, do exílio para onde a dicotomia cartesiana do pensamento e da extensão proscreveu o corpo".[19]

Contrariamente ao que ocorre na problemática do corpo em Platão, essa dicotomia aloja-se, no pensamento cartesiano, para sustentar que a substância viva do corpo é impensável.[20] Com efeito, não há lugar, nesse pensamento, para a animação do corpo, a não ser sob a forma da extensão. A análise efetiva do dualismo entre o pensamento e a extensão revela de que maneira, para Descartes, o ser vivo escapa à linguagem. Sobre isso, deve-se lembrar o gesto de Bichat, repertoriado por Foucault como o ponto de partida decisivo da clínica anatomopatológica, uma vez que o corpo, nessa perspectiva, é considerado como já morto. Em resumo, a visão cartesiana do corpo, presente no saber médico, contribui para apagar o que se considera como a verdadeira natureza do corpo para a psicanálise. À luz desta, o corpo não pode ser simplesmente caracterizado pela extensão: "Um corpo é alguma coisa que é feita para gozar, gozar de si mesma".[21] A natureza do corpo vivo inscreve-se na aparelhagem própria ao órgão não-substancial, incorporal, da libido, que é o gozo. Portanto, se, para a medicina, o corpo se confunde com o organismo enquanto realidade *primária*, para a psicanálise, ele é sempre *secundário*, porque só existe pela in*(corpo)*-ração da estrutura simbólica. Nesse sentido, considera-se que o sujeito não nasce com um corpo; ele o precede de modo incontestável.

É essa dimensão, abolida radicalmente da relação epistemo-somática, que autoriza a afirmação inédita de Lacan de que a toxicomania só pode receber uma definição "puramente policial".[22] A toxicomania, ele a concebe sob o ponto de vista ético do gozo do corpo, o único capaz de evitar o horizonte simplesmente repreensível do que ele chama de uso ordenado e metódico dos tóxicos. Desse modo, a prática metódica da droga é apreendida no plano dos efeitos imprevisíveis da ciência, sobretudo daqueles que trazem consequências para o corpo.[23] O recurso do toxicômano às drogas é apenas um efeito, entre muitos, que a ciência produz no mundo. Essas incidências da ciência no corpo, como já se assinalou, não devem, de maneira alguma, ser consideradas simplesmente a partir da ordem da percepção, ainda que concebidas, como faz Foucault, por meio da figura discursiva do olhar. Lacan insiste no fato de que toda tentativa de organização do saber científico, segundo a gênese mítica da percepção adequada da realidade, falseia o eixo central do funcionamento desse saber. E afirma ainda que o impacto de tais efeitos sobre o corpo, ultrapassa, em muito, tudo o que se poderia especular sobre um efeito de conhecimento. O aspecto crucial do surgimento da ciência não é, em absoluto, o de haver introduzido, no mundo, um conhecimento mais aprofundado e mais extenso, mas o de haver feito surgirem, no real, coisas que não existiam de forma alguma no nível da percepção humana. Portanto a singularidade da interpretação lacaniana das incidências da ciência no corpo visa, especialmente, a isolar o elemento real desses efeitos. A problemática epistemológica, que pretende estabelecer as condições de obtenção de uma garantia não-ilusória do aparelho perceptivo, desvia-se do real que se decanta da operação da ciência.

Esse ponto real só é pensável na perspectiva do avanço da ciência, ou seja, a presença, na estrutura interna desse saber, de um puro formalismo significante.[24] Considerando o fundamento formal da ciência, Lacan valoriza o registro do *operceber*[25] – neologismo criado para traduzir a intrusão maciça da operatividade do formalismo significante no perceber – como a marca essencial das fabricações da ciência, situando-o em oposição ao campo perceptivo, que recobre o domínio do conhecimento. Essa conversão do saber ao registro do *operceber* é sinal de que a ciência não tem mais nada a fazer com os pressupostos que, desde sempre, animam a ideia de conhecimento. Contrariamente à ideia corrente de que a ciência pode ser deduzida da percepção e permite conhecer melhor o que há no mundo, ela, de fato, faz aparecerem objetos dos quais não se tinha a menor ideia,[26] acarretando transformações na própria estrutura do real.

A ciência não apenas torna possível o acesso ao real, mas também determina-o e transforma-o, povoando-o de um certo número de objetos que antes não estavam ali, mas, também, sérios candidatos a se tornarem restos, resíduos, rebotalhos da civilização. Com muita pertinência são chamados de *gadgets*, designando-se, assim, com exatidão, a natureza de dejeto que impregna sua presença no mundo.[27] Esses *gadgets* qualificam todas as espécies de instrumentos que, desde então, fazem parte da existência humana, sendo que o lado fortemente utilitarista desses objetos é o fator que viabiliza o enfoque conceitual da ciência como discurso, portanto, como um dispositivo de saber que produz laço social. O extraordinário dessa elaboração é a maneira como essas fabricações da ciência oferecem ao sujeito os meios de uma recuperação da satisfação pulsional. A característica mais singular dos *gadgets* é que o sujeito se liga a eles, até mesmo agarra-se e fixa-se neles.

O exame dos efeitos da ciência faz acentuar-se a reflexão sobre o nexo entre esses objetos e o gozo do corpo. Meu interesse volta-se, sobretudo, para a ideia de que estes só existem para oferecer ao sujeito uma certa satisfação pulsional. Os objetos da ciência existem para que o sujeito possa gozar deles – esse é o efeito real que escapa ao cientista. A ciência não se limita a fabricá-los, mas encontra, também, o meio de ligá-los ao sujeito, o meio de manter o desejo deste último aderido a tais objetos.

Nada mais ilustrativo do liame entre as criações da ciência e o gozo do corpo do que a invenção contemporânea das ondas. Lacan interroga-se, de início, sobre a sua extensão imperceptível na escala planetária e interplanetária e sobre as razões que levam as vozes humanas a se inserirem nelas. Ele comenta o exemplo dos astronautas, "que teriam, provavelmente, muito menos sucesso, se não estivessem, o tempo todo, acompanhados pelo pequeno (a) da voz humana".[28] Esse exemplo autoriza-o a introduzir o efeito real do gozo que o *operceber* do saber formalizado da ciência é incapaz de apreender. A prova disso é fornecida pelo caso dos astronautas, em que a presença da voz humana, na sua função de "sustentar-lhes o períneo", não pode, em absoluto, ser desvendada pela ciência.[29] O mesmo acontece com o olhar "agora onipresente, sob a forma de aparelhos que veem por nós, nos mesmos lugares, isto é, qualquer coisa que não é um olho, mas que isola o olhar como presente".[30]

Numa intervenção no Colégio de Medicina, intitulada "Psicanálise e medicina", Lacan pergunta se o gozo, presente nos prolongamentos da voz e do olhar, não parece, à primeira vista, pouco concreto. Tentando responder a essa interrogação sobre o material da relação existente entre os objetos da ciência e o gozo, ele apresenta o exemplo da droga, ou seja, dos "diversos produtos que vão desde os tranquilizantes até os alucinógenos".[31] A materialização do efeito real da ciência sobre o corpo, no caso das substâncias tóxicas, torna-se, até mesmo, objeto de uma hipótese. Imagine-se, diz Lacan, que, um dia, se esteja sob o domínio de um produto que não seja definido por esses efeitos estupefacientes sobre o corpo. Suponha-se, ainda, que a ciência conseguisse localizar uma substância tóxica que agisse diretamente sobre o conhecimento, um produto que permitisse "recolher informações sobre o mundo exterior".[32] Tal hipótese é introduzida apenas para circunscrever o fator econômico, também designado como a dimensão ética do gozo, presente na relação do sujeito com a droga. Seu objetivo é mostrar que o ponto de vista do gozo recusa toda concepção do ato toxicomaníaco que se mantenha restrita ao aspecto da repreensão.

Na verdade, as drogas passam a existir para responder ao que as velhas escolas de pensamento nunca evitaram como uma das próprias leis de sua reflexão ética: a questão do gozo do corpo. Atualmente, a ciência fornece operadores químicos capazes de se constituir em reguladores da própria economia libidinal, cuja única finalidade é extrair satisfação no nível do corpo. Essa seria a técnica do corpo que poderia ser considerada como um mais-de-gozar especial, em razão do modo de captação dos excedentes do gozo gerado pelo uso da droga.

É preciso notar que essa técnica, destinada a proporcionar satisfação, age por meio da recuperação da parte de gozo primitivamente perdida. Se Freud teve a oportunidade de apreender a função da droga no corpo partindo de seu ponto de vista econômico, baseado nos conceitos derivados do campo da termodinâmica, Lacan, por sua vez, elegeu uma outra perspectiva. Evidentemente, ele não despreza a consideração freudiana do plano econômico. Na verdade, a conceitualização do gozo leva-o a acentuar ainda mais o ponto de vista econômico; apenas procura realizá-lo levando em conta a contribuição marxista da economia política. Esse ponto de vista prevalece, igualmente, para a função econômica da droga, função, desde então, explicada pelo conceito de mais-valia e tomada de empréstimo à teoria do valor preconizada pelo materialismo marxista. Em outras palavras, as configurações econômicas da termodinâmica, que se ofereciam a Freud para tratar as trocas libidinais do sujeito, têm, em Lacan, o estatuto do mais-de-gozar. Observa-se o uso da termodinâmica não só nos escritos sobre a cocaína, mas também por sua interferência ao longo de toda a obra de Freud. Trata-se, para ele, de delimitar alguma coisa difícil de se nomear no sujeito e que não diz respeito apenas às suas relações com seu semelhante, mas, antes, à relação mais profunda com o que se chama, geralmente, sua dimensão vital.[33]

Lacan lança mão da mais-valia marxista,[34] justamente, para sublinhar a função de extração do gozo, função dificilmente apreensível na ótica da termodinâmica. Toda a complexidade da relação do gozo com o objeto *a* está subjacente a ela. O recurso à mais-valia intervém na tentativa de isolar uma outra função do objeto *a*, distinta daquela de causa do desejo. A delimitação entre o desejo e o gozo, entre o desejo e a pulsão, explicita-se, então, numa dupla articulação: de um lado, as primeiras elaborações do objeto *a* como causa do desejo, recobrindo a dialética do desejo em Freud; de outro, o objeto *a* como mais-de-gozar.[35] Em torno deste, fundamenta-se o essencial da teoria de Lacan sobre o objeto da pulsão, a saber, uma função inseparável da definição de gozo como satisfação da pulsão. No fundo, essa vertente do objeto *a* concerne à renúncia ao gozo, efetuada pela satisfação pulsional assim delimitada. O mais-de-gozar circunscreve essa renúncia sob a égide do efeito de um discurso. A renúncia ao gozo em si mesmo torna disponíveis diversas manifestações do mais-de-gozar no mercado da civilização.

Se a droga pode servir à satisfação, isso acontece porque esta última está aberta, por sua natureza mesma, a toda espécie de saída possível. A abordagem clínica propriamente lacaniana da droga sustenta-se no fato de que a pulsão pode se satisfazer com um objeto nocivo ao indivíduo. A questão clínica da droga expõe, justamente, o paradoxo da satisfação que se enuncia no fato de o sujeito não procurar, forçosamente, um objeto que lhe traga o bem. [36] Por outro lado, o discurso da ciência rechaça esse paradoxo, ao limitar-se a reiterar de forma monótona e indefinida a nocividade tóxica do organismo. Para admitir esse paradoxo, deve-se tomar o objeto no horizonte da definição do gozo como satisfação da pulsão, que solicita, necessariamente, a presença do corpo, concebido como uma estrutura secundária, exatamente, porque, nele, está implicada a linguagem, e não o organismo biológico.

Com efeito, a adesão profunda do toxicômano à droga não pode se explicar senão pelo corpo submetido à ação do significante e inseparável do gozo. Abordar a toxicomania sob o ponto de vista ético do gozo do corpo, como sugere Lacan, em "Psicanálise e medicina", leva, certamente, a concebê-la como um modo particular de satisfação, distinto da dependência biológica. Esse modo de satisfação que cativa certos sujeitos é considerado uma tentativa de enfrentar as perturbações do gozo do corpo. Diante do corpo inseparável do gozo, a toxicomania poderia, talvez, ser vista como um mais-de-gozar particular, correlativo a uma mudança operada, pela ciência, no Outro.

Parceria cínica na era da ciência

Contrariamente à abordagem pós-freudiana da toxicomania como categoria clínica autônoma, propõe-se a hipótese da toxicomania como uma nova forma de sintoma. Ou seja, o que emerge como novo no envoltório formal do sintoma justifica-se pela própria compreensão de que a toxicomania é um efeito do discurso da ciência, o que, por sua vez, não é suficiente para lançar as bases de uma estrutura clínica particular. Por outro lado, o reconhecimento de que o uso metódico da droga é um efeito discursivo não esclarece completamente o problema capital da especificidade da relação desse uso com o gozo e, mais particularmente, com o gozo do corpo. Para mim, uma luz sobre essa especificidade localiza-se na tese de que a toxicomania se fabrica como um substituto puramente artificial às formas usuais do sintoma neurótico, como um substituto de sua incapacidade em responder o sofrimento. Vale dizer que, no lugar preciso da instabilidade da satisfação substitutiva própria ao sintoma, o sujeito "encontrará ainda um consolo nos gozos que lhe proporcionará a intoxicação crônica".[37] Consequentemente, o recurso à droga instala-se como uma espécie de construção substitutiva e auxiliar do sintoma, considerado na sua acepção mais clássica de retorno do recalcado.

Essa tentativa de remediar a insuficiência da satisfação-substitutiva do sintoma pode-se transformar na saída que alguns sujeitos escolhem como ponto de identificação. A eficácia dessa forma de tratamento médico faz-se pela autoprescrição de um artifício, visando à unificação da divisão peculiar à falta-a-ser, tendo-se em vista, consequentemente, o apagamento dos efeitos dolorosos da divisão subjetiva. Esse remédio ilusório da unidade subjetiva fornecido pela ciência, ou seja, a droga, não opera em função da causa, mas, sim, do lugar exato da captação do gozo. Para o sujeito que se define como *falta-a-ser*, um complemento de *ser* propõe-se, na ordem imaginária, graças a esse mais-de-gozar extraído pela técnica do corpo toxicomaníaco.

Lacan havia feito referência, em meados da década de 40, a esse complemento imaginário, no que chama de "miragem das aparências na qual as condições orgânicas da intoxicação podem representar seu *papel*".³⁸ Essa miragem, que traduz a vontade do eu de adquirir uma unidade, pode ser concebida a partir da instalação do mais-de-gozar no lugar do *i(a)*, escritura do eu. É verdade que o uso do conceito de identificação pela psicanálise se mostra restrito e conciso – a identificação é parcial; ela incide sobre um traço, um traço significante. Resulta, daí, a dificuldade de se justificar a aplicação, na clínica analítica, do conceito de identificação ao objeto mais-de-gozar.

Entretanto, em relação ao objeto do mais-de-gozar, postula-se o papel condensador da identificação, a título de uma tentativa de resolução dos efeitos insuportáveis da divisão subjetiva. Num dado momento de seu ensino, Lacan afirma que o sujeito "é seus objetos", procurando destacar um modo singular de identificação com o seio, o falo ou, ainda, o excremento.³⁹ Alguns anos mais tarde, ele falará de um efeito de identificação explicitamente ligado à função do mais-de-gozar. Trata-se, no caso, conclui ele então, de uma "identificação camuflada, secreta, que é somente aquela com este objeto enigmático que pode não ser nada, o menor mais-de-gozar de Hitler que talvez não fosse além de seu bigode (…). Foi o suficiente para provocar este efeito de identificação".⁴⁰

Isso vem confirmar que o mais-de-gozar não pode ser completamente assimilado ao objeto causa do desejo sob as suas formas mais apropriadas do seio, das fezes, do olhar ou da voz. A extensão do mais-de-gozar, para além desses quatro objetos é apenas um indício patente do fato de que o indivíduo se confronta com uma função muito mais extensa que a causa do desejo. Convém notar que essa função de recuperação do gozo próprio ao mais-de-gozar representa a contrapartida do gozo perdido do pai mítico. Esse gozo perdido é considerado como o apanágio do pai da horda primitiva – ele representa o gozo inexistente da complementaridade da relação sexual. Sabe-se que Lacan inicia a formalização do caráter universal da função fálica ($\forall x. \Phi x.$), na qual todo homem, portanto, vem inscrever-se, pela negação dessa função representada pelo pai mítico de *Totem e tabu*. A axiomatização dessa proposição particular negativa ($\exists x. \Phi x$) demonstra que todo sujeito inscrito na função fálica é portador de uma perda primordial de gozo.⁴¹

Ao retornar ao valor exemplar que Lacan dá ao ato de se intoxicar, é preciso ainda considerar o contexto de sua elaboração, nesse momento de seu ensino, sobre a causalidade psíquica e, sobretudo, a causalidade que se faz presente no fenômeno específico da loucura. Antes de tudo, ele isola o aspecto da "'discordância primordial' entre o eu e o ser", que é, assim, visto como a nota fundamental da história psíquica do sujeito e, portanto, a ambição última da loucura seria, então, neutralizá-la. É nesse sentido que o laço imaginário da agressão suicida própria da melancolia é, então, justaposto à toxicomania, a fim de tornar evidente o que constitui uma tentativa, para ambos, de "resolução dessa 'discordância' por uma coincidência ilusória da realidade com o ideal".[42]

Não é preciso recorrer às considerações sobre o ato extremo do suicídio melancólico para se levantar essa hipótese da *identificação selvagem*[43] ao mais-de-gozar, identificação que implica, nessas condições, uma separação da determinação significante do sujeito. Realmente, quando a alienação da *falta-a-ser* não mais é suficiente para satisfazer o sujeito, o recurso a esse complemento imaginário da intoxicação pode significar essa busca da unidade do eu em sua exigência de liberdade. A imposição ao eu desse componente ilusório da intoxicação produz-se, como já foi dito, na tentativa de unilateralizar a divisão do sujeito, atenuando, assim, as incidências do Outro sobre ele. Segundo Lacan, na miragem de unificação, o sujeito procura o meio de terapeutizar a discórdia existente entre o eu e o ser orientado por seu ideal de liberdade. Assim, o exemplo da prática da intoxicação aparece, em seus *Escritos*, para expressar o ideal de autossuficiência extrema do sujeito. Por meio dessa prática de automedicação, o sujeito consegue reduzir os efeitos do Outro do significante. Em resumo, essa vontade da fugidia liberdade encarnada pelo ato de se intoxicar traduz-se, em termos analíticos, na ambição do sujeito de remediar e "mesmo de reduzir a zero o campo de ação do Outro".[35]

Essa ambição do sujeito lembra a observação clínica de Freud, que consiste em se valer da metáfora do *casamento feliz* para evidenciar o modo como o alcoolista estabelece uma parceria com a garrafa. O alcance essencial de tal observação consiste em considerar a garrafa como o verdadeiro parceiro do bebedor, talvez, até, seu parceiro exclusivo, a quem ele devota toda a sua fidelidade. Em outras palavras, o produto torna-se, para o toxicômano, um parceiro na medida em que permite produzir um obstáculo entre ele e o Outro, principalmente, o Outro sexual. Essa função da droga ressalta, também, os imperativos próprios de uma demanda imperiosa, já que, como na pulsão, ela age, de uma forma ou de outra, neutralizando o Outro. Com efeito, deve-se enfatizar, a propósito, que a particularidade da toxicomania reside nessa tentativa de recuperação do gozo que não passa pelo Outro e, em muitas situações, pelo corpo do Outro como sexual.[45]

Tendo-se em vista a experiência analítica conduzida com pacientes toxicômanos, o uso das drogas é, usualmente, interpretado como uma saída para a angústia decorrente de todo encontro do sujeito com o desejo do Outro, a fim de se afastar dele. Sustentar que se trata de um modo de satisfação que não passa pelo Outro exige, sem dúvida, uma elaboração que capte a especificidade dessa estratégia de uso do produto tóxico. Discutiu-se, anteriormente, o gozo na prática toxicomaníaca com base na hipótese de sua equivalência a uma técnica do corpo. Seria conveniente agora insistir-se sobre o fato de que o gozo, nessa técnica, não passa pelo corpo do outro, mas pela via direta do próprio corpo. Portanto, é sob essa ótica que ele pode ser designado como cínico, visto que nele há uma rejeição do Outro, uma recusa de que o gozo do próprio corpo seja metaforizado pelo gozo do corpo do outro. Em outras palavras, o gozo, no fato toxicomaníaco, pode encontrar-se no horizonte do gesto masturbatório público de Diógenes.[46]

A masturbação cínica quer fazer passar uma mensagem moral, clara e apreensível por outrem. A força corrosiva desse ato, praticado à vista de todos, explica-se pelo valor paradigmático de se construir uma demonstração de ordem ética. A intenção de Diógenes tece-se, em seu estilo de insolência e denúncia, do que se pode considerar como uma concepção intelectualista da virtude. Para ele, a felicidade não emana dos *estados de conhecimento*, cuja virtude se reduz à experiência do conhecimento de um bem verdadeiro.[47] A seus olhos, há um erro de julgamento interno na perspectiva platônica de fazer a virtude proceder do fato fundamental do conhecimento. Mais precisamente, a procura de felicidade resulta de um conhecimento do bem e do mal,[48] experiência de conhecimento que representa, para Platão, o saber dos saberes. O essencial da sabedoria socrática é ocupar-se da alma; o *logos* é o único fator a exercer tal soberania sobre a alma. A presença soberana do *logos* na virtude concebida como conhecimento permite ao cínico condenar, a título de intelectualismo, o método socrático de acesso à felicidade.

Para ele, é preciso suprimir-se, radicalmente, esse intelectualismo estrito dos exercícios do *logos* na experiência do conhecimento como reminiscência. O único ponto que Diógenes guarda da construção platônica dos estados de conhecimento é a vertente da experiência ascética. Consequentemente, sua réplica pressupõe uma reabilitação do corpo sob a forma de uma técnica destinada a lhe ser aplicada. Uma técnica, pois, de treinamento do corpo, condição para se chegar ao que, na sua opinião, traduz a aspiração à felicidade. Segundo o filósofo cínico, é a ideia de autarcia, de liberdade e de apatia que permitem, portanto, descrever a atitude moral essencial que todo treinamento cínico visa a assegurar e que viabiliza ao homem conhecer a felicidade. Enquanto a mentalidade tradicional considera que o homem é feliz quando consegue possuir bens materiais, dominar os outros e gozar de uma grande celebridade, Diógenes mostra que se pode atingir muito mais facilmente a felicidade limitando-se ao máximo as próprias necessidades.[49]

O atalho cínico para a felicidade não pede, portanto, nem longos discursos, nem conhecimentos, mas um domínio do corpo capaz de evitar os dois maiores inimigos do homem: o prazer e o sofrimento. Para resistir, de igual maneira, a esses dois inimigos, o homem deve tentar observar o preceito ascético de levar uma vida de cão.[50] Pode-se dizer que o ponto de partida da ascese cínica é uma espécie de intuição referente à distinção entre prazer e gozo. Aquele que quer nela se engajar, a fim de atingir a felicidade, deve consagrar-se a um certo uso dos prazeres ou, mais exatamente, à renúncia dos prazeres do corpo. Somente essa experiência ascética permite ao cínico triunfar das penosas provas enviadas pela Fortuna e pelo Destino. É absolutamente necessário sair vencedor dos embates com esses dois únicos verdadeiros combatentes do homem – o Destino e a Fortuna. Qualquer outro – vise ele ao conhecimento, ou, ao contrário, tenha uma natureza esportiva, ou, ainda, pretenda a glória ou a riqueza – não tem importância. Para se obter a vitória nas provas de prestígio, Diógenes propõe o treino para o sofrimento. Alguns esforços revelam-se moralmente úteis, pois preparam o homem para o dia da provação; outros, porém, são feitos à toa.

Nesse modo de enunciação do utilitarismo cínico, nota-se a apreensão do valor de gozo dado por Diógenes aos objetos da civilização: "O que tem muito valor, se vende por nada e o contrário é verdadeiro".[51] Todos os que se sacrificam, de uma ou outra maneira, aos valores da vida civilizada penam em vão. Entre os valores da civilização contestados por Diógenes, destaque-se o exemplo do casamento, que será útil posteriormente: "Não se deve nem casar, nem criar filhos, porque nossa raça é fraca. O casamento e os filhos carregam como um fardo suplementar de sofrimentos a fraqueza humana. Em todo caso, os que se casaram e criaram filhos na esperança de encontrar um socorro, quando se dão conta ulteriormente de que essas situações trazem ainda mais problemas, são presa de remorso; no entanto, ser-lhes-ia possível, desde o início, evitar esses problemas".[52] Respeitar a norma de levar uma vida de cão reconduz à intuição cínica de que o gozo é uma função da perturbação do corpo. O sábio cínico busca um conhecimento sobre essa relação perturbada do animal falante com seu corpo. Realmente, a felicidade, nesse caso, resulta da sabedoria adquirida a respeito da conformação do gozo ao corpo.

Contrariamente aos homens presos na engrenagem social, Diógenes, em seu tonel, deseja estar ao abrigo da Fortuna e do Destino, para ter uma existência livre de qualquer opressão. Para ele, a masturbação pública é apenas um gesto de insolência no lugar da ilusão da sublimação. Aquilo que se visa, então, é a dimensão trans-histórica do mal-estar na civilização, consubstancial às circunstâncias contingentes próprias da Fortuna e do Destino. O ato masturbatório encarna o preceito ascético da renúncia ao Outro, já que o diagnóstico cínico da civilização concebe qualquer mal-estar como sendo mal-estar no Outro. Pode-se dizer que, para o filósofo, a civilização feminiza os homens porque, por seus ideais e métodos, ela denega e oculta a verdadeira natureza do ser humano. Se Diógenes se apoia no ato masturbatório, ele o faz para evitar essa feminização que representa, para ele, o encontro com o Outro sexo.[53] A esse propósito, Miller acrescenta, ainda, que a procura do homem por Diógenes, armado com sua lanterna iluminada em pleno dia, não revela apenas a perda da natureza do homem sublimado, como se afirmou antes. Se se levar em conta a literalidade significante da máxima cínica *"Procuro um homem"*, não se pode evitar de considerar essa feminização como própria da recusa do cínico de qualquer sublimação.

A natureza profilática da técnica cínica do corpo autorizou Lacan a dar-lhe o enfoque extremamente original e inédito de "tratamento médico" do mal-estar inerente ao desejo.[54] Realmente, é esse tratamento médico que comanda, para o toxicômano, o recurso à droga, em sua função preventiva contra as incidências do Outro. Entretanto, o tratamento cínico do mal-estar do desejo, hoje, não é mais o que era para Diógenes. Enquanto escolhia uma concordância entre o gozo e o corpo pela via da recusa às saídas sublimatórias da civilização, ele era o contestador do mundo da sabedoria socrática; ele pressupunha-o. Esse sonho impossível de restituição da harmonia do gozo e do corpo, próprio do *télos* ético do sábio cínico, não funciona mais na era da ciência. Atualmente, a oferta do mercado é a única a ditar os imperativos da felicidade, na medida da proliferação dos produtos da ciência. Assim, só se pode conceber o toxicômano como um cínico da era da ciência porque ele concorda com esse mandamento universal do gozo, preconizado na sua devoção à satisfação incondicional da droga.

Convém precisar, a esse respeito, que o ato do cínico não se confunde com a atitude imoral do canalha, como o quer a opinião corrente, e constitui-se mais pela ocupação do gozo do corpo fora do laço social. O cínico moderno, ao contrário do sábio cínico, não tenta fazer uma lei ética de seu modo de gozo. Ele satisfaz-se com sua própria maneira de gozar – à margem, no seu canto, não tem a menor intenção de demonstração. É assim que se pode explicar sua péssima reputação com os representantes das leis da cidade. Ele representa, além do mais, uma perturbação para essas leis, um obstáculo maior ao discurso do mestre, colocando-se fora do alcance dos esforços da retórica para inseri-lo nas vias dos ideais da sublimação.

A especificidade dessa nova forma de sintoma revela-se na força da parceria que prende o sujeito a esse produto da ciência. O tratamento médico opera-se não em consequência da renúncia voluntária aos prazeres do corpo, como acontece com o sábio cínico, mas do valor de remédio que esse produto da ciência toma para ele, se bem que seja um veneno para outros.[55] A força da aderência da libido, manifesta na relação de parceria do toxicômano com a droga, é suficiente para apontar o quanto a ciência, por seus *gadgets*, favorece o que se pode designar como a saída masturbatória para o gozo do corpo, ausente no passado. É tal saída que fixa o caráter de autossuficiência do relacionamento do toxicômano com o gozo do corpo, ou seja, torna possível a chamada parceria cínica com esse modo de gozo. A certeza do toxicômano, nesse modo de satisfação autística, solitária, dá, às vezes, a impressão de uma posição subjetiva de autossuficiência extrema. Essa posição subjetiva do toxicômano quanto a esse lado autístico de seu modo de gozo explica-se por sua capacidade de fazer da droga uma causa de gozo, mas, em nenhuma circunstância, uma causa do desejo.

A hipótese de Lacan sobre a presença de um elemento cínico no ponto em que se pode situar o fim de análise é esclarecedora. Em outros termos, ele se refere explicitamente ao "saldo cínico"[56] de um sujeito que conseguiu tomar uma distância do Outro, pela apreensão de seu objeto causa do desejo. Evidentemente, o toxicômano, em sua adesão libidinal ao produto, permanece completamente distanciado de tal posição. Sua parceria cínica com a droga consiste mais na vontade de curto-circuitar os efeitos do Outro, por crer que ela pode lhe trazer a conformidade entre o gozo e o corpo. Em consequência, essa posição de fazer desse modo de satisfação sua causa acarreta-lhes, ao contrário, um obstáculo quase intransponível para o trabalho analítico. É nessa perspectiva que se pode compreender que a demanda de análise, quando se insinua nele, se manifesta sempre de maneira difusa e em nome de um anseio de obter os mesmos efeitos que a droga ainda lhe proporciona, ou proporcionou um dia.

CAPÍTULO IX

VONTADE DE SER INFIEL AO GOZO FÁLICO

É em meados da década de 70 que se encontra a última e, também, a mais acabada consideração de Lacan sobre a questão da droga. Formulada no encerramento das *Jornadas de Estudos sobre os Cartéis,* da Escola Freudiana de Paris, revela uma certa oposição ao que ele tinha, até então, proposto. Marcando uma escansão, implica, sem dúvida, uma reviravolta significativa. Convém lembrar, antes, sua formulação precedente, de 1966, feita em conferência apresentada no Colégio de Medicina, publicada sob o título de "Psicanálise e medicina". A droga do toxicômano aparece, então, como produto do discurso da ciência, como um *gadget* que torna possível uma certa relação com o gozo do corpo. Essa formulação caracteriza o uso da droga como uma técnica do corpo correlata com o mais-de-gozar que se extrai em função da estratégia cínica de neutralização dos efeitos do Outro. É preciso, ainda, considerar que, na ocasião da referida conferência, o gozo fálico começa a surgir como o aspecto marcante das chamadas novas formas de sintoma presentes na modernidade, entre as quais se destaca a recorrência pretensamente consoladora dos *gadgets*.

Ainda que considerados fúteis, os *gadgets* são dotados de intenso fascínio. E, se o homem lhes devota tanto interesse, é porque, neles, capta algo do gozo do corpo. Esses objetos tornam-se, pouco a pouco, órgãos necessários, ditando ao sujeito novas funções e impondo-se como próteses suscetíveis de anular a relação singular do humano com o desejo. Torna-se possível, então, recorrer à figura da droga como *gadget* para caracterizar o essencial desse modo de gozo solitário do homem moderno. A indagação que resulta da constatação dessa adesividade libidinal do toxicômano a esse objeto vai, portanto, muito além do problema do aumento da ocorrência do uso da droga, para exprimir-se como uma questão sobre quem é o *outro* ou, ainda, quem é o *parceiro* desse sujeito. A formulação de 1975, considerada por Lacan como a única definição possível da droga, não ignora, a meu ver, que o mais-além da droga é o gozo do corpo que se insurge como parceiro do toxicômano, ponto crucial enquadrado nas propostas precedentes. No entanto, o impacto decisivo dessa definição baseia-se na concisão em que se formula a função de corte da droga, nessa parceria, em detrimento de sua função de recuperação do gozo.

É verdade – e nisso venho insistindo no curso deste trabalho – que essa função de captação do mais-de-gozar já é o resultado de um processo de subtração de gozo. Todavia essa proposta de 1975 visa a reforçar a função de separação da droga em relação ao gozo que afeta o sujeito na sua dor de viver. A última palavra de Lacan a esse respeito instaura a tese de uma ruptura no âmago da relação de parceria que se exerce entre a droga e o toxicômano. O passo seguinte consiste, a meu ver, em verificar até que ponto a tese da droga como ruptura engaja não apenas uma parte considerável da teoria lacaniana do gozo, mas também a do lugar do pai ou, mesmo, do futuro do Nome do Pai na civilização da ciência.

Curto-circuito do problema sexual

Ver-se-á que esta última formulação retoma a questão, anteriormente postulada pelo pós-freudismo, sobre a toxicomania e a sexualidade. O aparecimento da toxicomania no campo analítico produz-se, conforme já mostrado, tendo como pano de fundo a problemática da sexualidade. Os estudos de Glover, por exemplo, fazem dela um verdadeiro substituto da sexualidade [*surrogate of sexuality*]. Para Rado, ela desemboca numa proposição sem precedentes na história da psicanálise, pois se chega a concebê-la como uma nova genitalidade [*new genital*], que se amplia até uma espécie de metaerotismo [*metaerotism*]. Se a droga traz como consequência a desgenitalização do curso da vida sexual do toxicômano, isso ocorre porque, para este, ela assume o valor de um objeto parcial, capaz de fixá-lo nos estágios pré-genitais, interrompendo, assim, as circunstâncias que permitiriam o encontro com o objeto genital. Ao considerar-se a droga a partir da relação de objeto, tal interrupção explica-se, por exemplo, nas primeiras formulações de Rado, pela via da oralidade; e, nas formulações de Simmel, pela via do erotismo anal. Mostra-se, ainda, coerente com esse enfoque o privilégio que os estudiosos atribuem à escolha homossexual, latente ou não, mas sempre anterior à relação do sujeito com a droga. Fazem dela uma constante: a escolha homossexual de objeto, em suas concepções, constitui seguramente a única maneira de designar o valor clínico do curto-circuito que o toxicômano efetua naquilo que seria, em tese, o verdadeiro parceiro sexual de todo sujeito, a saber, o objeto genital.

Parece-me evidente que subscrever esse elemento do curto-circuito da clínica do toxicômano não implica, em absoluto, tomar partido do pretenso fator etiológico da homossexualidade. Sabe-se que tal escolha solicita o corpo de um outro, sob a condição de que seja o mesmo – é uma escolha que passa pelo Outro, mas sob a condição de reduzi-lo ao mesmo. Assim, a escolha homossexual não representa, propriamente, um curto-circuito na sexualidade; o que se constata, ao contrário, é a exigência de que o corpo do Outro comporte o traço particular da posse do órgão. Em função disso, pode-se compreender por que os pós-freudianos acabam por ligar o recurso à droga aos atos perversos. Se, nesse recurso, persiste o fator causal da opção homossexual precoce, tal ocorrência explica-se, segundo eles, porque o sujeito padece da recusa da castração, princípio genérico de toda perversão. Deve-se, também, levar em conta que, quando se referem às condutas perversas dos toxicômanos, os pós-freudianos as consideram especialmente no registro do *acting-out*. No entanto, a presença maciça do *acting-out* não é simplesmente concebida como um conjunto de condutas endereçadas ao que se passa na cena analítica propriamente dita. Os atos perversos adquirem, aos olhos de Glover, o sentido amplo de uma pura defesa diante das manisfestações que emergem do núcleo psicótico inerente ao funcionamento mental desses sujeitos. Chega-se, assim, à ausência completa de qualquer concepção estrutural, em que a fenomenologia clínica do fetichismo e da homossexualidade constitui a chave-mestra da perversão.

Para além do reducionismo que falseia esse raciocínio, é necessário admitir, entretanto, que a perversão pressupõe um sujeito que já tenha colocado o que Freud designa como *problema sexual,* e que encontra, nesse caso, uma solução caracterizada pela recusa da castração. Considerando-se os elementos extraídos da experiência analítica levada a efeito com o toxicômano, pode-se afirmar que o uso da droga, quanto ao fato primordial da castração, fica bastante aquém da solução adotada pelo perverso. Deduz-se, por outro lado, que a proposição de que a toxicomania pertence ao campo da perversão pressupõe a aceitação da equivalência pós-freudiana entre a satisfação dada pela droga e a satisfação sexual. Em oposição a esse pressuposto da via perversa, prefiro optar pela sugestiva fórmula de William Burroughs, que capta a solução toxicomaníaca como uma busca do sujeito de apartar-se do mal-estar da sexualidade. Assim, segundo o ponto de vista do autor, se o toxicômano se apega à droga, ele o faz porque ela "curto-circuita o apetite sexual".[1]

Toda a dificuldade dos pós-freudianos no tratamento desse fato clínico maior – que eles próprios não cessam de constatar, ou seja, que o uso da droga visa a reduzir a parte de insatisfação ligada à vida sexual – está intimamente ligada a suas teses errôneas sobre a sexualidade. Eles afirmam que o aparecimento da droga na vida do toxicômano se explica por uma espécie de desvio do desenvolvimento libidinal "normal", a exemplo da escolha homossexual ou, mesmo, da do objeto fetiche. O núcleo – pode-se dizê-lo assim – propriamente neofreudiano dessas configurações teóricas refere-se, como tentarei mostrar adiante, ao desconhecimento do fato de que toda escolha de objeto é ordenada pelo *primado do falo*. É, sem dúvida, com a elaboração decisiva do primado do falo que se opera o remanejamento, efetuado pelo próprio Freud, de uma concepção da sexualidade calcada em diferentes fases, concepção presente em seus *Três ensaios sobre a teoria da sexualidade*. Portanto, alguns anos mais tarde, o próprio Freud afirma ser "possível que, frequentemente, o antigo e o novo não se tenham deixado muito bem fundir numa unidade isenta de contradições".[2] A partir da *investigação sexual* [*Sexualforschung*] infantil, Freud reconhece que a saída da sexualidade infantil se aproxima da forma acabada da sexualidade adulta. Consequentemente, ele admite que o aspecto determinante da vida sexual infantil não é a maturação libidinal, mas a importância dominante de um saber a respeito da castração. Esse saber, que toma a forma de um interesse especial pelo órgão genital, implica, justamente, que, para ele, não existe um primado do órgão genital, mas um primado do *falo*.

Ora, essa concepção do falo pôde ser isolada pelo psicanalista porque ele foi levado a distinguir o registro do *alvo sexual* do registro do *problema sexual*, ou seja, do problema da castração enquanto um saber sobre o sexo. Com efeito, isso coincide com aquilo que havia sido proposto, ainda muito cedo, ou seja, que nenhuma criança "pode deixar de se preocupar com os problemas sexuais [*sexuellen Problemem*] nos anos anteriores à puberdade".[3] Segundo ele, as pesquisas das crianças sobre o problema sexual não aparecem, de todo, de maneira espontânea, como se se tratasse de uma necessidade inata de causalidade, que desperta seu impulso de saber [*Wissensdrang*], mas sob o aguilhão das pulsões egoístas que as dominam. Com base nessa categoria propriamente freudiana do falo, em que prevalece um saber sobre a castração, Lacan formaliza a função fálica ($\forall x. \Phi x.$) crucial para a detecção analítica do sujeito, que nele se inscreve, em diversas modalidades. Como consequência, considera-se que o aparecimento da função fálica resulta de uma operação simbólica na experiência do sujeito, em que a dimensão da linguagem e da palavra lhe é essencial: ela não se confunde com o atributo de uma realidade corporal nem com a qualidade imaginária de uma fantasia.

A princípio, na experiência do sujeito, o *falo* aparece no campo do Outro, como objeto do desejo da mãe. Ele figura sempre como em falta, qualquer que seja a temporalidade do Édipo – daí, a escritura do fator negatividade ($-\phi$) proposta por Lacan. Num primeiro momento, o *falo* falta à mãe. Em seguida, ele continua faltando – o sujeito não o possui; ele pertence ao pai. O pai não tem nenhuma outra função nesse trio a não ser a de representar o portador, o detentor do falo. É necessário esclarecer, porém, que ele não o tem nele mesmo – ele é apenas o titular de direito, direito que provém somente da transmissão do significante do Nome do Pai. Em resumo, só se é pai por procuração, e o próprio pai é castrado. Consequentemente, esse falo que falta tem sempre o estatuto de um significante metonímico, submetido à lei do pai.[4]

Essa determinação retroativa da função fálica, no plano da escolha de objeto, permitiu a Lacan afirmar a inexistência de qualquer forma de objeto genital capaz de responder a uma hipotética maturação da libido. A função fálica proíbe a afirmação de um objeto específico, cuja natureza corresponda ao desejo sexual; é ela, também, que impede a ideia de um exercício natural da sexualidade para o sujeito falante. A substancialização do desejo sexual, sob a forma de uma relação de objeto, produz o preenchimento da falta sob a forma de uma positividade, que ignora o fato de que toda forma de presença só é possível sobre um fundo de ausência. O falo é o indício de que o sujeito tomou posse da linguagem – é o falo que regulamenta e conduz o processo dessa apropriação. Na verdade, a existência do falo, como significante especial, explica-se por sua capacidade de encarnar o jogo de ausência e de presença, em consequência da castração.

A mola-mestra do erro dessa tentativa dos pós-freudianos, que consiste em estabelecer uma ligação direta entre o fenômeno da droga e o da sexualidade, situa-se na anulação da função fálica em proveito do objeto parcial.[5] A concepção da sexualidade como resultado de uma maturação instintual torna possível o postulado da droga como um objeto apto a saturar a necessidade. No entanto, se se tomar distância do reducionismo da tradição analítica da relação de objeto, não se deve, por isso, negligenciar a clínica que comprova a tese de que a droga consegue curto-circuitar o *problema sexual*. Aliás, é curioso constatar que, na pena de um Glover, se encontra a ideia da prática da droga como esse "método do curto-circuito" [*method of short-circuiting*],[6] visto como uma tentativa do sujeito de fechar o acesso à sexualidade, sem que, como se viu, fosse possível desfazer-se de um impasse em que a toxicomania se vê reduzida a uma forma nova de perversão.

Com o intuito de precisar essa tese do curto-circuito, convém retornar-se ao valor que Diógenes confere ao ato masturbatório público, com que ambiciona evitar as mazelas provenientes do convívio com uma parceira sexual. De certa forma, pode-se dizer que o gesto contestador do cínico intervém no ponto exato em que se torna possível o encontro com o Outro sexo. Contudo, é necessário evitar-se a ideia de que o gozo masturbatório está ao abrigo da relação com o Outro. O cínico, deve-se dizê-lo, vive como se o Outro não existisse. Por isso, o gozo fálico lhe é suficiente em si mesmo. O ideal cínico da felicidade vem confirmar o axioma lacaniano de que não há felicidade a não ser a do falo.[7] O cinismo representa uma maneira de se opor aos meios de gozo oferecidos pelo aparelho da civilização, por intermédio do acento conferido ao gozo fálico, concebido como o único que pode liberar a felicidade. Admitir que apenas o falo pode dar felicidade é o próprio anátema lançado pelo cínico ao laço social, o que explica, em compensação, o interdito com que as leis da cidade atingem sua forma de gozo direto e imediato.

O atalho cínico da masturbação testemunha os obstáculos que o sexo masculino encontra para gozar do corpo da mulher. A masturbação cínica instaura-se pelo fato de que o homem goza exatamente do gozo do órgão. Pelo gozo fálico, Diógenes tenta responder à discordância fundamental existente, para o homem, entre seu corpo e o gozo. Sua esperança é a de poder atingir o *um* da relação sexual pela via de um gozo *um*. Lembre-se, a propósito, a máxima de Diógenes – "Procuro um homem" –, que marcaria sua ligação ao gozo fálico, já que este impede a superação do obstáculo que o Outro sexo encarna. Em suma, o cínico agarra-se ao gozo do órgão porque ele não pode gozar do corpo da mulher, na medida em que seu gozo sexual está marcado pelo ideal de constituir o *um* da relação sexual.

Todavia, o impasse constitutivo da relação entre o ser sexuado macho e o ser sexuado fêmea é expresso, apenas de maneira parcial, pelo gozo masturbatório cínico. Sabe-se, por outro lado, que esse gozo masturbatório se mostra compatível com o outro sexo pela via do Outro fantasmático. Esse gozo masturbatório, Lacan teve ocasião de chamá-lo *gozo do idiota*, visto que se limita a apoiar-se no registro do *falo*, ficando preso à ilusão de poder atingir o outro sexo pela dimensão puramente imaginária da fantasia. Segundo esse ponto de vista, o esclarecimento da questão do gozo na toxicomania exige que ele seja distinguido do gozo do masturbador, que se baseia, essencialmente, no gozo fálico. No entanto, não era o que Freud pensava a esse propósito, pois chegou a emitir suas primeiras hipóteses psicanalíticas sobre a droga, ainda bem no início de seu percurso, considerando a relação do toxicômano com a masturbação. Ele foi levado "a acreditar que a masturbação era o único grande hábito, a 'necessidade primitiva' [*Ursucht*], e que os outros apetites [*Suchten*], como as necessidades de álcool, de morfina, de tabaco, são apenas substitutos daquela, produtos de substituição".[9]

Ruptura com o gozo fálico

A meu ver, o essencial da definição lacaniana da droga, surgida em 1975, é a tese de que sua prática metódica exprime as dificuldades que o toxicômano encontra em ser fiel ao casamento que todo ser falante contrai um dia com o parceiro-falo. No fundo, o que se apreende como específico do ato toxicomaníaco é o fenômeno da busca de uma ruptura fundamental com o gozo decorrente dessa parceria estrutural para todo sujeito neurótico – a parceria fálica. Convém notar, portanto, que essa definição aparece sob uma consideração, em que o fator estruturante do casamento do ser falante com o falo, ou, mesmo, do gozo que dela resulta, se destaca de forma visível. Por conseguinte, sua definição da droga se enuncia, literalmente, assim: "...é porque falei de casamento que falo disso; tudo o que permite escapar a esse casamento é evidentemente benvindo, daí o sucesso da droga, por exemplo; não há nenhuma outra definição da droga senão essa: é o que permite romper o casamento com o pequeno-xixi [*Wiwimacher*]".[9]

Em seu discurso, Lacan é levado a definir, de uma maneira categórica, a função da droga no momento em que tenta explicar em que circunstâncias a castração é gozo. A esse respeito, ele chama a atenção para a presença de um fator concreto que indica uma pista, ou seja, a castração libera necessariamente angústia. De acordo com ele, o texto canônico de Freud sobre a liberação da angústia como consequência da castração é a narrativa clínica da neurose fóbica do Pequeno Hans. Aliás, quando, alguns anos mais tarde, em "Inibição, sintoma e angústia", ele retorna a essa questão da relação entre castração e angústia, apoia-se nesse mesmo relato clínico. A interpretação lacaniana desse caso visa a seguir os fundamentos da argumentação de Freud sobre o que ele chama de eclosão da doença neurótica, expressa pelo sintoma fóbico. A conjuntura da eclosão da fobia, no caso, liga-se a um momento preciso da vida de Hans, quando tudo oscila em volta de um *jogo de tapeação*,[10] realizado diante de sua própria mãe. Esse jogo é esboçado por uma criança que está constantemente fantasiando o falo e, por isso, interrogando sua mãe sobre a presença dele, nela. Em sequência, a mesma pergunta será feita a respeito do pai, dos animais e, até mesmo, dos objetos inanimados. No decorrer da leitura das falas relatadas pelo pai, percebe-se o quanto o falo ocupa o lugar de um objeto axial na organização de seu mundo.

Não é por acaso que Hans elege o falo como critério indispensável ao ser vivo. Para Freud, esse interesse cada vez mais intenso pelo atributo fálico e por tudo que, em torno dele, se tece como material simbólico e imaginário é, na realidade, um elemento típico do desenvolvimento das crianças em geral. Nessa perspectiva, pode-se compreender as palavras, ao mesmo tempo de consolo e de desafio, que o pequeno dirige à sua mãe: "E todo mundo tem um faz-xixi, e meu faz-xixi crescerá comigo, quando eu crescer, porque ele está enraizado".[11] Essa menção à fixação inexorável do pênis no corpo constitui, na verdade, uma resposta à ameaça da mãe de mandar cortar seu *faz-xixi* se ele continuasse a brincar com ele. Freud acrescenta que essa ameaça, proferida quando ele tinha três anos e meio, foi ineficaz. As consequências só aparecem *a posteriori* [*nachträglich*], ou seja, um ano e três meses mais tarde, no momento em que o menino se torna presa da angústia de perder essa preciosa parte do corpo.[12]

Esse texto não oferece nenhum meio de elucidar o mecanismo de eclosão da fobia, pelo peso de uma frustração, ou do aparecimento precoce de um acontecimento exterior traumático. Não há mudança significativa, a não ser o fato de que seu pênis "começa a tornar-se alguma coisa completamente real. Seu pênis começa a se agitar e a criança começa a se masturbar".[13] Realmente, essa transmutação do pênis acontece porque o menino cai no jogo interpelador daquilo que ele representa para sua mãe. Esse momento, em que intervém, para ele, a presença real do pênis como lugar de gozo, coincide com sua tentativa de se localizar diante do desejo da mãe. Em função do falo ambulante, do pai ou, mesmo, dos animais, que se desloca para a pessoa da mãe, ele tenta encontrar uma resposta ao enigma do desejo materno. A maneira como suporta esse jogo de esconde-esconde do falo é o indício mais evidente de que o desejo da mãe é um impasse para ele.

Esse jogo de blefe diante da mãe toma, pouco a pouco, o aspecto de uma orgia imaginária, que só pode ser apaziguada pela reinscrição de seus excessos, na ordem simbólica, por meio da castração. Percebe-se que as intervenções sugeridas por Freud visam, sobretudo, a afastar a presença maciça desse falo imaginário, fazendo emergir o registro do pai real. Somente a efetividade da função paterna pode evitar a cristalização dessa produção imaginária exacerbada sob a forma de um real prematuro. Esse jogo do *Wiwimacher* real, em Hans, representa a prova de que a criança não é capaz de metaforizar o amor da mãe pelo pai. Pelo contrário, ela encontra-se inserida na metonímia do desejo materno do falo, falo que ela não possui e nunca possuirá.[14] Vê-se confrontada, portanto, com o desejo devorador da mãe, desejo fortemente insatisfeito e marcado pela procura de algo apto a satisfazê-lo.

O aparecimento, imaginário para o sujeito, da figura devoradora da mãe como encarnação do desejo do Outro constitui o ponto de partida do trabalho lacaniano sobre a fobia. Essa presença maciça da mãe, caracterizada por sua não-resignação perante a falta do falo, leva o sujeito a ter que responder pelo enigma do desejo do Outro. O essencial da fobia desdobra-se no aparecimento de um significante, que opera no sentido de anular a relação metonímica da mãe com o falo. A produção do significante fóbico explica-se, então, pela fragilidade do processo de metaforização do desejo da mãe, efetuada pelo Nome do Pai. É essa fragilidade que engendra uma variante da significação fálica, substituindo sua carência momentânea. A apreensão do significante fóbico por Lacan representa um modo elegante de atribuir sua função de substitutivo da carência paterna. Poder-se-ia falar da fobia como uma espécie de "mini-metáfora delirante",[15] construída para substituir, provisoriamente, o fato de que o Nome do Pai não ocupa seu lugar diante do desejo da mãe. O pequeno Hans dá um excelente exemplo do que, para a criança, significa ficar sozinho com a mãe, com quem supõe executar a completude dual.

Lacan revela-se sempre muito atento às circunstâncias da eclosão da angústia relativa ao embaraço sentido frente ao falo, momento em que o gozo fálico vem se associar ao corpo do pequeno Hans.[16] A angústia instala-se exatamente quando este é despertado por seu *pequeno-xixi*, quando percebe que está casado com o falo.[17] Em suma, esse caso testemunha, de maneira exemplar, como a constituição do sujeito é guiada por sua acomodação ao gozo fálico e como a passagem desse momento não se faz sem a superação de obstáculos decisivos. Tendo em vista essa guinada de Hans na transmutação dessa parte do corpo, Lacan define, mais tarde, o modo particular de gozo fálico. A função nodal desse gozo evidencia-se pelo fato de que, em torno dele, se situa o real do corpo, real a que todo trabalho analítico se liga. Esse trabalho analítico refere-se às circunstâncias que envolvem o casamento, como esclareci antes que o sujeito deve um dia realizar entre o gozo fálico e seu corpo. É todo o impasse do casamento do homem com o falo que motiva a conceitualização do gozo fálico não tanto a partir do Outro do significante, mas, antes, do Outro do corpo, ou o Outro do outro sexo.[18] Isso não significa a independência da sexualidade em relação à estrutura da linguagem. Para a psicanálise, é a linguagem que introduz a dimensão sexual no ser humano. A sexualidade, enquanto organização fálica, assim como a concentração que ela implica sobre um órgão, deve-se a seu isolamento pela função significante.

No campo analítico, o gozo fálico, em última instância, dá a resposta ao problema do por que os sexos se procuram. Já se falou, anteriormente, da audácia da retomada freudiana de *Um* do Eros platônico, sustentado pelo mito do corpo unido, do corpo com dois dorsos e do corpo redondo. Segundo Lacan, esse mito contém, de certa forma, o segredo do gozo fálico como o signo mais extremo do embaraço e do obstáculo entre os sexos. Se há embaraço do sujeito quanto ao que pode fazer com um outro corpo, isso se explica pelo fato de que a superação desse obstáculo está cheia de angústia. Realmente, a própria noção de gozo fálico é tributária da objeção feita a qualquer compreensão da sexualidade nos termos de uma atração automática do homem pela mulher. Na falta de qualquer ideia de um presumido instinto sexual, essa forma de gozo busca entender, ao contrário, "o obstáculo pelo qual o homem não chega a gozar do corpo da mulher, precisamente porque o que ele goza é o gozo do órgão".[19]

Contrariamente à aplicação freudiana do casamento feliz ao alcoolista de Böcklin, encontra-se, na definição lacaniana da droga, o estatuto de uma infidelidade. E, nesse sentido, parece-me convincente postular um elemento diferencial entre a elaboração de Freud e a de Lacan sobre a toxicomania, com base no emprego, que ambos fazem, de um denominador comum: o casamento. Se, no primeiro caso, o casamento feliz com o produto implica a ruptura com uma série dos outros objetos, no segundo, o apego ao produto corresponde a uma espécie de contracasamento. Nesse particular, se Freud se restringe ao critério único do casamento com o produto, para Lacan o produto é um meio valioso para fazer valer a vontade de infidelidade do toxicômano em relação ao gozo fálico, que o embaraça. Em resumo, a menção do significante *casamento* tem por referência, em um, o produto e, no outro, o gozo fálico; seu uso relaciona-se, pois, a contextos conceituais claramente distintos.

O toxicômano não é um perverso

Para Lacan, a explicação do sucesso da droga, na época atual, concerne à sua função de prótese química – um artefato da era da ciência –, cujo uso metódico visa a afastar os efeitos devastadores do gozo. Entretanto, faz-se necessário delimitar bem a natureza do laço existente entre a toxicomania e o gozo. Sabe-se que a função de ruptura da droga poderia ser concebida como um modo singular de recuperação do gozo do Outro. É possível supor-se, a partir daí, que o toxicômano, em seu ato, se ofereça ao gozo do Outro a fim de completá-lo e, assim, evitar o que da falta parece insuportável. Nesse ponto de vista teórico, ele torna-se instrumento do gozo do Outro; a droga intervém, então, para fazer emergir essa forma de gozo. Evidentemente, essa maneira de colocar o problema leva, sem dúvida, a conceber a toxicomania no horizonte lacaniano da perversão. É preciso inclusive ressaltar que, no momento mesmo em que Lacan faz sua última incursão no tocante à definição droga do toxicômano, seus alunos se dedicam a pensar os fenômenos da toxicomania e do alcoolismo no universo conceitual da perversão. Nenhuma dessas tentativas, porém, equivale à posição de Glover, que, no fundo, ignora a verdadeira natureza do problema, relegando a toxicomania à categoria de uma analogia simplificadora entre a droga e o objeto fetiche.

É o caso, por exemplo, de uma série de artigos sobre o alcoolismo publicada em *Scilicet*,[20] de que se extrai a afirmação de que "a melhor autenticação para o alcoolista desta pulsão maldita que se obstina a se satisfazer é o imperativo sem lei deste Outro que o explora, Outro onipotente e insaciável a bombear o gozo dos corpos".[21] O próprio autor precisa, num artigo subsequente, em que se apreende essa fantasia do gozo ilimitado do Outro, "uma estrutura que seria a do perverso".[22] O fenômeno alcoólico é concebido, portanto, segundo os termos utilizados, como uma "estrutura em que a falta se inscreve pela via de um objeto designado e dito como tal: mais-gozar". Insisto no fato de que esses artigos constituem um esforço de aplicação das últimas elaborações de Lacan sobre a perversão, ou seja, a partir do momento em que a categoria do objeto *a* é constituída, a referência ao fetichismo como paradigma da perversão se apaga. Segundo esse ponto de vista, se o toxicômano é um perverso, isso ocorre porque ele se identifica com a posição do objeto que especifica o uso perverso da droga, em que o caráter masoquista dessa prática se torna, pois, o aspecto fundamental.

No meu entender, essa abordagem ainda é insuficiente, porque se faz necessário comprovar como a identificação à posição de objeto, na toxicomania, é depositária de um certo uso da fantasia, próprio da estrutura perversa. Dito de outra forma, não me parece que a prática da droga se presta a fazer valer a *vontade de gozo*, característica da posição do sujeito no circuito pulsional da perversão. Ela não é fonte de uma recuperação de gozo nem de um uso assimilável às vias complicadas e sinuosas da fantasia fundamental. A não ser que se queira elevar o produto, na toxicomania e no alcoolismo, à categoria de objeto *a*, como se faz nos artigos publicados em *Scilicet* citados anteriormente. Nesse sentido, se existem toxicômanos perversos, eles não o são na sua relação desregrada com a droga.

Essa visão do fenômeno da droga obriga-me a reexaminar, de maneira mais acurada, minha hipótese de que o toxicômano não é um perverso. A ideia, evocada antes, de que o uso toxicomaníaco da droga impele o sujeito para uma posição em que este se faz instrumento do gozo do Outro pressupõe, justamente, pensar como acontece a inclusão desse uso nas particularidades próprias do circuito fantasmático do sujeito. Para mim, a lógica utilitarista em jogo na toxicomania resulta, ao contrário, daquela que se faz presente na perversão, de uma espécie de economia, ou melhor, de um atalho nos caminhos da fantasia. Esse jogo produz-se ao inverso de todo ato perverso, que exige a presença do objeto da fantasia, objeto que, evidentemente, inclui a castração, por meio de algum traço advindo do registro fálico.

Na verdade, a acepção lacaniana da perversão como um modo de uso particular da fantasia extrai-se, por sua vez, da tese de que a perversão não é a pulsão. Ou seja, a perversão não se confunde com a natureza essencialmente polimorfa da pulsão sexual. Esta última constitui-se, precisamente, como o circuito pelo qual a sexualidade participa da vida psíquica. Segundo Lacan, esse circuito baseia-se mais no jogo de ida e volta da pulsão que sobre o registro de uma gramática, em que se expressam as vozes ativa, passiva e reflexiva. Como consequência, a reversão significante de que se reveste o destino da pulsão não pode ser separada de seu trajeto fundamental de ida e volta. É para além dessa subjetivação acéfala da pulsão que se pode reconhecer a especificidade da estrutura perversa. Rigorosamente falando, para que haja perversão é necessário identificar-se, no plano desse circuito de ida e volta da pulsão, a interposição de um sujeito dividido pela *vontade de gozo*. Com base na prática perversa do sádico, Lacan demonstra que sua *vontade de gozo* não equivale à manifestação de uma pulsão sadomasoquista qualquer. Essa *vontade* é exercida, antes de mais nada, no propósito do perverso de se identificar com o que se passa no Outro. O recurso ao objeto da pulsão – o olhar, no caso do exibicionismo, e a voz, no do sadomasoquismo – pressupõe a existência de um cenário. O sujeito perverso visa à cifragem e à recuperação do gozo nas bordas da divisão do Outro. Por consequência, os tormentos e a dor provocados na vítima só interessam ao perverso na medida em que acontece a libidinização da dor que experimenta na sua identificação com esse outro. A meu ver, é essa identificação com a voz da vítima que constitui o essencial dessa instrumentalização do sujeito perante o gozo do Outro.

É certo que a droga está longe de preencher as condições exigidas pelas soluções perversas, que exigem no uso da fantasia, como se verificou, no cenário do sadismo, a presença de um objeto que busca a divisão do Outro para recuperar o gozo nas margens dessa divisão. Assim, o ato toxicomaníaco situa-se aquém do que caracteriza o ato perverso, que, por sua vez, mantém sua origem e sua implicação no circuito fantasmático do sujeito. Em compensação, se se imiscui no ato de se drogar, o gozo apresenta-se fora desse uso particular da fantasia. Nesse caso, as vias tortuosas e complexas da fantasia não são trilhadas.[24] Opondo-se à complexidade peculiar ao uso perverso da fantasia, o aspecto iterativo das condutas rituais dos toxicômanos beira a monotonia. O fio da argumentação, até este ponto, leva-me a considerar o uso da droga no registro de uma *perturbação do ato,* configurada em função de um curto-circuito operado no gozo fálico. Nessa prisão celibatária do toxicômano numa satisfação ruinosa, não se trata de uma formação de compromisso, mas de uma formação de ruptura com o gozo fálico. O aspecto crucial da dimensão do ato, nesse caso, não vai na direção de uma formação do inconsciente – como é caso do ato falho –, mas reside no fato de que o sujeito, em seu ato, faz uma aposta sem o Outro.

Em outras palavras, o sujeito concretiza-o, desconhecendo inteiramente que, quando se faz calcado na função do desejo, o ato não apenas visa ao campo do Outro, mas inscreve-se nele, que, aliás, nesse instante, se mostra dividido, barrado. A especificidade da perturbação do ato, na toxicomania, situa-se na impossibilidade da renúncia a uma forma de satisfação compulsiva, que insiste em ser direta e imediata. É por isso mesmo que esse fenômeno clínico exibe um verdadeira proliferação das diversas formas do ato – passagem ao ato, *acting-out,* aí, inclusive, compreendida a fantasia que, segundo certos autores, desempenha, ao contrário do que tenho proposto ao longo deste trabalho, um papel fundamental. É o caso, por exemplo, da tentativa de unificar os fenômenos clínicos que se ligam aos *distúrbios de caráter – caracteropatias –* e às *impulsões –* como o jogo de azar, a bulimia, a anorexia e o recurso à droga, segundo o mesmo sintagma das "patalogias do ato".[25] A despeito da minha concordância com a presença maciça do ato na toxicomania, coloco em questão a pertinência da aproximação que se faz deste à dimensão da fantasia, pois a face de descomedimento, de excesso, daquele e, principalmente, a maneira imediatista e direta como se busca a satisfação vai, ao contrário, no sentido inverso da satisfação obtida no circuito da fantasia.

Por meio desse modo de obtenção de satisfação direta, consuma-se, na verdade, o divórcio do sujeito, no lugar exato do gozo fálico, o que, na minha opinião, faz com que a toxicomania se conecte com expressões atuais das neuroses e, mesmo, das psicoses, expressões sintomáticas novas, certamente advindas dos efeitos crescentes da ciência no âmbito das distintas modalidades de discursos. Sem nenhuma dúvida, o sucesso da droga na modernidade não poderia ser concebido fora do contexto de declínio crescente da imagem do pai na era da ciência. A acepção da droga como o que permite romper o casamento do toxicômano com o gozo fálico leva, infalivelmente, à questão do pai. Somente a função do pai pode explicar essa vontade inevitável e incoercível de evitar o encontro com o gozo fálico. Mais uma vez, a obra de Lacan vem retificar o lugar ocupado pela mãe nos estudos pós-freudianos. As construções usuais da toxicomania não escapam à impregnação fenomenológica de uma espécie de metapsicologia do uso da droga ligada ao mito da mãe. Essas construções fazem prevalecer o mito de um gozo primordial, próprio do corpo materno, cujo retorno seria assegurado pelo uso de certas drogas. Evoque-se, a esse respeito, a análise metapsicológica do sentimento de elação oceânica estabelecido por Freud, que, como já se mostrou, afasta qualquer hipótese de explicação apoiada em tal mito.

Quanto à experiência da droga, em que se percebe a função crucial de um *tratamento médico*, visando-se a separar o corpo das consequências perturbadoras do gozo fálico, não se pode evitar a referência ao pai. Em psicanálise, o pai é aquele que estabelece a conformidade entre a lei e o desejo e o regime edipiano, o mito individual em que se realiza a interdição do desejo de gozar da mãe. A significação fálica aparece, nesse contexto, como o que vai apontar, para a criança, a lei do pai, na medida em que sua instauração, no fim do processo de metaforização do desejo da mãe pelo Nome do Pai, equivale precisamente à proibição do gozo primordial da mãe. O significante fálico comporta, pois, uma dupla função quanto ao gozo: em relação ao gozo primordial da mãe, proíbe-o; no que diz respeito ao gozo do órgão, pode-se dizer que o torna possível. É preciso lembrar, além disso, que ele realiza, por si mesmo, uma função de limitação do gozo em geral. A acomodação do sujeito com o gozo fálico advém de uma relação possível entre o desejo da mãe e o lugar ocupado pelo Nome do Pai. É nesse sentido que se concebe a metaforização, pelo pai, do desejo da mãe como o fator determinante do destino da sexualidade.

A consideração da droga no registro de um curto-circuito do problema sexual encontra, realmente, na clínica analítica do toxicômano a questão da função paterna. A prática da droga só se esclarece pela colocação de um mecanismo reparador de uma ruptura no registro fálico.

Pela via de um artefato da era da ciência, cria-se um método ordenado e astucioso para se lidar com tal ruptura. Portanto não se deve conceber a repetição ritual desse ato em função do caráter clássico do sintoma freudiano, no sentido, pois, do retorno do recalcado. No fundo, esse artefato atua segundo o registro preciso de um símbolo em que se operou a completa expulsão de qualquer conteúdo representativo, de qualquer valor de sentido. Para esse símbolo, o único sentido aceitável é o que visa a reparar o que do real do pai não retornou para o sujeito. Além do mais, como já se viu, esse ponto constitui o verdadeiro não-dito do ato toxicomaníaco, assim como guarda uma contestação da lei do pai, paga pelo sujeito com a entrega e a consequente ruína de seu corpo.

Clínica da insubmissão ao serviço sexual

Ainda que de forma superficial, essa função reparadora da droga não escapou a algumas das teses do pós-freudismo sobre o fenômeno toxicomaníaco, teses formuladas, explicitamente, pela via do apagamento da distinção entre estruturas clínicas clássicas, particularmente entre neurose e psicose. Na verdade, tal função reparadora apenas foi postulada com a iniciativa, de índole kleiniana, de colocar, no âmago da vida psíquica, um núcleo psicótico contra o qual o toxicômano se defende. A partir daí, estabelece-se o pressuposto de um *continuum* clínico, que dissipa a fronteira entre essas duas estruturas. Apesar da minha total discordância com esse pressuposto clínico, reconheço, por outro lado, a necessidade de se submeter essa concepção do recurso à droga como meio de ruptura com o gozo fálico a uma confrontação com o campo das psicoses. Mesmo porque estas são consideradas como o lugar em que se processa não apenas uma ruptura, mas sobretudo uma verdadeira exclusão da função fálica.

É sabido que o terreno de conceitualização da falha, do buraco no gozo fálico, é introduzido por Lacan no curso de sua investigação sobre as psicoses. Por meio desse buraco na significação fálica, ele pôde, inclusive, demonstrar no delírio de Schreber a presença de uma função hiperbólica, que se exprime de uma maneira "sardônica", pela via do efeito de *empuxo-à-mulher*.[26] Nada desse efeito é apreensível nos casos em que se constata a ruptura do gozo fálico, sem que, com isso, se questione, neles, a presença simultânea da simbolização do Nome do Pai. O que se propõe, para a toxicomania, como efeito análogo, mas, ao mesmo tempo, profundamente distinto do fenômeno do empuxo-à-mulher, é o fator clínico do *curto-circuito do problema sexual*, que envolve a chamada ruptura com o gozo fálico.

Essa conceitualização sobre a exclusão da ordem fálica nas psicoses é, inicialmente, formalizada pelo matema phi-zero [Φo]; e, para a falha na simbolização do Nome do Pai, Lacan propõe a notação [Po]. Assim, no lugar da constituição da significação fálica pela via da simbolização do Nome do Pai, característica de toda neurose, encontra-se, nas psicoses, o par de termos [Po-Φo], a respeito do qual Lacan se pergunta, das mais diversas maneiras, em que condições um implicaria, necessariamente, o outro. De toda forma, seria impossível admitir, para elas, a recusa desta última hipótese. Em contrapartida, no que tange aos mais genuínos fenômenos da prática da droga, própria à toxicomania, preconiza-se essa ruptura com o gozo fálico, sem que haja, por isso, foraclusão do Nome do Pai.[27]

O trabalho clínico com sujeitos psicóticos que também recorrem ao uso abusivo da droga mostra que a incorporação do produto tóxico envolve, quase sempre, a anexação do significante, como bem ilustra o fragmento de caso de um sujeito que vai para um hospital psiquiátrico por causa "de um problema de família". Ele enfatiza que a questão, na sua família, era a herança. Como se tratava de uma família camponesa, ele repetia o tempo todo: "A questão são as terras" [*La question c'est les terres*].[28] É evidente nesse caso não apenas a assonância, em francês, dos significantes *"les terres"* e *"l'éther"*, mas também o lugar que ela ocupa na economia subjetiva desse caso de psicose. Para um homem que nasceu em uma região agrícola da França e que, anos mais tarde, se tornou um eterômano, considera-se que o recurso à droga se inscreve, no caso, de maneira diferente que na toxicomania. O éter, "que ele cheirava, tomava o lugar ou, mais precisamente, era o retorno no real de um gozo tirado desse Nome do Pai que era para ele a herança das terras".[29] Bem ao contrário da prática corrente dos toxicômanos, portanto, o psicótico procura na droga algo diverso, algo bem circunscrito.

Segundo essa mesma perspectiva, destaca-se, ainda, a relação com a droga de um paranoico que a transportava por diferentes circuitos, mostrando-se, em consequência, perfeitamente adaptado ao ambiente dos traficantes:

> Ele se sentia perseguido permanentemente e, com efeito, era seguido pela polícia há dois anos. A grande lembrança que tinha de seu pai, um impressor, morto quando o filho ainda era jovem, era sua imagem envolta no pó branco que se desprendia do papel recentemente cortado na máquina com a qual lidava em seu trabalho cotidiano. Tem-se aqui o mesmo fenômeno que no primeiro caso: no lugar de uma identificação com o pai, um gozo no real. Também ele se envolvia em pó branco de outro tipo, que permitia não se identificar, mas gozar.[30]

A incorporação do significante associado ao uso da droga, próprio da psicose, caracteriza-se, neste último caso, não tanto pelo nome do produto, mas pela modalidade do consumo.

Esse mesmo aspecto da junção entre o uso da droga e a inserção do significante no real encontra-se no caso de um sujeito psicótico que substituiu a heroína pela escolha unívoca de uma marca de vinho: *"Vieux Papes"*. Era um homem de 32 anos, de nacionalidade togolesa, chamado Kodjo. Ele procura um analista, a conselho dos serviços de saúde mental de Paris, e apresenta-se como toxicômano, dependente da heroína há vários anos. No curso de seu tratamento analítico, Kodjo deixa de lado rapidamente a heroína. Porém, na ausência do analista, que viajara de férias, ele aparece aprisionado por uma conjuntura delirante-alucinatória caracterizável – discordância, delírio de perseguição, despersonalização –, fenômeno que sobrevém a partir do momento em que o delírio eclode na esfera acústico-verbal, dando um microfone ao supereu: *"Você o quis; é bem feito para você"*, sussurram-lhe vozes.[31] Diante do horror dessas alucinações que o atormentam, ele é obrigado a internar-se num hospital psiquiátrico. Seu analista encontra-o, ao voltar de férias, num estado marcado pela dificuldade de "se dirigir a quem quer que seja, e seu corpo é animado por estereotipias, nas quais se reconhecerá imediatamente o efeito de um gozo deslocado e, algum tempo depois, já no tratamento, exprime uma cinética do corpo sob a forma de um verdadeiro trote sem sair do lugar, indexando no real essa posição que é a de Kodjo: ser o cavalo do pai".[32]

O essencial da trajetória do tratamento, neste último caso, consistiu, sobretudo, em isolar o significante *cavalo* situado no lugar da identificação com o pai, a qual, consequentemente, não havia se realizado. Já nas entrevistas preliminares, Kodjo reclamava do fracasso do ditame familiar que ele encarnava: "Desde o início, aparece na sua fala a questão do pai todo-poderoso, todo-gozador, mas irresponsável, que dificulta a posição do filho com um dever familial, tornando mais doloroso o fardo e o fracasso" em assumir um tal ditame. Ele explicava então a seu analista "que uma regra costumeira e tradicional, em seu ambiente cultural, quer que o primogênito suceda ao pai faltoso, na responsabilidade de educar as crianças".[33] Com efeito, o apoio encontrado na figura do cavalo, em seu delírio, tinha razão de ser: ele foi tirado do tesouro de significantes do *Vodu*, em que os pais de Kodjo tinham aprendido, há muito, a ler o sentido dos acontecimentos. A particularidade desse fragmento do discurso mítico, em que o sujeito está mergulhado, é recorrer à figura do cavalo como índice da posição das mulheres possuídas pelo *Vodu* ou os *Trô*. É, pois, enquanto possuído, enquanto mulher de um *trô*, enquanto cavalo de um ancestral que ele privou de vida que Kodjo, em seu delírio, reconstrói o mundo.[34] Tendo em vista o cavalo na sua dimensão de símbolo, signo da posse no *Vodu*, o analista pôde decorticar, no correr das sessões, a própria lógica do delírio de possessão de que sofria Kodjo. O retorno do gozo do Outro surge à maneira de um galope que acontece, ali mesmo, cada vez que o indivíduo se aproxima do que não pode ainda a essa altura, chamar de significante *cavalo*. Muito antes que se possa conferir ao significante *cavalo* o valor de metáfora delirante, é preciso reconhecer nele a incidência da alucinação psicomotora, que expressa de maneira particular um retorno no real do corpo do que está foracluído no registro simbólico. Isso esclarece bastante bem, para o sujeito, o lugar da heroína, conhecida também, entre muitos, pelo nome de cavalo.[35]

O tratamento desse sujeito não pôde evitar, no âmbito da própria construção delirante, o impacto decisivo, para o seu andamento posterior, da metáfora do *cavalo*, fornecida pelo discurso mítico do Vodu. O *cavalo*, tendo se tornado, para ele, signo ou mesmo significante-mestre (S1), encontra um lugar no sistema simbólico do sujeito (S2), por meio dos significantes próprios da narrativa mítica. Evidentemente, esse signo do *cavalo* não conota, de forma alguma, os efeitos de sentido provocados nos sujeitos, em que ocorre a instalação da significação fálica, produto da operação de metaforização do desejo da mãe pelo viés do Nome do Pai. Ao contrário, por meio do *cavalo*, reencontra-se aquilo que se disse antes sobre a função significante no uso que o sujeito psicótico faz da droga, ou seja, se ele procura alguma coisa determinada na droga, ele o faz porque, no lugar da identificação ao pai, emerge um gozo no real. É nesse sentido que o significante-mestre *cavalo* – sem se esquecer o valor do enunciado, produzido pela escuta analítica: *ser o cavalo do pai*, que se decalca da sua posição de sujeito –, se imiscui na determinação da escolha da heroína ou na escolha unívoca do *"Vieux Papes"*, com uma maneira particular de lidar com o gozo na psicose. Segundo essa ótica, a heroína aparece como o que lhe permite fornecer uma espécie de opacidade a seu corpo, que o torna, diz ele, "impossível de ser perfurada pelo olhar dos outro. Através do filho, vê-se a mãe. Recobrindo de gozo as paredes do corpo, a heroína o ajuda, a princípio, a manter uma identificação distinta do corpo da mãe".[36]

Não se pode falar da toxicomania de Kodjo como um modo de solução, na forma de uma suplência estabilizadora, mas, sim, como uma tentativa de moderação dos efeitos do gozo do Outro. Leva-se em conta inclusive que, nesse caso, se trata de uma psicose já desencadeada. É claro que nem sempre a droga desempenha, em uma psicose, essa função de suplência estabilizadora nem, tampouco, de moderação do gozo do Outro; em muitos outros casos, é possível constatar – e a clínica o demonstra – seu papel desencadeador da atividade alucinatória e delirante do sujeito. Logo é a função medicamentosa das drogas que prevalece, para Kodjo, como uma espécie de anteparo contra um gozo não-regulado e ameaçador, visivelmente implicado no seu retorno no real. Pode-se dizer que essa dimensão de autoprevenção, de automedicação do delírio, se inscreve no ato toxicomaníaco de sujeitos psicóticos como uma tentativa de cura diante do assalto do gozo do Outro. Esse gozo fora da linguagem e parassexuado, situado além do falo, constitui o suporte do corpo como tal, quer dizer, o corpo antes vivo do que morto. O gozo do Outro opõe-se, então, ao gozo fálico, considerando-se que este se mostra suficientemente determinado pela linguagem, já que tributário do significante fálico. O gozo fálico, supondo a *falta-a-ser* ancorada na linguagem e não se ligando ao corpo senão pelo fino fio da imagem falicizada do órgão sexual, representa o fator crucial do tratamento médico, peculiar ao uso da droga na toxicomania.

Seria bastante difícil – eu diria quase impossível, apesar das várias tentativas em realizá-la –, pensar-se a toxicomania no âmbito de uma homogeneização que desconhecesse a especificidade dos casos em que a foraclusão do significante do Nome do Pai prevalece. Sabe-se bem que esse retorno do pai, no real, como se acabou de evocá-lo, pressupõe a não-simbolização da castração. O próprio Freud sublinha o fato de só ter podido demonstrar, com mais clareza, a lógica da estrutura edipiana no contexto em que ela se mostra ausente, ou seja, na paranoia de Schreber. É bom destacar que o conceito de foraclusão não somente concerne à ação do significante do Nome do Pai sobre a ordem simbólica, mas também implica a contrapartida de um gozo sexual radicalmente forcluído. Mais exatamente, quando a significação fálica se mostra ausente do sistema simbólico, é possível dizer que há efeitos do gozo sexual que reaparecem, no real, como insuportável para o sujeito psicótico.

Seguindo a linha da elaboração inserida na definição lacaniana da droga, tender-se-ia a considerar que a especificidade da toxicomania reside na evocação, em primeiro plano, do gozo sexual enquanto fálico. É esse registro fálico que traduz corretamente a *Bedeutung* do real em jogo no gozo sexual. Por consequência, a exclusão desta *Bedeutung* do sistema simbólico do sujeito psicótico faz surgir o real do gozo sexual enquanto algo que não é simbolizado e nem simbolizável. Isso significa que a função autopreventiva da droga, nas psicoses, aparece como uma tentativa, inventada pelo sujeito, para não ter de se defrontar com esse elemento nem simbolizável, nem simbolizado do gozo.

A particularidade das verdadeiras manifestações clínicas da toxicomania exige, pois, a presença, no Outro, da castração e do gozo sexual que dela decorre. O gozo fálico, é sabido, traz a marca de um significante faltoso e fora do sistema, que é o significante fálico. Além do mais, esse significante é o fator capaz de colocar um limite ao gozo do Outro e, ao mesmo tempo, de dar-lhe uma possibilidade de apaziguamento. Consequentemente, o recurso toxicomaníaco à droga, enquanto efeito do discurso da ciência, tal como é concebido, exige a presença desse *semblante princeps* do falo. Em outros termos, essa exigência recai sobre a necessidade da presença do falo como resposta à efetiva inscrição da castração no campo do Outro. Nessa perspectiva, é essencial precisar-se que o apanágio dessa solução, que se dissemina de maneira incontrolável na época atual, se faz a partir não de uma exclusão do *problema sexual*, mas da ruptura, da fuga diante do fato de sua apresentação. A propósito, lembrem-se a proposta de Jacques-Alain Miller de se instituir, para a toxicomania, uma solução do tipo não-fálica, no que concerne ao *problema sexual*, ou à relação do sujeito com a castração, e a circunstância de que, para se captar tal solução, é preciso propor uma espécie de contraponto à foraclusão, a saber, a categoria da "insubmissão".[37]

Deve-se salientar o fato de que a tese da *insubmissão ao serviço sexual* foi formulada, tal como a definição lacaniana da droga, no contexto de um discurso de fechamento de uma jornada clínica, na qual se processou uma fecunda discussão em torno de vários casos clínicos de toxicomania. É necessário, no entanto, destacar o papel decisivo, nessa formulação, do caso apresentado por Hugo Freda, em que essa *insubmissão* se configura, com toda sua força, na história particular de um sujeito que se tornou toxicômano por causa de um juramento feito, na mais tenra infância, de nunca tocar numa arma.

> Como as razões sociais não levam em conta os avatares do sujeito, ele foi chamado para fazer o serviço militar. Pela primeira vez, o juramento foi posto a prova. A solução foi encontrada na proposta que lhe fez um amigo: "Torne-se toxicômano". A frase, em primeiro lugar; o uso da heroína, em segundo; a isenção de suas obrigações militares como resultado; e, desde então, um percurso muito clássico: heroína, roubo, tratamento de desintoxicação, recaída na heroína, roubo, tratamento de desintoxicação etc".[38]

Esse dito a respeito da "recusa de armas" fica isolado, à maneira de um enquistamento significante, apesar da insistência do analista em inseri-lo no trabalho simbólico da cadeia significante. Esse mesmo dito significa, para o sujeito, "a forma particular da convicção, da certeza que o acompanha ´desde sempre´". Situado entre a certeza do "jamais as armas" e o ponto de origem "desde sempre", o juramento traça o ponto final que erige a recusa no lugar do ideal.[39] Ao contrário da onipotência interpretativa, de ascendência kleiniana utilizada pelos pós-freudianos, nesse caso, o material significante não é, de maneira alguma, localizado numa grade simbólica predeterminada nem no registro das relações objetais arcaicas. Com efeito, não se trata de representar o toxicômano como efeito de um déficit da maturação libidinal para situá-lo nas bordas e limites das estruturas clínicas.

O elemento clínico mais notável de suas primeiras revelações verifica-se na maneira como o sujeito permanece agarrado a uma significação. O desenvolvimento do caso consiste na articulação que se pode estabelecer entre a força do ideal e a escolha da droga. O peso do sentido que o paciente atribui a seu ideal de nunca tocar em armas parece, provavelmente, ter implicado, para ele, uma espécie de garantia do seu lugar no mundo e da sua relação com os outros. Assim, "o que era apenas uma frase, tinha-se tornado a própria essência de sua vida. Longe de imaginar, nessa recusa, uma maneira de tomar uma posição na vida social, a partir de uma convicção política ou religiosa que ele assumiria em seu nome, ele quase faz do 'nunca as armas' o sinônimo de seu nome". Pode-se ressaltar que a importância do juramento se baseia, então, na aderência do sujeito ao Outro. É, no fundo, a "maneira honrosa de colocar nas mãos do Outro um gozo inconfessável, um gozo insuportável, cuja origem foi encontrada por Freud nos sentimentos homicidas em relação ao pai".[40]

A partir dessa inscrição do sujeito como aquele que não toca em armas, convém interrogar-se a razão pela qual ele se recusa, como macho, a responder a suas obrigações militares. Em função do "jamais as armas", trata-se, realmente, de uma recusa, de um esquecimento ou de um modo de assumir sua condição de macho? "Tudo era possível, até encontrar os recursos necessários para se ligar a uma moça com quem viveu durante anos. Nada, até o momento da convocação para prestar o serviço militar, podia deixar entrever uma saída tão dramática".[41] Como explicitado antes, esse toxicômano ouve de um amigo a solução: "Torne-se toxicômano".

> Ele não hesita um instante, encontra o produto, toma heroína e o sentimento de ter encontrado uma calma suprema se apodera de si. Com a total certeza que lhe confere sua nova condição de toxicômano, ele se apresenta, completamente drogado, às autoridades militares, declarando: 'Sou toxicômano', tendo, como prova, múltiplas marcas de agulhadas no braço. É enviado ao hospital, convencido de ter cumprido sua promessa: Jamais as armas.[42]

Revela-se, nessa passagem, o quanto o firme pacto, em seu juramento, se situa como uma das fontes determinantes do encontro do paciente com a droga. Se, anteriormente, ele dependia de um ideal, presentemente encontra-se amarrado a um regime de vida designado pelo enunciado "Sou toxicômano". É, sem dúvida, esse movimento de mudança, de uma posição subjetiva a outra, que a manobra do trabalho analítico deve levar em conta.

Da dependência desse sujeito com o ideal de não tocar em armas pode-se inferir, antes de mais nada, uma certa instabilidade com relação às vicissitudes que envolvem sua incrição no lado masculino da sexuação. É verdade que, antes de ter respondido à convocação do serviço militar, esse indivíduo nunca tinha sido profundamente perturbado no equilíbrio instável de sua posição subjetiva. Deve-se observar, ainda, que, antes do encontro com as autoridades militares, ele teria podido "utilizar seu 'faz-xixi' enquanto órgão para assegurar um mínimo de gozo fálico, numa ligação sexual com sua noiva".[43] A convocação para o alistamento no serviço militar, representando a obrigatoriedade de uma confrontação com o real, vai provocar, com efeito, o desmoronamento de todo um sistema, edificado em função de um ideal evocado pelo juramento. Por outro lado, a possibilidade "de se separar de sua mulher, quer dizer, de perder o ponto de ancoragem de seu gozo fálico, levanta uma angústia profunda, à qual vai se afrontar um profundo remanejamento de sua posição subjetiva".[44] Essa fratura subjetiva, pela primeira vez, implica um deslocamento do "jamais as armas", colocado, desde então, nas mãos do Outro. Na verdade, o que, de início, compunha o ideal, opera uma reviravolta contra ele mesmo. No momento em que o ideal de nunca tocar em armas se desfaz, o sujeito adquire a impressão de não ser mais nada, visto que sua causa não é mais assegurada pelo Outro.

Vê-se bem que o dito do paciente quanto à recusa das armas já prepara, de certa forma, a configuração final de sua toxicomania. Como consequência, pode-se falar de um equilíbrio instável desde o princípio, porque o fato de proferir o juramento atesta, por si só, sua dificuldade quanto ao gozo fálico. A recusa encarniçada de se submeter ao serviço militar prenuncia seu impasse diante dessa forma de gozo. A esse respeito, deve-se admitir que o gozo fálico não pode ser confundido com uma simples questão de cama. Em todo caso, não é possível restringi-lo a isso. Além do mais, uma das revelações fundamentais da experiência analítica consiste nesse recentramento do gozo dito sexual – seu espaço é menos o do leito que o do dito. É segundo esse ponto de vista que se deve examinar, no discurso do paciente, a passagem de um enunciado ao outro. No centro da troca dos enunciados "jamais as armas" e " sou toxicômano", ergue-se o invariante da vontade de infidelidade em relação ao gozo fálico.

Assim, o dispositivo analítico defronta-se, no início, com um sujeito que se define pela maneira como se coloca frente ao ideal presente no Outro. Em seguida, o mesmo sujeito aparece decaído do lugar que ocupava no Outro. Nesse segundo tempo, ele se vê confrontado com sua condição de macho, quer dizer, com o fato de possuir o atributo fálico. É no preciso momento dessa confrontação com o gozo fálico que ele profere o enunciado diante das autoridades militares: "Sou toxicômano". Nessa tentativa de se inscrever como sujeito diante do Outro, a droga emerge como artefato reparador da ruptura almejada no plano do gozo fálico. É dessa forma que a técnica artificial da droga encontra seu estatuto de símbolo completamente desprovido de sentido, pois ela encarna a figura de uma prótese química, que ambiciona lidar com o fracasso em responder pelos efeitos do gozo fálico no ser falante. Como símbolo, a droga encarna a insubmissão desse toxicômano ao problema sexual, tendo em vista sua objeção, enquanto ser sexuado macho, não simplesmente ao serviço militar, mas ao serviço a prestar ao Outro sexo.

CONCLUSÃO

Ao considerar-se a predominância dos mais autênticos fenômenos da toxicomania e do alcoolismo nas estruturas neuróticas, apresenta-se uma aporia clínica: a prática metódica de uma droga não se confunde com o que constitui o apanágio de toda manifestação das neuroses, a saber, o sintoma. Contrariamente à natureza de mensagem do sintoma, sempre desvelada pela função significante, a experiência clínica com os pacientes toxicômanos testemunha a presença massiva de *acting-outs* ou, mesmo, de passagens ao ato. Pelo menos no início do tratamento, torna-se bastante evidente que não se está em face de alguém que traz equívocos do pensamento, discordâncias entre a palavra e a linguagem, fonte mesma de toda construção posterior do sintoma. A importância do ato, na clínica analítica do toxicômano, significa que, nessa supressão de equívocos da palavra, o sujeito se priva daquilo que confere a prova essencial de sua indeterminação subjetiva para exercer sua vontade de provocar um impasse sobre o Outro. Nessa antinomia entre o *ato* e o *pensamento*, justifica-se o caráter não interpretável do ato de se drogar, no sentido de que o sujeito, na certeza de sua busca de felicidade, se apresenta separado do Outro.

Por esse motivo, enfatizo ainda que o desafio de todo trabalho clínico com esses pacientes consiste na possibilidade de se abrir uma brecha na repetição ritualizada do ato toxicomaníaco. Insisto em que a dificuldade do toxicômano para se engajar na elaboração do simbólico, no trabalho dos significantes provenientes do Outro, não se deve, simplesmente, às resistências imaginárias. Na realidade, essa impermeabilidade ao discurso analítico só vem justificar a necessidade da construção do sintoma no início do tratamento. Para se lidar com esse obstáculo clínico, é desejável percorrer-se o caminho inverso da *técnica vital* da droga, permitindo-se, desse modo, a emergência das mediações do

Outro, essenciais à construção do sintoma, ainda que o toxicômano, quase sempre, se recuse a reconhecê-las.

Valor identificatório da toxicomania

É necessário admitir, em primeiro lugar, que esses fenômenos clínicos não constituem, propriamente, conceitos do campo freudiano. Postula-se, assim, que o termo *toxicomania* foi forjado pelo mestre, mestre que se personifica na figura do médico alienista do século XIX. Para a psicanálise, esse termo tem um valor identificatório. Com efeito, esse significante pode tornar-se, para certos sujeitos, objeto de uma escolha. Ser toxicômano consiste, então, num recurso diante do impasse de uma neurose ou, mesmo, de uma psicose. Esse aspecto identificatório manifesta-se, frequentemente, mediante o enunciado: "Sou toxicômano". Tal maneira de se apresentar, no início do tratamento, distingue-se, claramente, da queixa própria ao sintoma histérico ou obsessivo. Em outros termos, não me parece usual que, nesses casos, o sujeito chegue ao tratamento nomeando, dessa forma, o sintoma. Aqueles que têm experiência com esses pacientes sabem que o valor identificatório da toxicomania tem uma função importante nos casos em que ocorre uma efetiva associação de uma psicose com um uso metódico da droga. Segundo a abordagem lacaniana, a solução estabilizadora nas psicoses, que se dá, basicamente, pela via da *metáfora delirante* ou da *obra*, pode, em muitas situações, lançar mão da *saída identificatória*, que, por vezes, se constata na inserção de certos sujeitos psicóticos em algum grupo de toxicômanos ou de alcoolistas, que, cada vez mais, proliferam e se diversificam. É verdade que, outras vezes, pode ocorrer o contrário, ou seja, a deflagração ou o desencadeamento de uma psicose por meio do uso regular da droga.

Droga como produto da literalização da ciência

A meu ver, esse valor identificatório da toxicomania só se torna possível a partir de um certo trabalho do discurso da ciência sobre as substâncias estupefacientes. O exame do problema da droga com base na ciência visa a isolar o tratamento do significante operado por essa forma de discurso. A ciência, por seu princípio de escritura, comanda, no âmbito do significante, no âmbito da letra, uma depuração de tudo aquilo que se relaciona aos efeitos de significação. É nesse sentido que ela transforma as substâncias que produzem os efeitos ditos toxicomaníacos em algumas letrinhas, em fórmulas químicas. Antes da emergência da ciência, o conhecimento dessas substâncias na alquimia era inteiramente dependente da pureza d'alma do operador.[1] Para atingir a verdade dessas substâncias, o alquimista necessitava passar pela experiência de uma ascese subjetiva de purificação de sua alma. É que, para ele, a natureza caminhava em direção ao seu estado primitivo, tendendo, assim, a entrar na unidade celeste. O conhecimento da natureza, nessa época, exigia a presença de um sujeito que pudesse obter o auxílio das alturas, um sujeito que estivesse próximo da imagem de Deus.

A escritura do discurso científico procede, ao contrário, pela expulsão de tudo aquilo que personaliza a dimensão da causa. Sob a jurisdição da *causa formal*, o sujeito da ciência reconduz o significante ao mais próximo de sua verdadeira função – a de ser símbolo de uma ausência. Essa operação do discurso da ciência traduz-se, precisamente, nos algoritmos produzidos pela análise química das substâncias consideradas drogas. Somente a abordagem detalhada desse ponto permite circunscrever a consequência maior desse esvaziamento de toda significação imaginária efetuada pelo sujeito da ciência. Emerge, nesse ponto, um capítulo importante da concepção lacaniana da tópica do imaginário, a saber, as relações entre a ciência e o saber imaginário. Pode-se afirmar que a *literalização* da ciência opera pela evacuação do elemento imaginário, como é o caso do que ocorre nas substâncias da natureza. No âmbito da ciência, trata-se, exatamente, de uma neutralização de todo gozo de sentido que orienta essas formas de saberes pré-científicos, saberes marcados por uma espécie de tropismo da proporção sexual.

É por intermédio dessa neutralização do *gozo do sentido*, operado por seu formalismo simbólico, que a ciência se apropria da droga, tornando-a um objeto do tipo *gadget*. A hipótese que se pode formular é a de que a toxicomania se constitui como uma forma de retorno desses efeitos de significação que a *literalização* da ciência abole ou foraclui. O que interessa, porém, na abordagem clínica da toxicomania, é situar o modo de uso que certos sujeitos fazem desse produto da ciência. Por meio desse produto esvaziado de sentido, o sujeito busca suspender, pelo menos de maneira provisória, a divisão subjetiva. A partir disso, afirmo que o traço clínico marcante do fenômeno toxicomaníaco se configura na tentativa do sujeito de obter a produção, mais ou menos regulada, de sua separação dos efeitos da alienação significante. Por outro lado, exploro esse mesmo fato clínico, valendo-me do *cinismo* presente na época atual, visto que este se caracteriza pelo modo indiscutível como certos sujeitos, em nome do gozo do corpo, se agarram a um *gadget* qualquer. No horizonte do gesto cínico, o ato toxicomaníaco traduz a incredulidade do toxicômano diante das ofertas da civilização e de seus *semblantes*, incredulidade que acaba por provocar sua forte devoção a essa forma de satisfação direta e imediata. Sabe-se que, para o mestre cínico da antiguidade, a renúncia do Outro se faz a partir de um diagnóstico, em que se considera o mal-estar inerente à civilização como mal-estar no Outro. Nesse sentido, o que comanda o recurso à droga, para o toxicômano, é seu apego à suposta função preventiva contra as exigências imperiosas do Outro sobre ele próprio. Trata-se, na verdade, do valor de remédio que toma, para ele, esse produto da ciência, ainda que possa ser um veneno para muitos.

Os produtos de substituição diante do agente paterno

Apreende-se essa natureza profilática da técnica da droga a partir do *Mal-estar na civilização*, de Freud. É este último quem sugere esse qualificativo de técnica para o uso da droga, ao defini-la como uma tentativa de solução, ou, mais exatamente, como uma "técnica vital" [*Lebenstechinik*].[2] Se há escolha da droga, isso se explica porque esta aparece como um bem em condições de anestesiar o impossível a suportar da civilização. Seguindo as indicações da etnologia do século XIX, Freud concebe a civilização como "tudo aquilo que, na vida humana, se elevou acima de sua condição animal e que difere da vida dos animais".[3] É uma tese sobre a descontinuidade entre a civilização e a natureza pela qual se acentua o alcance separador do significante. O que se destaca na noção freudiana de civilização é o sentido universal do trabalho desta última sobre o sujeito, trabalho definido pela exigência de renúncia da satisfação pulsional [*Triebversagung*].

O que orienta, porém, esse trabalho da civilização? Trata-se, antes de tudo, de um princípio de separação promovido pela ação da estrutura simbólica. Ou, ainda, para a psicanálise, a lógica dessa ação encontra sua explicação última na chamada função paterna. A contribuição da psicanálise a esse respeito consiste em postular que o distanciamento do estado animal, em obra na civilização, repousa no processo de separação, em que o pai é o agente. Mais precisamente, esse agente de partilha, que assume na psicanálise uma dimensão mítica, é designado pela instância do supereu. Situada mais além do sujeito, Freud atribui-lhe uma função ampla, que, na realidade, se articula ao movimento diacrônico da história. No cerne dessa formulação mítica da função paterna, reside o fato crucial, para ele, da culpabilidade, que se resume em querer amar o pai a todo preço, para apaziguar as exigências que se relacionam à figura dele. A partir do sentimento de culpabilidade ligado ao pai, sentimento considerado como o móvel central do trabalho da civilização, Freud localiza a função da droga do toxicômano. O método químico da intoxicação adquire, segundo seus próprios termos, a forma de uma construção substitutiva e auxiliar, capaz de atenuar a pressão proveniente do agente paterno.

Ser infiel no casamento com o falo

É a partir da mudança de perspectiva a propósito do alcance do lugar do pai, ou, ainda, do futuro do Nome do Pai na civilização, que se insere a problematização lacaniana da droga. Segundo Lacan, os produtos de substituição não procedem, simplesmente, do sentimento de culpabilidade, mas de uma lógica do discurso, que capta o funcionamento do agente paterno de maneira particular. Em suma, pode-se dizer que a culpa, considerada como um móvel essencial do fardo da civilização, se torna, para Lacan, porção de gozo. Esse elemento econômico, que resulta do trabalho da civilização sobre o sujeito, é concebido como um excedente que se obtém pela renúncia ao gozo, pela renúncia à satisfação pulsional [*Triebversagung*]. Observa-se, então, que a tese freudiana do impossível da felicidade, inerente ao processo civilizatório, se converte na expressão desse excedente que é o *mais-de-gozar*. É por esta razão que a totalidade e a abrangência do gozo assumem um valor puramente mítico, isto é, só têm validade para o pai mítico da horda primitiva, e, no fundo, a única maneira de esse gozo se exprimir é por meio de seu retorno, na forma da gula do supereu.

Certamente, Lacan toma como ponto de partida a hipótese freudiana da droga como um método capaz de atenuar os efeitos do gozo, que afetam o sujeito em sua dor de existir. Esse retorno do Outro, tomado na vertente de Outro gozador, aparece, na neurose, sob a forma de angústia. Nos sujeitos em que a função fálica está presente, a incidência do gozo do Outro se revela pela via da angústia, e não dos chamados fenômenos elementares. Essa tentativa singular de afastamento dos efeitos do Outro e de sua demanda, a que se assiste na toxicomania, é uma operação que adquire uma especificidade própria. A definição da droga como o que permite romper o casamento do sujeito com o faz-xixi [*Wiwimacher*] traz uma precisão a mais sobre a natureza e as consequências de seu papel separador. Concebo essa função separadora da droga com relação ao Outro em função do gozo, ou seja, a droga não é simplesmente, como muitos podem pensar, aquilo que faz o sujeito gozar. Ao contrário, trata-se de um dispositivo que visa, de modo provisório e precário, a barrar a incidência da dimensão nociva e deletéria do gozo.

Essa função separadora da droga apenas pôde ser proposta em função da análise da fobia do Pequeno Hans, cujo ponto de partida é o jogo de tapeação da criança realizado diante da mãe. Aliás, cabe assinalar que é um verdadeiro despropósito pensar-se que a instauração do campo do Outro se realiza sem a intervenção da mãe. Desde o início, há uma mãe lacaniana – ainda que o pai lacaniano, sob a designação do Nome do Pai, pareça mais famoso.[4] Constituindo-se sob a égide da insaciabilidade, a mãe, diz Lacan, define-se como uma fera cujo intuito é a devoração de seu rebento. Isso porque a maternidade se apresenta como uma vicissitude da sexualidade feminina, precisamente, da relação da mulher com a falta fálica (-Φ). Para a mãe, se a criança vem ao mundo, é, antes de tudo, para preenchê-la. Essa equivalência entre a criança e o falo (-Φ),[5] presente na fantasia da mãe, justifica sua posição de fera insaciável. É nesse sentido que Hans, na infância, se apresenta fantasiando o falo e passa a interrogar, insistentemente, sobre a presença deste na sua mãe. Ao mesmo tempo, seu pênis torna-se, pouco a pouco, "alguma coisa completamente real"[6] – ele começa a mexer-se, a agitar-se –, e Hans se põe a masturbar-se. Tudo indica que esse momento, em que intervém para ele a presença real do pênis como lugar de gozo, coincide com sua tentativa de situar-se diante do desejo da mãe. O jogo de esconde-esconde do "faz-xixi" é um índice de sua grande dificuldade em lidar com as manifestações mais incisivas desse desejo. As intervenções sugeridas por Freud são um testemunho desse momento crucial na história do sujeito. Elas visam a afastar a presença maciça desse falo imaginário pela vertente real do pai. A ação da função paterna é a única que pode evitar a cristalização dessa orgia imaginária, exacerbada sob a forma de um real prematuro. Hans encontra-se completamente acantoado pela metonímia do insaciável desejo materno do falo. E vê-se confrontado com o desejo devorador da mãe, que, como uma fera, exprime esse desejo fortemente insatisfeito e marcado pela procura de algo que é apto a acalmá-la.

A angústia do Pequeno Hans eclode no momento em que seu "faz-xixi" desperta e ele se sente casado com o falo. Esse caso confirma, de maneira exemplar, quanto a constituição do sujeito é orientada por sua acomodação ao gozo fálico e como a travessia desse momento só se dá pela resolução de certos obstáculos decisivos, entre os quais se destaca o declínio crescente da imagem do pai na modernidade. Pode-se afirmar que a posição do pai de Hans traduz a versão contemporânea da paternidade, essencialmente distinta do pai terrível da Bíblia. A face moderna do pai salienta-se, nesse caso, pela maneira gentil como discute com ele, como brinca com ele. É um pai tão bom e excelente que se torna um pouco deficiente com relação à função paterna bíblica, ou seja, daquele que, sem maiores explicações, comanda e ordena.[7] Evidentemente, essas variações no próprio desempenho da função paterna acabam por repercutir na transmissão da significação fálica, que ocupa um lugar decisivo nos modos de uso do gozo fálico e, particularmente, no fato de que, em torno dele, se situa o real do corpo, real com que os pacientes toxicômanos estão intimamente envolvidos.

Portanto deve-se ressaltar que o gozo fálico implica sempre a incidência do lastro da linguagem, cuja eficácia remonta, em última instância, à função paterna. Na verdade, é por intermédio dela que o sujeito recorta essa parte do corpo como fonte de intensa satisfação. Esses pacientes esbarram com as circunstâncias que envolvem o casamento que todo sujeito deve, um dia, contrair, do gozo fálico com seu corpo. No centro da consideração lacaniana sobre a droga, encontra-se esse impasse do casamento do homem com o falo. Com efeito, o que o suscita não é tanto o Outro do significante, mas o Outro do outro sexo. O recurso imperioso ao produto só é um pretexto para fazer prevalecer a vontade de infidelidade do toxicômano diante dessa acomodação necessária ao gozo fálico, que o incomoda, de modo especial, na medida em que não crê que este possa agir, separando o corpo do gozo.

Solução não fálica à construção do parceiro sexual

A experiência analítica com pacientes toxicômanos e alcoolistas reconhece a frágil atenção que eles dispensam às formações do inconsciente. Os tropeços e equívocos que cometem não fazem enigma, mas são remetidos à ordem de um não saber maciço. Se se acrescenta que há, ainda, um trabalho bastante exíguo de associação com relação ao produto e uma dificuldade notória para se formular a demanda, compreendem-se as razões por que o sujeito não se dispõe a endereçar seu sintoma ao *sujeito-suposto-saber*. Está-se, assim, diante de uma perturbação do ato, que se traduz por sua aspiração categórica em tomar distância das exigências do Outro. Esse Outro, que pressiona o sujeito a se inscrever sob as insígnias da descendência familiar, do trabalho, do amor, da paternidade ou da maternidade, não o deixa em paz.

É como se a força imperiosa dessa demanda o deixasse confinado na clausura de uma dívida. Existe, portanto, esse Outro, que, apesar de barrado, impõe sua lei e exige que cada um seja responsável por sua posição de sujeito. O alcoolista e o toxicômano dão provas de uma protestação sem limites contra a inexorabilidade do elevado preço simbólico dessa dívida, que eles consideram não ter contraído e que, por isso mesmo, não querem pagar. Aliás, para eles, tal dívida é simplesmente impagável!

Essa vontade do toxicômano, de anular o registro da troca simbólica com o Outro, se repercute na supressão do "eu penso" em benefício de um "eu sou". É precisamente essa dificuldade em fazer prevalecer, para ele, aquilo a que me referi, antes, como as mediações do Outro simbólico, que torna laboriosa a instalação da transferência. Pode-se afirmar que conceber a transferência, na clínica da toxicomania, a partir da adesividade do sujeito ao produto, não favorece em nada o desenrolar do trabalho clínico. Na realidade, esse ponto constitui um problema crucial para as instituições que tomam para si o tratamento desses pacientes. Torna-se necessário considerar essa adesividade segundo uma outra perspectiva, pois é certo que o recurso ao produto tóxico não constitui um sintoma analítico no sentido da pergunta, ou do enigma, que o sujeito, no início do tratamento, endereça a um analista com a finalidade de ser respondida ou decifrado. Em termos conceituais, o sintoma guarda uma relação íntima com a divisão subjetiva. E não há nada melhor para exprimir o sintoma que a divisão que se instaura no momento em que o sujeito se vê confrontado com a possibilidade do encontro com o Outro sexo.

Reputa-se, inclusive, que esse encontro representa a culminação da gestação e da construção do parceiro sexual, construção que se processa no domínio estrito da fantasia. Aliás, para o saber analítico, a adolescência corresponde à resolução desse tempo de gestação do parceiro sexual, em que se efetua o abandono dos investimentos libidinais e fantasísticos dirigidos aos objetos parentais, em detrimento da colocação de um parceiro sexual, por meio do qual o impossível da castração adquire, por sua vez, um nome e um rosto. As circunstâncias em que acontecem esse encontro com o parceiro sexual presentificam o modo como, nesse outro tempo, a castração foi simbolizada e validada; e o índice de sua transmissão insinua-se, no caso do sujeito macho, pelo uso que se pôde fazer da função fálica. É nesse sentido que se torna compreensível a frequência com que o uso da droga acontece no período da adolescência – nos moldes de uma prótese, ela serve de esteio às vicissitudes próprias das vacilações e do embaraço que esse sujeito experimenta em tomar posse do atributo fálico.

Vê-se, então, que é quase impossível não reconhecer o valor clínico do amálgama que se estabelece entre a aparição do uso toxicomaníaco da droga e a construção do parceiro sexual. A partir desse paralelo entre a droga e a construção do parceiro, tem-se uma indicação preciosa quanto à localização subjetiva de tais pacientes, segundo o critério da diferença entre os sexos. Algumas observações clínicas conhecidas insistem sobre a prevalência do consumo do álcool como facilitador do encontro sexual nos alcoolistas, quase sempre considerados como homens marcados por fortes inibições. No que diz respeito às mulheres, a prática do álcool comporta, de preferência, uma função consoladora. A fenomenologia clínica mostra a diferença aparente entre a impotência que afeta os primeiros e a multiplicação de aventuras e contatos sexuais das segundas. O investimento fálico em uma mulher, exercido pelo homem, que atinge, nesse contexto, seu valor de gozo libidinal, é algo que o alcoolista não realiza. Avalia-se que, nessas situações, o alcoolista não apenas inibe, mas também exclui a possibilidade de tal investimento, ou seja, ele se coloca mais aquém da função do desejo. A mulher alcoolista, por sua vez, recusa-se a receber do homem esse investimento de valor fálico. Nos casos mais graves, seu corpo perde a condição de fonte de investimentos narcísicos, com que se personifica a posição de *ser o falo*, e, muito antes disso, torna-se algo que se entrega, algo sem valor, que qualquer um pode pegar e, no momento seguinte, deixar para lá. Em suma, a promiscuidade de uma equivale à impotência do outro.

Nos dois casos, a castração encontra-se astuciosamente contornada – eximindo-se da negatividade que lhe confere o significante fálico, ela faz-se real e não opera como saída que possibilita atingir o gozo "sobre a escala invertida do desejo".[8] O gozo não é completamente evacuado; por conseguinte, o gozo fálico mostra-se fora do alcance do sujeito. A ordem fálica, que ordena a função do desejo, é objeto de um protesto por parte do toxicômano e do alcoolista. É essa tentativa artificial de suspensão da função fálica que leva Jacques-Alain Miller a se referir ao toxicômano como um insubmisso. Assim sendo, nesse amálgama que acabo de assinalar, a droga torna-se objeto de uma necessidade imperiosa, em que a satisfação solicitada não aceita prazos nem substituição de objetos. A droga posta na posição de parceiro não deve implicar uma assimilação simplista ao objeto da pulsão, ou ao objeto do fantasma. A *falta-a-ser,* nessas situações, não parece provocada por um objeto não-nomeável e irrecuperável, mas por um artifício, que, sob o invólucro do objeto da demanda, mascara o sujeito do desejo. O que se designa como artefato da droga não é, portanto, um sucedâneo do objeto sexual substitutivo, porque lhe falta a inscrição do registro fálico. Esse modo preciso de operar um curto-circuito na sexualidade equivale à dificuldade do toxicômano em suportar as coações relacionais impostas pela função fálica. A técnica de ruptura, de separação ou de divórcio do toxicômano, no ponto preciso dessa função, efetua-se de maneira totalmente artificial. Em troca desse distanciamento da ordem fálica, que se opera de modo instrumental, o sujeito oferece seu corpo extradiscurso, simples máquina metabólica sem desejo. Esse corpo constitui uma espécie de penhora dada em troca da dívida, pela qual o alcoolista e o toxicômano respondem à demanda insaciável de um credor usurário.

O inacessível ao sujeito, no ato toxicomaníaco, é o que encerra essa contestação espetacular de um Outro, transformado num credor onipotente, contestação paga pelo declínio de seu corpo. Nessa relação particular do sujeito ao Outro, localiza-se o elemento clínico crucial para o tratamento do toxicômano, que é a extremada virtualização da dívida simbólica, em que seu Outro se transforma num agiota, cuja avareza não tem limites. Ou seja, é alguém que tem o que emprestar e empresta, mas, na hora de cobrar, ele o faz não só exigindo mais, mas também não permitindo nenhum afrouxamento dos prazos. E o que é particular no tipo de solução encontrada pelo toxicômano é que, quando confrontado com esse Outro, o recurso à vertente simbólica do sintoma mostra-se insuficiente e, mesmo, inócuo. Resta-lhe, então, a técnica da droga como resposta. Resta-lhe, enfim, essa estratégia que me leva a conceber a toxicomania como um caso exemplar da profusão, na civilização da ciência, de soluções não fálicas de separação entre o corpo e o gozo, como novas formas de sintoma.

A inexistência do Outro e o artefato da droga

Recentemente, Eric Laurent pôde afirmar que a época atual é a das toxicomanias, na medida em que, nela, predomina a estratégia de obtenção direta, em curto-circuito – obtenção completamente fora do circuito fálico –, da substância em torno da qual o sujeito passa sua vida.[9] Vale dizer que essa época experimenta o declínio não do falocentrismo, mas da significação fálica em conexão com a posição paterna. Enquanto efeito de discurso, a toxicomania consiste em mais uma das respostas do real, em momentos nos quais o Outro, com suas insígnias, não mais existe para orientar os rumos da vida. Afirmar a inexistência do Outro não quer dizer que este não possa reapresentar-se, com sua face obscura e exigente, em que prepondera a vontade de impor seu modo de gozo como universal. É exatamente essa imposição que marca o ato toxicomaníaco com a segregação, visto que sua tendência é a de contrapor-se a essa homogeneização advinda do Outro.

Para captar-se a importância que a segregação passa a ter na vida contemporânea, faz-se necessário dar-se conta de dois aspectos essenciais da relação do sujeito com o Outro: em primeiro lugar, todo modo de gozo é, forçosamente, relativo ao Outro e situa-se, sempre, em função dele; em segundo, a época atual experimenta um verdadeiro deslocamento histórico, que vai do Outro (com O maiúsculo) ao outro (com o minúsculo),[10] deslocamento que se escreve por meio do matema $I(A)<a$.[11] É no âmbito desse deslocamento que se expressam as transformações, as mais espetaculares, da ordem capitalista globalizada, por meio das quais se exibe, de modo extraordinário, o extravio, o desgarramento do "nosso modo de gozo".[12] Contudo, a apreensão desse extravio, desse descaminho do gozo provocado pelo devanescimento do Outro,

exige levar-se em conta o ponto pivô desse traço marcante do mundo contemporâneo, que é o declínio gradativo da imago paterna. E, se a função paterna e sua transmissão se degradam cada vez mais na cena sócio-histórica contemporânea, todo um vasto campo de referências imaginárias e simbólicas, concomitantemente, enfraquece-se e esvai-se. Justamente na civilização da ciência, assiste-se a tal debandada dos *significantes-mestres* – esses significantes únicos e unificadores –, cujo efeito não pode ser outro que a fragmentação e a dispersão generalizadas dos modos de gozo.

Esse efeito de dispersão generalizada acaba por reverberar-se no próprio funcionamento do laço social, na forma de uma enorme diversidade de bolsões e ancoragens locais do gozo. Enquanto sintomas da inexistência do Outro, no mundo atual, esses bolsões têm como contrapartida o fato de que o equacionamento dos modos de gozo pela via dos *significantes-mestres* se torna algo inteiramente sem importância ou, mesmo, ineficaz. A propósito desse diagnóstico da inexistência do Outro, emerge a profecia lacaniana sobre o racismo, que evoca o colonialismo advindo do gesto de imposição de um modo de gozo, dito ocidental, aos povos que gozam de um outro modo. Configura-se, assim, o presságio de que, no futuro dos mercados comuns – futuro que já é vivenciado em quase todos os cantos do Planeta –, a ordem capitalista, agora mundializada, encontrará seu equilíbrio numa extensão, cada vez mais intensa, dos processos de segregação.[13]

O sintoma contemporâneo da segregação irrompe, assim, pela injunção inevitável d'*A ciência* [*La science*], nesse processo de universalização, visto que, desde sua emergência, ela opera como um verdadeiro "absoluto",[14] que ambiciona atingir as mais diversas formas de discurso. Ela é vista, portanto, como agente dessa universalização, que suprime as diferenças e particularidades – e, evidentemente, nesse contexto, torna-se importante considerar aquelas que condicionam, como me referi antes, as diversas ancoragens locais gozosas. O que se prescreve como direção para a subjetividade do ser falante resume-se em não lhe deixar nenhuma migalha de seu modo próprio e singular de gozo, porquanto, imerso no mundo dos *semblantes* – *semblantes* oriundos da presença atual da ciência –, cada um se vê constrangido, pressionado pela sua imposição homogeneizadora. Destituído de qualquer referência em que possa se fiar, o marcante dos estilos de vida contemporâneos é o seu enclausuramento nessas ancoragens, frequentemente vistas como formas extraviadas e segregadas, uma vez que, em muitos casos, buscam resistir às imposições desse Outro que ainda resta. Em suma, é isso que explica a evocação de que o toxicômano é um objetor de consciência ao gozo universalizado da civilização.[15]

Com o intuito de esclarecer esse qualificativo de não fálico para a solução que o toxicômano inventa a fim de lidar com essas imposições do gozo universalizado, deve-se lançar uma última luz sobre o papel do que se designa como o artefato da droga. Exatamente segundo a ótica das últimas elaborações do ensino de Lacan, reconhece-se que o artefato não se confunde com o semblante.[16] Se o semblante existe na natureza em abundância – a exemplo dos meteoros, tempestades, raios, trovões e outros, que os homens, desde sempre, evocam –, o artefato, por sua vez, é, como no caso da droga do toxicômano, um efeito de discurso. Isso implica que a chamada função de prótese reparadora da droga, eu a concebo como essencialmente marcada pela neutralização de toda dimensão de sentido. Esse artefato da droga funciona de forma inversa à do semblante fálico que, justamente, funda um certo regime de funcionamento do sentido, cujo alcance é dado pela "função ativa [do significante] na determinação dos efeitos em que o significável aparece como sofrendo sua falta".[17] Não é à toa que o aspecto da instabilidade desse regime de sentido ou, mesmo, sua abertura em várias direções, frequentemente, se faz presente no tratamento dos toxicômanos.

Em última análise, o efeito de discurso próprio ao recurso a uma prótese química surge no momento em que o sujeito se embaraça com o aspecto insuportável do gozo do corpo e que o *semblante* fálico fracassa em fazer valer, para o sujeito, uma relação tolerável com a toxicidade do gozo. Tratando-se do *semblante* primordial da psicanálise, a significação fálica constitui a única ferramenta do sujeito para enfrentar a emergência massiva do gozo do Outro. Em outros termos, a instauração do *semblante* fálico é o índice incontestável de que uma parte do gozo foi, de alguma maneira, significantizado e, portanto, afastado do corpo. Lacan, referindo-se não tanto ao *semblante* fálico, mas ao gozo que lhe é correspondente, faz notar o caráter não contingente dessa operação: "(...) se houvesse outro, mas não há outro gozo que não o fálico".[18] O que, precisamente, distingue o artefato do *semblante* é o fato de que o primeiro se institui com uma montagem puramente artificial, própria de um instrumento reparador da forte tendência de alguns em buscar, de maneira insistente, o ideal de harmonia entre o prazer e o corpo.

Por outro lado, é a configuração artificial dessa montagem reparadora, inerente à toxicomania, que lhe dá a aparência de uma construção sintomática com características bastante próprias. Nessa perspectiva, é possível tomar-se o sintoma, num sentido bem mais amplo do termo, ou seja, concebê-lo como um modo de satisfação em que se faz presente esse funcionamento de cunho artificial, segundo o modelo de uma prótese, que, no caso da toxicomania, se propõe a lidar com os embaraços do sujeito com o Outro sexo. Ainda que ele não o saiba, o toxicômano é alguém que se recusa a entrar no que se designa como gozo fálico, na medida em que este não é apenas o gozo do órgão, mas é, também, o gozo que, por exemplo, sustenta a rivalidade, a competição. Em outros termos, é o gozo fálico que sustenta toda a circulação desse componente da competitividade e da disputa entre os atores sociais. Ao se levar em conta essa recusa do toxicômano de entrar no jogo de competição próprio do laço social, não se trata, tampouco, de considerá-lo como um transgressor inveterado da lei. A rigor, no ato toxicomaníaco, o sujeito não transgride nada, senão o casamento que, um dia, ele contraiu com o falo. Se o toxicômano, com o seu parceiro-droga, se torna uma presa fácil dos processos segregativos oriundos da opulência da ordem capitalista globalizada, isso ocorre porque, por meio desse artefato, ele materializa a vontade de infidelidade a esse casamento obrigatório para todos os sujeitos. O protesto lançado contra esse laço matrimonial constitui, sob todas as condições, o fator determinante do mal-estar manifesto na dificuldade do sujeito toxicômano em fazer prevalecer, para si, a dialética do desejo.

POSFÁCIO À 2ª. EDIÇÃO

Droga, ruptura fálica e psicose ordinária

A toxicomania, na atualidade, dissemina-se, prolifera e transforma-se em adição. Ao assumir a roupagem da drogadição, por via de consequência, torna-se emblemática do que vem a ser o sintoma nesta nossa época. O fenômeno toxicomaníaco típico do século passado, em que se destacava a dependência de certa substância, massifica-se, cada vez mais, à medida que seus objetos se multiplicam. Se, antes, a dependência definia-se pela ação de determinada substância, nas chamadas *novas adições* tal substância não se faz necessariamente presente. Objetos de consumo, amor, pornografia, *videogames*, *fast-food* e outros são suscetíveis de dar lugar a condutas aditivas diversas. Os significantes "adicto", "drogadição" e "fissura" impõem-se no discurso corrente, indicando que não se trata mais de dependência de uma droga ilegal, mas da força da banalização das adições. Acredita-se, assim, que todo objeto pode se tornar *adicto*, visto que solicita a pulsão, tendo o poder de induzir à repetição de um ato que vai modificar a relação do sujeito com os prazeres do corpo.

Empuxo às adições

Essa espiral aditiva, própria do mundo contemporâneo, deve, contudo, ser considerada como uma tendência decorrente da promoção do gozo pelo mercado, que opera às expensas de ideais, de figuras paternas e de toda forma de autoridade do mestre moderno. Desde os anos de 1970, Lacan enuncia que o contemporâneo se caracteriza pela "ascensão ao zênite social do objeto dito pequeno (a)", inerente à lógica capitalista, que gera uma "produção extensiva, portanto insaciável, do mais-gozar".[1]

O fenômeno da drogadição revela-se, assim, consequência de uma transformação fundamental das sociedades atuais. Ou melhor, se o discurso do mestre impunha ao sujeito reprimir o gozo, renunciar a ele ou inibi--lo – tese de Freud em *Mal-estar da civilização* –, a atualidade do discurso capitalista e, associada a ele, a prática analítica, ao procurar responder ao mal-estar vigente, levam ao que Miller nomeou "uma liberação do gozo".[2] A ciência, de mãos dadas com o capitalismo, sempre portadora de objetos recém-criados e renovados que povoam o mundo, contribui, de maneira decisiva, para essa configuração atual das *novas adições*.

Lacan qualifica os produtos da indústria do mais-gozar "*en toc*" – ou seja, objetos sem valor, descartáveis, ainda que sejam "feitos para causar o desejo, pois é a ciência que os governa".[3] Constata-se, então, que o mercado gera, a todo instante, objetos que, tão logo adquiridos, já devem ser substituídos por outros mais eficazes e atraentes. Por isso, pode-se caracterizar esse modo de gozo, que se depreende da aliança da ciência com o capitalismo, como "precária, visto que ele se situa a partir do mais-gozar",[4] que apenas se enuncia em torno de *gadgets* descartáveis. Diferentemente de um gozo vulnerável à incidência das leis da palavra, o *mais-gozar particular* das adições é, antes de tudo, efeito da produção discursiva do capitalismo, efeito de uma *falta a gozar* [*manque-à-jouir*], que, forçosamente, exige ser suprida.

Em última instância, o que caracteriza a apreensão do capitalismo como discurso é a *Verwerfung* – rechaço da castração em face de todos os campos do simbólico. Para Lacan, disso advém que toda ordem de discurso aparentada ao capitalismo tende a jogar para escanteio o que se mostra antípoda dessa dimensão precária do gozo – as coisas do amor e do desejo.[5] Fica evidente que a falta do gozo permeável à palavra incide sobre as "coisas do amor" e, mais ainda, que essa falta não se inscreve como perda que mobiliza o desejo, subentendido na fantasia. Exatamente no ponto da exigência em suprir essa *falta de gozo*, próprio ao corpo e poroso à palavra, em que intervém o objeto droga, o que não acontece sem suscitar angústia. A toxicomania é, portanto, sintoma dessa *Verwerfung* generalizada da castração, contrapartida inerente ao discurso capitalista, que, sob a forma de um imperativo – Goza! –, favorece o curto-circuito diante do que, na economia libidinal, emerge como referente desse gozo permeável à palavra – o amor e o desejo.

Do ponto de vista da precariedade própria a certos modos de gozo, esse *empuxo às adições*, fruto da contemporaneidade do discurso capitalista, acarreta consequências que vão muito além do alarde que faz o senso comum em torno de supostos hedonismo e felicidade. Ao contrário, a atualização desse *mais-gozar particular* que culmina em excessos de adições não cessa de produzir efeitos, que, por sua vez, reforçam uma tendência civilizatória à pulsão de morte. Nos rastros dessa tendência, pode-se ressaltar o caráter emblemático da toxicomania pelo fato de que se trata de um *novo sintoma*, que se tece no horizonte autista e mortífero do gozo.[6] É preciso reconhecer que esse *novo sintoma* apenas pode ser tratado, clinicamente falando, à luz da reviravolta na leitura do ensino de Lacan efetuada por Miller, mediante uma concepção inovadora do "parceiro-sintoma".[7]

Essa abordagem clínica caracteriza-se como um suplemento essencial, necessário à prática analítica, e responde à insuficiência do que se institui, desde os anos de 1950, como função do Outro e, consequentemente, da presença ou ausência do significante do Nome do Pai nas estruturas clínicas freudianas clássicas. Sabe-se que tanto a histeria e a neurose obsessiva quanto as psicoses são concebidas pela relação do sujeito com o Outro, tomado como lugar do significante e pelo papel que nele desempenha o significante do Nome do Pai. Com a teoria do "parceiro-sintoma", o Outro deixa de ser apenas lugar do significante e passa a se representar pelo corpo, definindo-se, assim, o saber como meio de gozo.[8]

Desordem no sentimento íntimo de vida

No que concerne a tomar o saber como *meio de gozo*, deve-se considerar, observa Miller, que não há gozo do corpo senão pelo significante e que, ao mesmo tempo, há gozo do significante porque a significância está enraizada no gozo do corpo.[9] Sem dúvida alguma, para se poder ter acesso ao funcionamento desses *novos sintomas* – toxicomania, bulimia, anorexia e outros –, impõe-se admitir uma conexão estreita entre o gozo do corpo e o gozo do significante. Em outros termos, é pela presença decisiva do gozo do corpo que se fabricam *novos sintomas*, sabendo-se que não há, para o ser falante, gozo anterior ao significante. Importa salientar que, sob a ótica da psicanálise, o tratamento do corpo em que se manifesta a relação desregrada com a droga faz-se com um corpo que fala por meio do sintoma.

Esse destaque conferido ao corpo não implica, no entanto, que se trate o corpo que goza do toxicômano diretamente pelo corpo. Com efeito, considera-se o desregramento na relação com a droga, depositária do parceiro-Outro, ainda que a função significante, neste último, esteja preferencialmente a serviço do gozo. Por essa razão, nas referidas *novas formas de sintoma*, o fato de que o significante é meio de gozo, o corpo de que se trata será sempre o *corpo falante*. Isso acarreta na complexificação e na conversão de perspectiva do que se constitui fundamento da elaboração psicanalítica das estruturas clínicas das neuroses e das psicoses, cujo ápice é a emergência, como se verá mais adiante, das chamadas psicoses ordinárias. Vale dizer que a inscrição do Outro nos *novos sintomas* não segue à risca a separação estanque entre o *recalque*, próprio ao âmbito das neuroses, e a *foraclusão*, específica ao domínio das psicoses. O enfoque que privilegia a presença da simbolização do Nome do Pai em um desses campos e sua ausência no outro não é suficiente para dar conta do fenômeno da toxicomania. A hipótese clínica que se propõe é a de que tal simbolização pode ocorrer, ainda que seus efeitos sejam incapazes de agir sobre a "desordem provocada na junção mais íntima do sentimento de vida do sujeito".[10] Que, pois, será capaz de atuar sobre essa desordem no sentimento de vida do sujeito? No caso do toxicômano, certamente, a droga revela-se solução para tanto.

Evoca-se essa falha no sentimento de vida porque ela se evidencia no que se designou, anteriormente, horizonte mortífero e autístico do sintoma toxicomaníaco, cujo modo de gozo deixa transparecer a exclusão do Outro. No fundo, essa exclusão é apenas aparente, pois, se o toxicômano goza a sós do parceiro-droga, isso não quer dizer que ele despreze o acesso ao Outro, ainda que sob a forma de um atalho ou, mesmo, de uma recusa. O uso metódico da droga singulariza, de alguma forma, o que já se disse a propósito do corpo falante, pois é possível mostrar que o corpo do toxicômano se institui, para ele, um Outro. Trata-se de um *novo sintoma*, na medida em que a toxicomania se constitui exemplar de um gozo que, essencialmente, se produz no corpo do Um, sem que, com isso, o corpo do Outro esteja ausente. Em certo sentido, no contexto clínico, o gozo é sempre *autoerótico*, sempre autístico, mas, ao mesmo tempo, é *aloerótico*, visto que também inclui o Outro sob a forma do parceiro-corpo.

Uma parceria cínica com gozo

Como apreender essa inclusão atípica do Outro na toxicomania, concebida como expressão paradigmática do autismo do gozo e suas desordens no sentimento de vida? Uma primeira aproximação clínica do problema ocorre no que Miller denomina "gozo cínico",[11] gozo que se extrai da postura ética do mestre cínico ao recusar os *semblantes* ofertados pelo Outro. É, portanto, o mestre cínico antigo que torna possível entrever tal demonstração. Se o cínico não carrega uma imagem racional do mundo, uma concepção providencialista da natureza, isso se explica porque, além de rechaçar toda e qualquer forma de transcendência do Outro, ele é mestre em ironizá-las. Não considera que haja um mistério do mundo a ser atingido, nem que uma divindade tenha criado o universo para o homem. Se o mestre cínico age assim, ele não o faz porque está marcado por falta de coragem ou por acesso de ceticismo, que o leva a renunciar a felicidade.

Ao contrário, contra tudo e contra todos, ele visa à felicidade num mundo em que os reveses infligidos pela Fortuna são moeda corrente, em que o homem é não só vítima das paixões inerentes à sua condição, mas também submetido às agressões de um ambiente que o aprisiona nos chamados valores da civilização. É somente por meio de uma ascese, de uma domesticação capaz de promover a apatia, a serenidade total, que o cínico acredita enfrentar a adversidade, sem, contudo, experimentar o menor transtorno. A inspiração essencial que orienta essa tentativa de encurtar o acesso à apatia implica, portanto, a renúncia às fontes de gozo da civilização, cujo princípio é a autarcia – isto é, o fato de poder ser suficiente por si mesmo –, condição *sine qua non* da felicidade, tal qual buscava, na antiguidade, esse modo particular de personificação da figura do mestre.

Com o intuito de precisar a tese do curto-circuito infligido aos semblantes ofertados pelo Outro, convém retomar o valor que Diógenes Laércio confere ao ato masturbatório público e com que ambiciona evitar as mazelas provenientes do convívio com uma parceira sexual. De certa forma, pode-se dizer que o gesto contestador do cínico intervém no ponto exato em que possibilita o encontro com o Outro sexo. Faz-se necessário, contudo, evitar a ideia de que o gozo masturbatório está ao abrigo da relação com o Outro. O cínico, ressalte-se, vive como se o Outro não existisse. Com efeito, o gozo fálico é-lhe suficiente em si mesmo. Assim, o ideal cínico da felicidade vem confirmar o axioma lacaniano de que não há felicidade a não ser a do falo. O cinismo representa uma maneira de se opor aos meios de gozo oferecidos pelo aparelho da civilização, pelo acento conferido ao gozo fálico, concebido como o único que pode liberar a felicidade. Admitir que o falo é uma via para a felicidade é o próprio anátema lançado pelo cínico ao laço social, o que explica, em compensação, o interdito com que as leis da cidade atingem sua forma de gozo direto e imediato.

O atalho cínico da masturbação testemunha os obstáculos que o sexo masculino encontra para gozar do corpo da mulher. A masturbação cínica instaura-se pelo fato de que o homem goza exatamente do gozo do próprio (?) órgão. Pelo gozo fálico, Diógenes tenta responder à discordância fundamental existente, para o homem, entre seu corpo e o gozo. Sua esperança é a de poder atingir o *Um* da relação sexual pela via fálica. Lembre-se, a propósito, a máxima de Diógenes – "Procuro um homem", proferida por ele, carregando uma lanterna na mão –, que marca sua ligação ao gozo fálico, já que aferrar-se a ele, impede a superação do obstáculo que o Outro sexo encarna. Em suma, o cínico agarra-se à masturbação, visto não poder gozar do corpo da mulher, pois seu gozo sexual está marcado pelo ideal de constituir o *Um* da relação sexual.

Droga e ruptura fálica

No mundo contemporâneo, há formas distintas de manifestação desse atalho cínico para o enfrentamento do mal-estar do desejo? Se existem, é bem provável que não possuam mais o valor ético que orienta a vida rumo à virtude e à autarcia, mas representem o reflexo das expressões sintomáticas de uma existência que se quer desmunida do Outro. A toxicomania revela-se, portanto, um sintoma, que se exprime pela obtenção compulsiva de um gozo monótono, repetitivo, sem adiamento, voltado a uma satisfação quase sempre fabricada, de forma direta, no circuito fechado entre consumidor e produto.

Esse caráter artificial de fabricação da satisfação, de estilo monótono, obtido no circuito fechado do corpo e da droga, e, sobretudo, a recusa dos semblantes do Outro remetem à concepção da toxicomania como um tipo clínico que se traduz pela ruptura da função fálica. Por isso, é preciso estabelecer uma distinção essencial entre o apego do cínico à masturbação e o do toxicômano à satisfação tóxica. Coincidem-se no modo de inclusão do Outro, se convergem no rechaço dos semblantes da civilização, ambos divergem, contudo, no tocante ao gozo fálico.

O cínico conforma-se com o gozo autoerótico masturbatório e com o valor fálico que se deduz dessa estratégia em obter alguma sintonia entre o gozo e o corpo. Nessa busca compulsiva de uma satisfação artificial e fabricada, o toxicômano dá sinais de que há falhas no dispositivo fálico que favorece o funcionamento possível do gozo necessário ao ser falante. Sob esse ponto de vista, ele não é o cínico, já que reage de modo distinto ao casamento que o ser falante é levado a fazer com o falo. O toxicômano é justamente aquele que não consente com o casamento com o gozo fálico e, portanto, não o concebe uma saída viável, porque sua fixação reside no real que envolve o órgão peniano. Para o cínico, ao contrário, não importa se o gozo fálico não convém à relação sexual, pois, ainda assim, se mostra apegado a ele. O toxicômano, por sua vez, é um contestador do falo e do gozo que se depreende dele ou, ainda, do gozo de que necessita. Chama a atenção o modo como este se interpõe a esse necessário gozo que, segundo Lacan, apesar de ser um "gozo que não convém – *non decet* – à relação sexual, não há outro, se houvesse outro".[12]

O alcance clínico da visão lacaniana da toxicomania implica considerar a droga um objeto que busca suprir falhas da função fálica, tendo-se em vista seu papel de viabilizar um gozo que mantenha alguma afinidade com a palavra. De outro modo, a presença insistente e compulsiva da droga denota o impasse do sujeito com relação ao gozo que convém, o gozo pulsional que, sob o efeito da incidência da castração, encontra seus objetos, que se constituem *Ersatz*, pois velam e, ao mesmo tempo, desvelam a castração. O essencial da definição da droga, promovida por Lacan em 1975, é a tese de que sua prática metódica exprime as dificuldades que o toxicômano encontra em ser fiel ao casamento, que todo ser falante contrai, um dia, com o parceiro-falo. Tal definição da droga enuncia-se, literalmente, assim:

> [...] é porque falei de casamento que falo disso; tudo o que permite escapar a esse casamento é evidentemente benvindo, daí o sucesso da droga, por exemplo; não há nenhuma outra definição da droga senão esta: é o que permite romper o casamento com o faz-xixi [*Wiwimacher*], ou seja, com o seu pênis.

No fundo, o que se depreende como específico ao ato toxicomaníaco é a ruptura fundamental com o gozo decorrente dessa parceria, necessária para todo sujeito, pois é ela que fomenta o mais-gozar que convém. Observa-se, assim, que essa definição se estrutura com base na consideração de que o casamento do ser falante com o falo, ou, mesmo, do gozo que dele resulta, é rechaçado em nome de sua forte ligação com o gozo de sentido que incide sobre o órgão peniano.

Na clínica, para se manusear tal definição, impõe-se avaliar a droga como um fator de separação do casamento do pênis, e não do falo. Em outras palavras, o toxicômano é um sujeito que permanece casado com o *gozo de sentido* que gravita em torno do órgão, em razão de ele não ter contraído um laço possível com o falo. É preciso, pois, não confundir o falo com o órgão peniano, bem como, mais ainda, com qualquer representação imaginária ou ideia de que é, naturalmente, um privilégio masculino. Como função, o falo é um operador, um significante do gozo, destinado a designar, parcialmente, os efeitos do gozo sobre o corpo. Trata-se de um significante assemântico, que não significa *nada* e apenas como encarnação do *nada* pode operar favoravelmente no momento da iniciação sexual, oportunidade em que o sujeito se depara com o mistério do Outro sexo.

Em comentário a *O despertar da primavera*, Lacan propõe que a iniciação sexual é mais favorável à vida quando, levantado o véu, revela-se esse *nada* inerente ao falo.[13] Concebe-se esse *nada* em contrapartida ao que irrompe, na adolescência, como índice da viabilização do gozo fálico, que se articula com o saber, com a palavra. Se o toxicômano é marcado pela ruptura fálica que se exprime na sua dificuldade em lidar com o gozo do corpo, isso decorre do fato de que, em função de seu apego ao *gozo do sentido* em torno do faz-xixi [*Wiwimacher*], esse *nada* não tem lugar. A ruptura fálica equivale, assim, ao excesso de sentido que se produz no momento do encontro com o Outro sexo, um excesso perturbador da iniciação sexual, que obstrui quando deveria se apresentar enigmático e sem sentido no gozo sexual.

Aplicação epistêmica da psicose ordinária à toxicomania

Assinale-se, ainda, que a clínica da ruptura fálica presente nos fenômenos decorrentes do uso toxicomaníaco da droga não se deduz diretamente da foraclusão do Nome do Pai, mesmo porque, caso assim fosse, se poderia estar diante de fenômenos típicos das psicoses, a saber, o delírio e a alucinação. Pode-se dizer que a ruptura fálica emana da própria lógica de funcionamento do gozo e que, por razões concernentes ao impacto contingente do significante no corpo, é vedado ao sujeito o gozo que convém à inexistência da relação sexual. A tese da ruptura fálica como fator dominante nas toxicomanias exemplifica uma inversão na ordem dos fatores característica da atualidade clínica – ou seja, não se pensa mais o furo na significação fálica apenas como consequência do furo do Nome do Pai.

Ao contrário, o Nome do Pai torna-se um predicado do modo como o sintoma e a função fálica organizam e ordenam o gozo para o sujeito. Segundo Miller, ele deixa de ser o nome próprio de um elemento particular chamado Nome do Pai. É o que se apresenta mediante a pergunta: o sujeito tem o Nome do Pai ou há foraclusão deste? Hoje, o Nome do Pai não é mais um nome, mas o fato de ser nomeado, de lhe ser atribuída uma função ou, como afirma Lacan, de ser "nomeado para".[14] Em suma, o Nome do Pai não é mais um nome-próprio e torna-se, segundo definição da lógica simbólica, um predicado relativo ao furo da significação fálica:

$$NP\ (X) \dashrightarrow X = \text{ruptura fálica}$$

A meu ver, essa formulação aproxima o *novo sintoma*, característico da toxicomania, do campo das chamadas psicoses ordinárias, no sentido de que a satisfação obtida com a droga, bem como por meio de outras modalidades de um fazer com o corpo – caso, por exemplo, das tatuagens –, pode funcionar como um "substituto substituído".[15] Se o Nome do Pai é um substituto do desejo da mãe, pois impõe sua ordem ao gozo desta, a droga pode se revelar um "substituto substituído". Em outros termos, a droga pode ser um Nome do Pai na relação que o sujeito tem com seu corpo. Dizer que essas técnicas de corpo – entre outras, as drogas e as tatuagens – podem ser "substitutos" do Nome do Pai é um maneira de traduzir o que vem a ser esse significante tomado como predicado. O que se mostra ser método de curto-circuito na sexualidade inerente à satisfação tóxica é muito mais, nos termos de Miller, um "fazer-crer compensatório"[16] [*compensatory-make believe*] do Nome do Pai, no sentido de que torna possível alguma solução para as desordens do gozo na vida de um toxicômano. Desde essa clínica do "fazer-crer compensatório", valoriza-se a continuidade entre os territórios da neurose e da psicose, enfatiza-se o que os faz contíguos, dois modos de responder a um mesmo real, pois se trata, sob esse ponto de vista, não de estabelecer fronteiras senão de constatar enodamentos, grampeamentos, desconexões, desatamentos entre fios que estão em continuidade.

Nesse sentido, quando faço referência à psicose ordinária, não pretendo equacionar a querela diagnóstica que, historicamente, se abateu sobre a toxicomania. Como se sabe, tal enfoque clínico já esteve sob os auspícios de estados melancólicos e maníacos, ou de uma psicose renomeada sob a imprecisão do termo "psicopatia", ou de uma perversão transformada na época – uma perversão moderna –, ou de uma neurose obsessiva atualizada pela releitura da presença, nela, do masoquismo e, principalmente, de estados narcísicos e limítrofes, ou *borderlines*. Já se tentou, inclusive, fazer da toxicomania uma modalidade própria de discurso. Enfim, não se trata de considerá-la uma categoria clínica objetivável, que elimina o lado enigmático e obscuro que pesa sobre esse tipo de sintoma. Trata-se de tomar a psicose ordinária, como sugere Miller, como uma categoria mais epistêmica que diagnóstica e, portanto, concerne à maneira atual de reconhecer a presença da ruptura fálica na prática toxicomaníaca da droga. Ela interessa ao fazer clínico cotidiano e alimenta a possibilidade de se apreender sujeito toxicômano em tratamento. Pode-se dizer que a psicose ordinária é o único modo de verificar o fato fundamental da técnica de corpo com a droga, que se aprende a cravar no cerne do sintoma toxicomaníaco; de pôr à prova do real as soluções compensatórias que, em suma, se depreendem da ruptura fálica; de confrontar o real que não cessa de não se escrever em cada caso, que, no fundo, se confunde com a própria estrutura da prática analítica, estrutura que se põe à luz no fenômeno da transferência.

NOTAS

Nota do autor à 2ª edição

1. J. Lacan. *O Seminário*, livro 23, *O sinthoma* (1975-1976). Rio de Janeiro: Zahar, 2007, p. 131.
2. J.-A. Miller. "Nota passo a passo", in J. Lacan. *O Seminário*, livro 23, *O sinthoma*. Op. cit., p. 199.
3. Ibid., p. 200.
4. J. Lacan. *O Seminário*, livro 23, *O sinthoma*. Op. cit., p. 131.

Prólogo

1. S. Freud. "Au-délà du principe de plaisir", in *Essais de psychanalyse*. Paris: Payot, 1981, p. 57. Na versão brasileira, ver: "Além do princípio do prazer" (1920), *Edição Standard Brasileira das Obras Psicológicas Completas de Sigmund Freud* (doravante ESB). Rio de Janeiro: Imago, 1977, vol. XVIII, p. 31.
2. J. Lacan. *O Seminário*, livro 11, *Os quatro conceitos fundamentais da psicanálise* (1964). Rio de Janeiro: Jorge Zahar, 1979, p. 31.
3. S. Freud. *Trois essais sur la théorie sexuelle*. Paris: Gallimard, 1987, p. 155-6 (ESB, vol. VII, p. 221-2).
4. J. Lacan. *Televisão* (1974). Rio de Janeiro: Jorge Zahar, 1993, p. 40.
5. J. Lacan. "A ciência e a verdade", in *Escritos*. Rio de Janeiro: Jorge Zahar, 1998, p. 885.
6. J. Lacan. "Do sujeito enfim em questão", in *Escritos*, op. cit., p. 234.
7. S. Freud. *Malaise dans la civilisation* (1929). Paris: PUF, 1971, p. 18 (ESB, vol. XXI, p. 93).
8. J.-A. Miller. "Le partenaire symptôme". *L'Orientation Lacanienne*. Univ. de Paris-VIII, 1997-98.
9. Idem.
10. M. Goulet-Cazé. "Un commentaire de Diogène Laërce VI 70-71", in *L'ascèse cynique*. Paris: Vrin, 1986, p. 42.
11. Ibid., p. 71.
12. A propósito das formas contemporâneas do cinismo na modernidade, ver P. Sloterdijk. *Critique de la raison cynique*. Paris: Christian Bourgois, 1987.

Capítulo I – Do símbolo à letra: o efeito *phármakon*

1. J. Lacan. "Psychanalyse et médecine", *Lettres de l'École Freudienne de Paris* (1966), fev/mar 1967, p. 44. Nessa mesma direção, será oportuno discutir, mais adiante, a expressão "método químico de intoxicação", empregada por Freud a propósito do uso das drogas como uma espécie de "técnica vital", de que o sujeito pode apoderar-se num dado momento de sua vida. [Ver S. Freud. *Malaise dans la civilisation* (1929). Paris: PUF, 1986, p. 22.]

2. L. Wittgenstein. *Investigações filosóficas*. Petrópolis: Vozes, 1996, §138, p. 79. Esse binômio *uso/significado* situa-se no centro da emergência da pragmática como uma nova dimensão do estudo da linguagem. Essa nova perspectiva está particularmente presente nesse autor, que, depois de adotar, em 1920, uma abordagem logicista no *Tractatus logico-philosophicus*, passa, a partir de 1930, a preconizar um método que consiste não mais em submeter a linguagem à jurisdição do cálculo lógico, mas em proceder à descrição minuciosa de seus usos diversos. Desde então, o signo não adquire mais significação senão por suas possíveis utilizações nos diferentes jogos de linguagem.

3. O emprego da noção de "literização", considerada capital para a compreensão do encontro que se fez entre o saber científico e o fenômeno da droga, tornar-se-á mais evidente no cap. III, "Droga e ciência: valor de gozo no mercado do saber", em que me ative a uma discussão mais detalhada e exaustiva da doutrina lacaniana da ciência e de sua aplicação a esse fenômeno.

4. J. Lacan. "Do 'Trieb' de Freud e do desejo do psicanalista" (1964), in *Escritos*. Rio de Janeiro: Jorge Zahar, 1998, p. 864.

5. J. Lacan, "Psychanalise et médecine" (1966), *Lettres de l'École Freudienne de Paris*, op. cit., p. 43.

6. Idem.

7. Ibid., p. 44.

8. J. Lacan. *O Seminário, livro 20, Mais, ainda* (1972-73). Rio de Janeiro: Jorge Zahar, 1982, p. 11.

9. A dissociação entre o saber e a verdade, na investigação científica sobre as substâncias da natureza, também será objeto de um exame posterior aprofundado. Ou seja, para se produzir um saber sobre a ação das drogas, exige-se que a ciência forclua a dimensão da verdade. São, justamente, as consequências dessa dissociação sobre o problema do uso toxicomaníaco da droga que serão tratadas no cap. III, "Droga e ciência: valor de gozo no mercado do saber".

10. J. Lacan. *O Seminário, livro 17, O avesso da psicanálise* (1969-70). Rio de Janeiro: Jorge Zahar, 1992, p. 11.

11. J. Derrida. "Rhétorique de la drogue". *Autrement -- L'Esprit des drogues*. Abr 1986, 106, p. 202-3. Mais adiante, desenvolver-se-á a hipótese de uma retórica da droga, a propósito do emprego platônico do significante *phármakon*.

12. J. Lacan. "A ciência e a verdade" (1966), in *Escritos*, op. cit., p. 883.

13. C. Baudelaire, citado por Arnold de Liedekerke in *La Belle Epoque de l'opium*. Paris: Editions de la Différence, 1984, p. 10.

14. J. Lacan. "De um silabário a posteriori" (1966), in *Escritos*, op. cit., p. 730.

15. O termo grego *phármakon* quer dizer "droga curativa", "remédio", "veneno", "tintura". Lembre-se, também, a origem etimológica comum de *phármakon* e

pharmakós. Assim, encontram-se, para *phármakon*, significados como "encanto", "filtro", "droga", "remédio", "veneno"; e, para *pharmakós*, outros como "mágico", "feiticeiro", "envenenador", ou seja, aquele que pode ser imolado em expiação das faltas cometidas na cidade (E. Boisacz. *Dictionnaire etymologique de la langue grecque)*.

16. Homero. *L'Odyssée*. Paris: Les Belles Lettres, 1924, IV 220-230, p. 85-6.

17. Molière. "Le malade imaginaire", in *Oeuvres complètes*. Paris: Pléiade, 1971, t.II, p. 1173.

18. A. Artaud. "Sûreté Générale – la liquidation de l'opium" (1925), in *Oeuvres complètes*. Paris: Gallimard, 1976. t.I,p. 22.

19. W. Burroughs. *Almoço nu*. São Paulo: Brasiliense, 1984, p. 6-7.

20. J. Derrida, op. cit., p. 198. O autor esclarece: "Esse conceito [da droga] não será nunca um conceito puramente teórico ou teorizável. E, se não há nunca teorema sobre a droga, não pode haver competência científica, aceita como tal, que não seja essencialmente sobredeterminada por vias ético-políticas".

21. S. Freud. "Lettre à Fliess" (21 set 1897), in *La naissance de la psychanalyse*. Paris: PUF, 1986, p. 191.

22. S. Freud. "Sur les types d'entrée dans la névrose" (1912), in *Névrose, psychose et perversion*. Paris: PUF, 1973, p. 182.

23. J.-A. Miller. "Cause et consentement", *L'Orientation Lacanienne* (1987-88), 4 mai 1988, Université de Paris-VIII (curso inédito).

24. E. Glover. "La relation de la formation perverse au développement du sens de la réalité". *Ornicar?* Paris, Lyse, inverno 87/88, 43, p. 49.

25. J. Lacan. *O Seminário*, livro 7, *A ética da psicanálise* (1959-60). Rio de Janeiro: Jorge Zahar, 1988, p. 63.

26. S. Freud, "Sur des types d'entrée dans la névrose" (1912), in *Névrose, psychose et perversion*, op. cit., p. 178.

27. J. Lacan. "Posição do inconsciente" (1960-64), in *Escritos*, op. cit., p. 860.

28. É o caso da célebre classificação sugerida pelo farmacólogo alemão L. Lewin, que se impôs, há quase um século, apoiada nas premissas da farmacologia moderna nascente. Essa primeira taxonomia dos "estados de conhecimento" da droga, antiga, mas sempre em vigor, faz um levantamento dos efeitos da droga, classificando-os em cinco grandes famílias: *Excitantia, Inebriantia, Euphorica, Hypnotica e Phantastica*. Cf. L. Lewin. *Phantastica* (1925). Paris: Payot, 1970, p. 51-2.

29. W. Burroughs, op. cit., p. 186.

30. Ibid., p. 6.

31. M. Zafiropoulos. "Le toxicomane n'existe pas". *Analytica*, 54. Paris: Navarin, 1988, p. 92.

32. J. Lacan. *O Seminário*, livro 11, *Os quatro conceitos fundamentais da psicanálise* (1964). Rio de Janeiro: Jorge Zahar, 1979, p. 159.

33. Idem.

34. S. Freud. *Malaise dans la civilisation* (1929), op. cit., 1971, p. 18.

35. Ibid., p. 31.

36. O emprego dessa expressão aponta para o deslocamento da libido, que procura escapar à interdição de que é vítima. Assim, a libido busca trocar o que lhe é proibido por substituições: "objetos ou atos de substituição" [*Ersatzobjecte und Ersatzhandlungen*]. Cf. S. Freud. *Totem et tabou* (1913). Paris: Payot, 1986, p. 42.

37. Platão. *Phèdre* (434b). Paris: Flammarion, 1989, p. 178.
38. Ibid., p. 275.
39. Platão. *Górgias* (500a-b). Paris: Flammarion, 1987, p. 256-7.
40. Platão. *Phèdre* (54d-e), op. cit., p. 90. Traduzido da versão francesa recente de Luc Brisson. Essa versão coloca à disposição um aparelho de leitura do texto com precisão de tradução totalmente ausente das traduções anteriores.
41. Ibid., (54-e), p. 90.
42. Ibid., (54d-e), p. 178.
43. J. Derrida. "La pharmacie de Platon" (1968), in *La Dissemination*. Paris: Seuil, 1972, p. 108.
44. Idem.
45. Ibid., p. 110.
46. Ibid., p. 178.
47. Sabe-se que Freud utiliza o termo grego *allotrion* para qualificar seu interesse precoce pela cocaína (ver, mais adiante no cap. IV, "Freud e a cocaína").
48. J. Derrida, op. cit. p. 147. O núcleo da crítica sobre a natureza suplementar da escritura em Platão restringe-se à análise do caráter nocivo de toda dimensão que não tenha essência imanente.
49. J.-J. Rousseau. "Les confessions", in *Oeuvres complètes*. Paris: Pléiade, 1959, parte I, livro III. t.I, p. 108-9 (tradução minha).
50. Optou-se por traduzir *"semblant"* por "semblante", mesmo sabendo que o significado do termo português não recobre, inteiramente, o valor semântico do seu equivalente francês. Ou seja, os significados de "rosto", "face", "cara", "aparência", "fisionomia" estão longe de assimilar o fato de que tal substantivo, em francês, não designa apenas o que é ilusório, aparente ou falso. Como a própria conceitualização lacaniana mostra, a categoria de *"semblant"* refere-se àquilo que, apesar de apresentar-se como aparente, comporta sempre algo de verdadeiro e, inclusive, sob certas condições, assume uma função estruturante no processo de constituição do sujeito do inconsciente.
51. J. Lacan. *Le Séminaire*, livre XVIII, *D'un discours qui ne serait pas du semblant* (1970-71), 20 jan 1971 (inédito). Seguindo essa concepção do problema da verdade, o autor afirma que o verdadeiro "não se atinge jamais senão por caminhos tortuosos. Apelar para o verdadeiro, como correntemente somos levados a fazer, é simplesmente lembrar que não é preciso enganar-se e crer que já se está mesmo dentro da aparência". (Ver, ainda, J. Lacan, *O Seminário*, livro 20, *Mais, ainda* (1972-73), op. cit., p. 128).
52. J. Lacan. *Le Séminaire*, livre XVIII, *D'un discours qui ne serait pas du semblant* (1970-1971), op. cit., 20 jan 1971.
53. J. Lacan. *O Seminário*, livro 20, *Mais, ainda* (1972-73), p. 75.
54. J. Lacan. *Le Séminaire*, livre XVIII, *D'un discours qui ne serait pas du semblant* (1970-71), op. cit., 20 jan 1971.
55. No decorrer deste trabalho, analisar-se-á como o discurso da ciência se desenvolve na suposição de que existe saber no real, evitando-se aceitar que, aí também, haja gozo.
56. J.-A. Miller. "L'expérience du réel dans la cure analytique", *L'Orientation Lacanienne* (1998-99), 31 mar 1999, Université de Paris VIII (curso inédito).
57. J. Lacan. *O Seminário*, livro 7, *A ética da psicanálise* (1959-60), op. cit., p. 157.

58. Ibid., p. 156-7.
59. Ibid., p. 155.
60. J.-A. Miller, op. cit.
61. R. Descartes. "Lettre à Mersenne" (20 nov 1629), *Correspondance*. Paris: Félix Alcan, 1936. t.I, p. 90. Do mesmo modo, o filósofo refere-se a esse valor de droga no caso da proposta de uma língua universal. Esse valor aparece na oposição, por ele estabelecida, entre as línguas naturais e a língua universal. Sabe-se que Descartes foi precursor de Leibniz no exame da possibilidade de uma língua universal. Assim, nessa carta a Mersenne, emite sua opinião, extremamente desconfiada e depreciativa, em relação a certas ideias que, segundo ele, seriam destinadas apenas a "fazer valer a droga" no plano da língua.

Capítulo II – Droga e mito: símbolos da natureza e técnica do corpo

1. C. Lévi-Strauss. "Estrutura e dialética" (1956), in *Antropologia estrutural*. Rio de Janeiro: Tempo Brasileiro, 1975, vol. I, p. 267-8.
2. C. Lévi-Strauss. "A eficácia simbólica" (1949), in op. cit. vol. I, p. 216.
3. C. Lévi-Strauss. *La pensée sauvage*. Paris: Plon, 1962, p. 24-5. Segundo o autor, o pensamento selvagem não se diferencia do pensamento científico por seu caráter utilitário e afetivo, mas pelo princípio de economia, em que a ação mágica, relativamente eficaz, embora mais próxima da intuição sensível, é substituída pela ação técnica da ciência, nesse caso completamente apartada da ordem perceptiva. O primeiro aproxima-se do que são a arte e as técnicas de *bricolage* em nossas sociedades. Como a prática do *bricolage,* que utiliza meios que estão um pouco à margem para constituir novos conjuntos, o pensamento mítico elabora estruturas com os resquícios de acontecimentos, enquanto, ao contrário, a ciência tem um plano, um cálculo e estruturas teóricas. Em outros termos, no pensamento selvagem, as estruturas são combinatórias; na ciência moderna, elas são inovadoras, criadoras de acontecimentos. Se a magia faz surgirem as estruturas por meio dos acontecimentos, a ciência, inversamente, chega aos acontecimentos por meio das estruturas.
4. J. Lacan. *O Seminário,* livro 7, *A ética da psicanálise* (1960). Rio de Janeiro: Jorge Zahar, 1988, p. 178.
5. J. Lacan. *Televisão* (1973). Rio de Janeiro: Jorge Zahar, 1993, p. 55.
6. J. Wilbert. "Le tabac et l'extase chamanique chez les indiens Warao du Venezuela" (1972), in *La chair des Dieux: l'usage rituel des psychédéliques*. Paris: Seuil, 1974, p. 54.
7. C. Lévi-Strauss. "Os cogumelos na cultura" (1970), in op. cit. p. 230.
8. Cf. M. Mauss. "Les techniques du corps" (1936), in *Sociologie et anthropologie*. Paris: PUF, 1950, p. 371.
9. Ibid., p. 372.
10. M. Perrin. "Point de vue anthropologique sur les drogues toximanogènes", in *Drogue et civilisation*. Paris: Pergamon, 1982, p. 128.
11. M. Perrin. "Positions symboliques et usage des drogues dans les sociétés de tradition orale", *Le Trimestre Psychanalytique – Les toxicomanies*, 4, 1989, p. 121-2.
12. M. Perrin. "Anthropos", *Autrement – L'esprit des drogues*, p. 44.

13. M. Eliade. *Le chamanisme et les techniques archaïques de l'extase* (1951). Paris: Payot, 1974, p. 356.
14. J. Lacan. "A subversão do sujeito e dialética do desejo" (1960), in *Escritos*. Rio de Janeiro: Jorge Zahar, 1998, p. 809.
15. Ver, a esse respeito, o cap. VIII, "Lacan e as parcerias cínicas na era da ciência", especialmente a parte subintitulada "Não há conhecimento sobre a droga".
16. C. Lévi-Strauss. "Os cogumelos na cultura" (1970), in op. cit., p. 238.
17. Ibid., p. 238-9.
18. M. Perrin. "Point de vue anthropologique sur les drogues toxicomanogènes", in *Drogue et civilisation*, op. cit., p. 128.
19. Ibid., p. 129.
20. M. Perrin. "Positions symboliques et l'usage des drogues dans les sociétés de tradition orale", in op. cit., p. 118.
21. Ibid. p. 119.
22. C. Lévi-Strauss. "Introdução à obra de M. Mauss", in *Estruturalismo – Antologia de textos teóricos*. Lisboa: Martins Fontes, s/d., p. 180.
23. Cf. C. Lévi-Strauss. "A estrutura dos mitos" (1955), in op. cit., vol. I, p. 230. O autor esclarece: "Se quisermos perceber os caracteres específicos do pensamento mítico, deveremos pois demonstrar que o mito está, simultaneamente, na linguagem e além dela".
24. J. Lacan. "Sur les rapports entre la mythologie et le rituel", *Bulletin de la Société Française de Philosophie*, sessão de 26 mai 1956, intervenção na conferência de C. Lévi-Strauss, p. 115-6. "De maneira que o mito estaria ali para nos mostrar o equacionamento sob uma forma significante de uma problemática que deve por si mesma deixar necessariamente algo de aberto, *que responde ao insolúvel significando a insolubilidade e sua saliência reencontrada em suas equivalências, que fornece* [seria esta a função do mito] *o significante do impossível*" (grifo meu).
25. J. Lacan. "Le mythe individuel du névrosé" (1953). *Ornicar?*, 17-18, 1979, p. 292. Mais de 20 anos mais tarde, Lacan retoma essa conceitualização do trabalho da verdade na palavra, expressa de maneira radical no mito. Esse dinamismo do trabalho da verdade realiza-se enquanto amparado pelo que ele denomina a realidade do *mi-dire*. "O *mi-dire* é a lei interna de qualquer espécie de enunciação da verdade, e o que o encarna melhor é o mito". É por isso que a psicanálise circunscreve, na sua elaboração conceitual, o discurso mítico como acesso efetivo à verdade. Esse é o caso do mito do pai da horda, em Freud, ou do mito da lamela, em Lacan. (Ver J. Lacan. *O Seminário*, livro 17, *O avesso da psicanálise* (1969-70). Rio de Janeiro: Jorge Zahar, 1992, p. 127).
26. J. Lacan. "Sur les rapports entre la mythologie et le rituel", in op. cit., p. 115-6.
27. J. Lacan. "A ciência e a verdade" (1966), in *Escritos*, op. cit., p. 885.
28. C. Lévi-Strauss. "A eficácia do simbólico" (1949), in op. cit., vol. I, p. 233.
29. J. Lacan, op. cit., p. 885.
30. J. Lacan. *Le Séminaire*, livre XVIII, *D'un discours qui ne serait pas du semblant* (1970-71), op. cit., 13 jan 1971. "O meteoro mais característico, mais original, aquele que fora de dúvida é ligado à própria estrutura de tudo que é discurso, é o trovão. Se terminei meu Dircurso de Roma pela evocação do trovão, absolutamente não foi por fantasia. Não há Nome do Pai sustentável sem o trovão, que todo mundo

sabe muito bem que nem se sabe signo de que é. O trovão é a própria figura do semelhante."

31. Cf. J. Lacan, "A ciência e a verdade" (1966), in *Escritos*, op. cit., p. 885.
32. J. Lacan. "Radiophonie" (1970), *Scilicet*, Paris, 2/3, 1970, p. 70.
33. J. Lacan, "A ciência e a verdade" (1966), in *Escritos*, op. cit., p. 886.

Capítulo III – Droga e ciência: valor de gozo no mercado do saber

1. J. Lacan. "A ciência e a verdade" (1965), in *Escritos*. Rio de Janeiro: Jorge Zahar, 1998, p. 869-70.
2. Ibid., p. 51.
3. Cf. M. Heidegger. "Science et méditation" (1954), in *Essais et conférences*. Paris: Gallimard, 1958, p. 62.
4. Ibid., p. 62.
5. M. Heidegger. "Dépassement de la métaphysique" (1956), in op. cit., p. 92.
6. J. Lacan, op. cit., p. 870.
7. Cf. A. Escohotado. *Historia de las drogas*. Madri: Alianza Editorial, 1989, vol. II, p. 41.
8. Se a distinção entre elemento e composto químico não é nova, ela continua, entretanto, distante da noção do *misto* da alquimia. Sobre esse ponto da inclusão na história da química e dos conceitos de elemento e de composto, bem como no progresso das técnicas de análises químicas, ver: P. Duhem. *Le mixte et la combinaison chimique: essai sur l'évolution d'une idée* (1902). Paris: Fayard, 1985.
9. A. Koyré. *Etudes sur l'histoire de la science*. Paris: Gallimard, 1973, p. 50. Lacan afirma que, tratando-se da história da ciência, Koyré sempre foi seu guia. Entretanto, deve-se notar que este centra a discussão de suas hipóteses epistemológicas no âmbito da física. Para a história da química, neste estudo, tomaram-se como referência: *Le pluralisme cohérent de la chimie moderne*, de Gaston Bachelard, e *Le mixte et la combinaison chimique*, de Pierre Duhem.
10. A. Koyré. *Mystiques, spirituels, alchimistes du XVIème siècle allemand*. Paris: Gallimard, 1971, p. 84-5.
11. Ibid., p. 83.
12. J. Lacan. *O Seminário*, livro 11, *Os quatro conceitos fundamentais da psicanálise* (1964). Rio de Janeiro: Jorge Zahar, 1979, p. 26.
13. A. Koyré, op. cit., p. 102.
14. J. Lacan, op. cit., p. 16.
15. A. Koyré, op. cit., p. 85.
16. Referência a T. Paracelso, assim citado por M. Foucault em *Les mots et les choses*. Paris: Gallimard, 1966, p. 41.
17. A. Escohotado, op. cit., t.VI, p. 340.
18. J. Lacan. "A ciência e a verdade" (1965), in *Escritos*, op. cit., p. 872. A designação de "sujeito dotado de profundezas" constitui a qualificação precisa da deriva de Jung em direção a uma "hermeneutização da psicanálise", às expensas de toda relação desta com a ciência. [Cf. J. Lacan. "De um silabário a posteriori" (1966), in op. cit., p. 726.] Pode-se dizer que Jung recusa a homologia entre o sujeito da ciência e o sujeito da psicanálise. É interessante assinalar seu apego à mentalidade alquímica, manifesta nos longos desenvolvimentos que lhe consagrou. Observa-

se, também, a presença desse desvio, tanto de Jung quanto de Silberer, na sua tentativa de reencontrar a teoria analítica do símbolo na alquimia. Com efeito, para esses analistas, a alquimia mostra-se como um campo propício à restauração desse sujeito dotado de profundidades, concebido como um sujeito composto por uma relação arquetípica com o saber. [Cf. C.G. Jung. *Psicologia e alquimia* (1935-36). Rio de Janeiro: Vozes, 1975; H. Silberer. *Problems of Mysticism and its Symbolism* (1914). Nova York: 1917.]

19. Ibid., p. 875.
20. J.-A. Miller. "Algorithmes de la psychanalyse", *Ornicar?*. Paris, fev 1979, 15, p. 23.
21. J.-A. Miller. "Conferências caraquenhas" (1979), in *Percurso de Lacan*. Rio de Janeiro: Jorge Zahar, 1990, p. 41.
22. J. Lacan. *O Seminário,* livro 11, *Os quatro conceitos fundamentais da psicanálise* (1964-65), op. cit., p. 16. Nessa passagem, relativa ao papel decisivo e necessário ao alquimista da *"pureza de alma"*, o autor fala de um opúsculo de Diderot sobre a emergência da ciência. Ele não dá a referência exata, mas trata-se, certamente, do *Recueil de planches sur la science.* Lacan nota que Diderot só se refere à química para sublinhar seu nascimento com Lavoisier – do princípio ao fim da obra, sempre trata da alquimia. Pode-se, entretanto, encontrar a mesma ideia em Bachelard, na forma de um estranhamento: "Como o alquimista purificaria a matéria sem purificar sua alma!" [Cf. G. Bachelard. *La formation de l'esprit scientifique.* Paris: J. Vrin, 1983, p. 5.]
23. Cf. R. Descartes citado por H. Metzger. *La Chimie*. Paris: E. de Boccard, 1930, p. 24.
24. G. Bachelard, op. cit., p. 43.
25. J. Lacan. "A ciência e a verdade" (1965), in *Escritos*, op. cit., p. 869.
26. Cf. G. Bachelard, op. cit. p. 97.
27. Cf. G. Bachelard. *La philosophie du non.* Paris: PUF, 1940, p. 56.
28. J. Lacan. "À memória de Ernest Jones: sobre sua teoria do simbolismo" (1959), in *Escritos*, op. cit., p. 719.
29. Cf. J. Lacan. "A ciência e a verdade" (1965), in *Escritos*,op. cit., p. 870-2.
30. Cf. G. Bachelard, op. cit., p. 50.
31. Cf. ibid., p. 58-9.
32. J. Lacan. *Le Séminaire*, livre XVI, *D'un autre à l'Autre* (1968-69), 13 nov 1968 (inédito).
33. Note-se que a etimologia dessa palavra não apenas data dos primeiros movimentos de instalação definitiva do mercado propriamente capitalista, mas também está inserida nele. Entre as numerosas hipóteses que se estabelecem para explicar sua origem, duas merecem ser consideradas: uma, que associa a palavra ao vocábulo neerlandês *droog* (seco), empregado para referir-se a mercadorias ou produtos secos; que a liga ao árabe *durāwa* (fardo de trigo), que teria evoluído para *drāwa* e *drōwa*, no seu uso pelos povos romanos. O fato de que o italiano e o espanhol *droga* são posteriores à palavra francesa *drogue* favorece a hipótese da etimologia neerlandesa. (Ver *Dictionnaire etymologique de la langue française*, Paris: PUF, 1986, p. 204.)
34. J. Lacan. *O Seminário*, livro 20, *Mais, ainda* (1972-73). Rio de Janeiro: Jorge Zahar, 1982, p. 11.

35. Cf. J.-A. Miller. "Clôture. Le toxicomane et ses thérapeutes – GRETA", *Analytica*, Paris: Navarin, 1989, p. 138.

36. Cf. J. Lacan. *Le Séminaire*, livre XVI, *D'un autre à l'Autre* (1968-69), 13 nov 1968 (inédito).

37. Cf. J. Lacan. "Radiophonie", *Scilicet*, Paris, 2/3, p. 95, 1970. Para Lacan, Marx foi o inventor do sintoma, considerando-se sua formulação radical de uma discordância entre o real e o saber: "O real não é a princípio para ser sabido". Essa discordância expressa-se na história sob a forma de sintoma, porque o real resiste ao saber. É por essa discordância que o sintoma se articula como "o efeito de verdade do que cai do saber".

38. J. Lacan. "Do sujeito enfim em questão" (1966), in *Escritos*, op. cit., p. 234.

39. J. Lacan. "La troisième", *Lettres de l'École Freudienne de Paris,* Paris, 16, 1975, p. 186.

40. Dispõe-se, atualmente, de uma vasta literatura sobre a história da droga e da toxicomania. Neste estudo, utilizaram-se o trabalho, já antigo, de Philippe De Félice (*Poisons sacrés et ivresse mystique*. Paris: Albin Michel, 1930) e, principalmente, a obra mais recente de Antonio Escohotado (op. cit., vol. 3).

41. J. Lacan. *Le Séminaire*, livre XVI, *D'un autre à l'Autre* (1968-69), op. cit., 20 nov 1968.

Capítulo IV – A cocaína e o desejo de sutura em Freud

1. S. Freud. "Über Coca", in Robert Byck (org.). *Freud e a cocaína*. Rio de Janeiro: Espaço e Tempo, 1989, p. 117.

2. L. Lewin. *Phantastica* (1925). Paris: Payot, 1970, p. 51.

3. I. Prigogine e I. Stengers. *La nouvelle alliance: métamorphose de la science.* Paris: Gallimard, 1979, p. 124.

4. E. Jones. *La vie et l'oeuvre de Freud*. Paris: PUF, 1982, 4ª ed., vol. I, p. 93. A qualificação da cocaína como "terceiro flagelo", depois do álcool e da morfina, aparece na pena de A. Erlemayer e L. Lewin, dois importantes representantes da psicofarmacologia da época, que combateram violentamente os trabalhos de Freud, insistindo na nocividade da cocaína e na inocuidade de sua utilização no tratamento substitutivo do morfinismo.

5. Ibid., p. 92. Essa palavra grega significa tanto "outro" quanto "estrangeiro". A declaração referida encontra-se em uma carta de Freud, numa passagem dirigida a Wittels 40 anos mais tarde, na qual afirma: "Sei muito bem como a coisa me aconteceu. O estudo da coca constituiu para mim um *allotrion*".

6. Ver, no cap. I, a parte com o subtítulo "Quando a letra se separa do símbolo".

7. Cf. S. Freud. *Un souvenir d'enfance de Léonard da Vinci* (1910). Paris: Gallimard, 1987, p. 56 (ESB, vol. XI, p. 59). Falando de Leonardo da Vinci, Freud define o elemento primordial de sua vocação com a expressão *Naturforscher*, caracterizando-o como o primeiro pesquisador moderno por natureza. O mesmo tratamento aplico, neste texto, *mutadis mutandis*, ao próprio fundador da psicanálise.

8. Essa tese da ruptura entre os escritos sobre cocaína e os trabalhos anteriores é partilhada, também, por S. Bernfeld. Num estudo que, aliás, antecede o de Jones, ele desenvolve a ideia de que "Freud cruza, embora apenas por alguns passos, as fronteiras estreitamente delimitadas do campo da pesquisa oficialmente sancio-

nada, às quais ele anteriormente se submetera. Devem ser considerados como uma primeira tentativa de atingir a completa independência". Cf. S. Bernfeld. In: R. Byck. *Os estudos de Freud sobre a cocaína*, op. cit., p. 297.

9. J. Lacan. *O Seminário*, livro 2, *O eu na teoria de Freud e na técnica da psicanálise* (1955). Rio de Janeiro: Jorge Zahar, 1985, p. 101. Convém lembrar, também, que Lacan havia compreendido muito cedo as incidências, na constituição da psicanálise, dessa guinada da física no século XIX, a partir das descobertas da termodinâmica. Desde sua tese de 1932, ele sublinhava a importância do conceito de energia, sob a ótica das formulações de Emile Meyerson, perfeitamente coerente com suas referências posteriores a Koyré. (Cf. J. Lacan. *Da psicose paranóica em suas relações com a personalidade* (1932). Rio de Janeiro: Forense-Universitária, 1987, p. 335).

10. J. Lacan. "Para além do 'Princípio de realidade'" (1936), in *Escritos*, op. cit., p. 93.

11. J. Lacan. "Nota italiana" (1973), *Opção Lacaniana*. São Paulo, 11, nov 1994, p. 6.

12. Ver, sobretudo, a parte relativa aos escritos sobre a cocaína, denominada "La toxicologie et la logique des procédés". Cf. P. -L. Assoun. *Introduction à l'épistémologie freudienne*. Paris: Payot, 1981, p. 111.

13. J. Moreau de Tours. *Du hachisch et de l'aliénation mentale*. Paris: Fortin, Masson et Cie, 1845, p. 31.

14. Ibid., p. 4.

15. Freud, em *Traumdeutung*, serviu-se do trabalho de Moreau de Tours sobre o problema do "parentesco entre o sonho e a doença mental". (Cf. S. Freud. *L'interprétation des rêves* (1900). Paris: PUF, 1987, p. 85 [ESB, vol. IV, p. 95]).

16. Moreau de Tours, op. cit., p. 37.

17. J. L. Chassaing. "Les folies d'impulsion: questions techniques", in *Histoire psychiatrique psychanalitique*, Paris, vol. II, 7, 1987, p. 234.

18. J.E. Esquirol. *Des maladies mentales* (1838). Paris: Librairie de l'Académie Royale de Médecine, 1838, t.II, p. 82. A noção de monomania instintiva pertence à conceitualização da estrutura tripartite proposta pelo autor: monomania intelectual (delírio), monomania afetiva ou pensante e monomania instintiva (sem delírio).

19. Sobre os aspectos polêmicos da dificuldade de se situarem os atos impulsivos próprios da *monomania instintiva* no campo da jurisdição penal, consulte-se o trabalho de P. Bercherie (*Les fondements de la clinique – histoire et structure du savoir psychiatrique*. Paris: Navarin, 1980, p. 43).

20. J.L. Chassaing, op. cit., p. 234.

21. E. Régis. *Précis de psychiatrie* (1885). Paris: Doin, 1906, p. 88 e 145.

22. Ibid., p. 146. Nesta passagem, encontra-se uma das primeiras ocorrências psiquiátricas do termo "toxicomania": "Essa tendência não é comum a todo mundo. Ela é observada nos neuropatas, sobretudo os histéricos, cuja apetência doentia, não apenas pela morfina, mas também pelo éter, o cloral e outras substâncias análogas, toma frequentemente a forma de uma *verdadeira toxicomania, de uma necessidade imperiosa de se intoxicar*" (grifo meu).

23. Em recentes contribuições à história dos discursos e das práticas médicas a respeito da toxicomania, uma das primeiras utilizações da categoria foi feita, em 1885, por P. Reynard, um outro psiquiatra da época. Considerando-se os trabalhos de J.L. Chassaing, já citados, situa-se esse aparecimento um pouco

antes, com E. Régis. (Cf. A. Delrieu. *L'inconsistance de la toxicomanie*. Paris: Navarin, 1988, p. 38 e, também, J.J. Ivorel. "Naissance de la cure", *Autrement*, 106, Paris, abr 1989, p. 144).

24. Cf. S. Freud. "Über Coca", in R. Byck (org.), op. cit., p. 97-8. Considerando-se o seu valor de ativação da excitação dos centros nervosos em geral, a cocaína seria recomendada nos estados mais diversos de enfraquecimento psíquico: histeria, hipocondria, melancolia, estupor e outros.

25. J. Delay, P. Deniker, M. Ropert, L. Raclot. "Deux auto-observations d'intoxication mescalinique expérimentale", *Annales Médico-Psychologiques*, t.II, 1956, p. 306.

26. S. Freud. "Contribuição ao conhecimento sobre o efeito da cocaína" (jan 1885), in R. Byck (org.), op. cit., p. 107.

27. S. Freud. "Über Coca", in R. Byck (org.), op. cit., p. 82. Nesse artigo, Freud examina várias hipóteses fisiológicas que poderiam dar conta dessa transformação da energia obtida pelo uso da cocaína em ação, a partir do metabolismo geral. A hipótese avançada, para certos fisiologistas, é a de que o consumo da cocaína diminui a quantidade de urina eliminada. Um efeito provável desse consumo seria a melhor disposição das matérias estocadas no corpo, o que manteria a aptidão ao trabalho, ainda que em condições de não-alimentação.

28. S. Freud. "Contribuição ao conhecimento sobre o efeito da cocaína" (jan 1885), in R. Byck (org.), op. cit., p. 107 e 111-2.

29. Cf. J. Allouch. *Lettre pour lettre*, Paris: Erês, 1984, cap. I: "Freud coquero", p. 39. Refiro-me, aqui, à interpretação equivocada da primeira aplicação da lei da conservação da energia em "Über coca", em que se encontra a hipótese de uma "transformação miraculosa" da capacidade motora do sujeito sob o efeito da cocaína. Não me parece tampouco que, somente num segundo tempo, a cocaína agiria não sobre o excedente (O-O'), mas sobre a capacidade de trabalho (W), o que faria, nesse caso, que tal princípio passasse a sofrer um uso rigoroso.

30. Ibid., p. 38.

31. J. Lacan. *O Seminário*, livro 2, *O eu na teoria de Freud e na técnica da psicanálise*, op. cit., p. 108. É nesse seminário que se encontra uma importante digressão de Lacan sobre o uso da energética ao longo da obra de Freud. Nele, o primeiro princípio da termodinâmica aparece sob a curiosa fórmula: "Quando se tira um coelho da cartola, é porque ele já tinha sido posto ali".

32. S. Freud. "Sobre o efeito geral da cocaína" (mar 1885), in R. Byck (org.), op. cit., p. 123: "Nunca pude estabelecer correlação entre o estado no qual a força muscular é menor e as condições mais ou menos favoráveis do estado geral. É por isso que eu acreditava, de bom grado, que a cocaína não age sobre o aparelho motor, mas que ela melhora a disposição central para o trabalho."

33. Cf. S. Freud. "Ânsia e temor da cocaína", in R. Byck (org.), op. cit., p. 172. No mesmo texto, Freud refere-se à ação irregular da cocaína, considerando o que ele chama de "idiossincrasia da sensibilidade" de certas pessoas a essa droga, comparada à ausência de reação a quantidades maiores em outras pessoas.

34. Ibid., p. 170-1.

35. S. Cottet. *Freud e o desejo do psicanalista*. Rio de Janeiro: Jorge Zahar, 1989, p. 31.

36. P. Eyguesier. *Comment Freud devient drogman*. Paris: Navarin, 1983, p. 129-46.

37. Cf. D. Anzieu. *L'auto-analyse de Freud et la découverte de la psychanalyse.* Paris: PUF, 1975, t.I, p. 75. A parte intitulada "O episódio da cocaína (1884-1885) e o problema da 'toxicomania' de Freud" foi consideravelmente modificada na terceira edição: o título e uma grande parte das ideias propostas foram alterados sem nenhuma justificativa substancial.

38. Cf. J. Allouch, op. cit., p. 28.

Capítulo V – Freud e o ideal de cifração do gozo

1. J.-C. Milner. "Lacan et la science moderne", in *Lacan avec les philosophes.* Paris: Albin Michel, 1991, p. 335. Deve-se reconhecer, nesse ponto, o peso do pensamento kantiano no que se refere à posição de Freud a respeito da ciência. Para Kant, os diferentes componentes do aparelho de conhecimento estão ligados, respectivamente, a funções específicas – as formas de intuição, à sensibilidade; os conceitos, ao entendimento –, mas as ideias não têm senão uma relação indireta mediata com o conhecimento fenomenal, que o entendimento constitui. As ideias da razão não dizem respeito aos objetos, mas aos resultados obtidos pelo trabalho do entendimento, que elas unificam, organizam, sistematizam. Possuem uma função reguladora que torna coerente o conjunto dos saberes do homem (Ver I. Kant. "Critique de la raison pure", in *Oeuvres philosophiques.* Paris: Pléiade, 1980, p. 1031).

2. S. Cottet. *Freud e o desejo do psicanalista*, Rio de Janeiro: Jorge Zahar, 1989, p. 108.

3. S. Freud. "Ânsia e temor da cocaína", in R. Byck (org.), *Freud e a cocaína*, Rio de Janeiro: Espaço e Tempo, 1989, p. 169-70.

4. E. Jones, *La vie et l'oeuvre de Sigmund Freud*, op. cit., t.I, p. 322. O autor, referindo-se à formação científica de ambos, "quase idêntica", diz que Fliess, no Natal de 1898, enviou a Freud como presente dois volumes de uma obra de Helmholtz.

5. Cf. W. Fliess. *Les relations entre le nez et les organes génitaux féminins* (1987). Paris: Seuil, 1977, p. 136.

6. Ibid., p. 20-1.

7. J. Lacan. "Proposition du 9 octobre 1967 sur le psychanaliste de l'Ecole", *Scilicet*, 1, Paris, 1968, p. 24.

8. Citado por S. André. *O que quer uma mulher?* Rio de Janeiro: Jorge Zahar, 1987, p. 35.

9. W. Fliess, op. cit., p. 238.

10. S. André, op. cit. p. 37.

11. S. Freud. "Manuscrit E" (1894), in *La naissance de la psychanalyse.* Paris: PUF, 1896, p. 83.

12. S. Freud. "Sobre os critérios para destacar da neurastenia uma síndrome particular intitulada 'neurose de angústia'" (1895) (ESB, vol. III, p. 125).

13. J.M. Masson (org.). *A correspondência completa de S. Freud para W. Fliess* (1887-1904). Rio de Janeiro: Imago, 1986, p. 175 (grifo meu).

14. Ibid., p. 181 (grifos meus).

15. S. Freud. *Trois essais sur la théorie de la sexualité* (1905). Paris: Gallimard, 1987, p. 155-6 (ESB, vol. VII, p. 221-2) (grifos meus).

16. Ibid., p. 156 (ESB, vol. VII, p. 222) (grifo meu).
17. Ibid., p. 157 (ESB, vol. VII, p. 222) (grifos meus).
18. S. Freud. *Introduction à la psychanalyse* (1916). Paris: Payot, 1987, p. 366 (ESB, vol. XVI, p. 453). É quando se interroga sobre a existência da toxina sexual que ele usa essa expressão, que me parece muito sugestiva: "Afinal de contas, o termo metabolismo sexual ou química da sexualidade é para nós um 'molde sem conteúdo'; nada sabemos sobre esse assunto e nem podemos dizer que existem duas substâncias das quais uma seria macho, a outra fêmea, ou se devemos contentar-nos em admitir uma única 'toxina sexual' que seria, então, a causa de todas as excitações da libido".
19. D. Anzieu. *L'auto-analyse de Freud et la décourverte de la psychanalyse*. Paris: PUF, 3ª ed., 1988, p. 33. O autor considera que, para bem detectar "o fenômeno chave do sonho, Freud dispõe de um caminho heurístico, a *auto-experimentação*, à qual já recorrera dez anos antes em relação à cocaína". Lembro, a propósito, minhas considerações sobre toda comparação do trabalho de Freud sobre a cocaína com o método introspectivo utilizado antes na psiquiatria, como fez Moreau de Tours, considerações que refutam de maneira explícita qualquer ideia de "auto-experimentação" no percurso de Freud (ver cap. IV, "A cocaína e o desejo de sutura em Freud").
20. S. Cottet, op. cit., p. 12.
21. J. Lacan. *O Seminário*, livro 2, *O eu na teoria de Freud e na técnica da psicanálise* (1954-55). Rio de Janeiro: Jorge Zahar, 1985, p. 187. Já nessa época, o autor acentua o surgimento dessa tendência psicologizante em relação ao sonho da injeção em Irma, pela convergência bastante singular entre o culturalismo e o psicologismo na pessoa de Erickson. Para este, o sonho manifesta efeitos de sincronização das diferentes etapas do desenvolvimento do ego de Freud.
22. J. Lacan. "Proposition du 9 octobre 1967 sur le psychanalyste de l'Ecole". *Scilicet*, 1, Paris, 1968, p. 27.
23. S. Freud. "Lettre à S. Ferenczi" (6 out 1910), in E. Jones, op. cit., p. 87. "Desde o *affaire* Fliess, de que tive recentemente que me ocupar em liquidar, como sabe, a necessidade em questão não existe mais para mim. Uma parte do investimento homossexual desapareceu e eu me servi dele para alargar meu próprio eu. 'Tive sucesso ali onde o paranóico fracassa'".
24. J. Lacan. op. cit., p. 27. Ver ainda J. Lacan, "A ciência e a verdade" (1966), in *Escritos*, Rio de Janeiro: Jorge Zahar, 1998, p. 889.
25. J. Lacan. "A ciência e a verdade" (1966), in *Escritos*, op. cit., p. 889. O autor destaca que a especificidade da psicanálise diante da ciência pode ser esclarecida a partir da causa material que "é propriamente a forma de incidência do significante", tal como ele o define.
26. S. Freud. *L'interprétation des rêves* (1900). Paris: PUF, 1987, p. 98-100. (ESB, vol. IV, p. 113-5).
27. J. Lacan, *O Seminário*, livro 2, *O eu na teoria de Freud e na técnica da psicanálise*, op. cit., p. 208-9.
28. Ibid., p. 213.
29. S. Freud, op. cit., p. 100 (ESB, vol. IV, p. 114).
30. Idem.
31. Ibid., p. 181 (ESB, vol. IV, p. 115).

32. J. Lacan, op. cit., p. 201. A propósito da *trimetilamina*, Lacan vai procurar a explicação de seu emprego na química orgânica: "Eu me informei – a trimetilamina é um produto de decomposição do esperma, e é isto que lhe confere o seu odor amoniacal quando o deixam decompor-se em contato com o ar."
33. S. Freud, op. cit., p. 108 (ESB, vol. IV, p. 125).
34. Ibid., p. 109 (ESB, vol. IV, p. 126).
35. M. Schur. *La mort dans la vie de Freud*. Paris: Gallimard, 1975, p. 107.
36. Ibid., p. 108.
37. S. Freud. "Lettre à K. Abraham" (7 jun 1908), in *Correspondance 1907-1926*. Paris: Gallimard, 1969, p. 47.
38. S. Freud. "Pour introduire le narcissisme" (1914), in *La vie sexuelle*, Paris: PUF, 1969, p. 86. Convém observar que essa posição se manifesta ao longo da obra de Freud. No *Esboço de psicanálise*, por exemplo, há afirmações que vão na mesma direção (ESB, vol. XIII, p. 95).
39. J. Lacan. "Para-além do 'Princípio de realidade'" (1936), in *Escritos*, op. cit., p. 93.
40. Ibid., p. 94.
41. J. Lacan. *O Seminário*, livro 11, *Os quatro conceitos fundamentais da psicanálise* (1963-64), Rio de Janeiro: Jorge Zahar, 1979, p. 145.
42. J. Lacan. *Televisão* (1973). Rio de Janeiro: Jorge Zahar, 1993, p. 40.
43. J.-C. Milner, op. cit., p. 335.
44. J. Lacan. "Posição do inconsciente" (1960), in *Escritos*, op. cit., p. 860.
45. Ibid., p. 861.
46. J. Lacan. *O Seminário*, livro 11, *Os quatro conceitos fundamentais da psicanálise* (1963-64), p. 186-7.
47. J. Lacan. *O Seminário*, livro 8, *A transferência* (1960-61). Rio de Janeiro: Jorge Zahar, 1992, p. 95-6. Remeto, no caso, ao comentário do autor sobre a importância do caráter esférico, escolhido por Platão para o personagem dessa fábula. Lacan observa como o saber da Antiguidade sobre o universo era regulado por uma "superafetação imaginária" dada para as propriedades da esfera. É a forma esférica "que porta em si as virtudes de suficiência, de modo que pode combinar nela a eternidade do mesmo lugar com o movimento eterno".
48. Platão. *O banquete*. Rio de Janeiro: Tecnoprint, 1986, p. 95.
49. Idem (grifo meu).
50. J.-A. Miller. *L'orientation lacanienne* (1990-91). Paris: Université de Paris-VIII, 13 mar 1991 (curso inédito).
51. S. Freud. *Trois essais sur la théorie sexuelle*, op. cit., p. 33 (ESB, vol. VII, p. 133). Essa é a expressão empregada pelo autor, ao prefaciar, em maio de 1920, a quarta edição de sua obra.
52. J.-A. Miller, op. cit.

Capítulo VI – Um casamento feliz diante do impossível a suportar

1. S. Freud. *Le mot d'esprit et sa relation à l'inconscient* (1905). Paris: Gallimard, 1988, p. 234-5 (ESB, vol. VIII, p. 147).
2. Ibid., p. 238 (ESB, vol. VIII, p. 149-50).

3. J. Lacan. *O Seminário*, livro 11, *Os quatro conceitos fundamentais da psicanálise*. Rio de Janeiro: Jorge Zahar, 1979, p. 31.

4. S. Freud. "Deuil et mélancolie" (1915), in *Métapsychologie*. Paris: Gallimard, 1987, p. 164. (ESB, vol. XIV, p. 287).

5. Seria conveniente observar-se que o recurso a essa função econômica da droga sobre o recalque percorre a obra de Freud. Assinale-se, também, que ele é, ordinariamente, designado como uma das ocorrências do "biologismo de Freud".

6. Cf. J. Lacan. "Posição do inconsciente" (1964), in *Escritos*, Rio de Janeiro: Jorge Zahar, 1998, p. 854.

7. S. Freud. *Le mot d'esprit et sa relation à l'inconscient* (1905), op. cit., p. 237 (ESB, vol. VIII, p. 149). Ao contrário de Freud, ao abordar o tema do prazer no seu seminário *A ética da psicanálise*, Lacan faz todo um estudo das origens da questão no campo do pensamento filosófico grego.

8. J.-A. Miller. "Le programme de la psychanalyse", *Quarto*, 37-38, Paris, p. 115, déc. 1989. Utilizo, nesse caso, o comentário do autor sobre a incidência da noção de programa, presente, muitas vezes, em *Mal-estar na civilização*, a fim de definir o sentido de duas tendências opostas: a da civilização e a do prazer.

9. S. Freud. *L'avenir d'une illusion* (1927). Paris: PUF, p. 8 (ESB, vol. XXI, p. 16). "A cultura humana – entendo por esse termo tudo aquilo pelo que elevou a vida humana acima das condições animais e que a difere da vida dos animais, e *desdenho separar a civilização da cultura*". Sabe-se que Freud só utiliza o termo *Kultur* para designar a cultura e a civilização, economizando a palavra *Zivilisation*. A meu ver, nas línguas latinas, o termo "civilização" preserva melhor o sentido universal do trabalho da civilização sobre o sujeito, manifestando-se na forma de um controle e de uma renúncia às pulsões. Seu uso evita, assim, a impregnação relativista da noção clássica de cultura no campo da etnologia do século XIX.

10. S. Freud. "La morale sexuelle 'civilisée' et la maladie nerveuse des temps modernes" (1908), in *La vie sexuelle*, p. 31 (ESB, vol. IX, p. 191). Nesse texto, o autor realiza um levantamento geral da literatura psiquiátrica e neurológica da época, em que aparecem, em lugar de destaque, W. Erb, R. Kraft-Ebing, G.M. Beard, L. Binswanger e outros, que dão um conteúdo essencialmente culturalista às suas teorias da neurose. E faz objeção, no conjunto dessas teorias, à ideia de que a relação entre a doença nervosa e a civilização pode se explicar com base numa espécie de desnaturalização da vida sexual no quadro da moral civilizada. Para Beard, por exemplo, essa desnaturalização explica-se no âmbito de uma ideologia "progressista" do estresse, quando o sistema nervoso do sujeito está sob a influência de uma superexcitação do meio.

11. S. Freud. *Malaise dans la civilisation* (1929). Paris: PUF, 1986, p. 37 (ESB, vol. XXI, p. 109).

12. Quando Freud começou a se dedicar ao problema da cultura, a etnologia terminava sua fase de exploração inicial e começava a refletir sobre seu objeto. Assim, a definição clássica deste encontra-se em Edward Tylor: "A cultura ou a civilização constituem um complexo que compreende as ciências, as crenças, as artes, a moral, as leis, os costumes e as outras faculdades ou hábitos adquiridos pelo homem enquanto membro da sociedade" (E. Tylor. *Primitive Culture*. Londres: John Murray, 1920, p. 1). É com Durkheim, porém, que se manifesta uma vontade de demarcar esse campo, onde se encontra, de maneira mais sistemática,

essa oposição entre o fato natural e as exigências da cultura. Considera-se que o ponto de partida de Freud coincide, precisamente, com a oposição, igualmente durkheimiana, entre natureza e cultura.

13. S. Freud, op. cit., p. 42 (ESB, vol. XXI, p. 114).
14. Ibid., p. 20 (ESB, vol. XXI, p. 94).
15. Idem (ESB, vol. XXI, p. 95).
16. Ibid., p. 21 (ESB, vol. XXI, p. 95).
17. S. Freud. "La morale sexuelle 'civilisée' et la maladie nerveuse des temps modernes" (1908), in *La vie sexuelle*, op. cit., p. 33 (ESB, vol. IX, p. 193).
18. J. Lacan. *O Seminário*, livro 7, *A ética da psicanálise*, Rio de Janeiro: Jorge Zahar, 1988, p. 47.
19. S. Freud. *Malaise dans la civilisation* (1929), op. cit., p. 47 (ESB, vol.XXI, p. 118).
20. S. Freud. *Nouvelles conférences d'introduction à la psychanalyse* (1915-17). Paris: Gallimard, 1984, p. 86 (ESB, vol. XXII, p. 133).
21. J. Lacan. *Le Séminaire*, livre XIV, *D'un autre à l'Autre* (1968-69), 20 nov 1968 (inédito).
22. S. Freud. *Malaise dans la civilisation* (1929), op. cit., p. 18 (ESB, vol.XXI, p. 93).
23. Ibid., p. 18 (ESB, vol. XXI, p. 93).
24. Ibid., p. 19 (ESB, vol. XXI, p. 93).
25. Ibid., p. 24-5 (ESB, vol. XXI, p. 98).
26. Ibid., p. 26 (ESB, vol. XXI, p. 100).
27. Ibid., p. 31 (ESB, vol. XXI, p. 104).
28. Ibid., p. 15 (ESB, vol. XXI, p. 90).
29. Ibid., p. 15-6 (ESB, vol. XXI, p. 90).
30. Lembro, no caso, a proposta do cap. II deste trabalho, "Droga e mito: símbolos da natureza e técnica do corpo", segundo a qual o uso das drogas, nas sociedades míticas, é parcialmente concebido com base na noção de técnica do corpo, que se deve a Marcel Mauss.
31. S. Freud, op. cit., p. 22 (ESB, vol. XXI, p. 96).
32. Idem.
33. S. Freud. "Deuil et mélancolie" (1915), in *Métapsychologie*, op. cit., p. 162 (ESB, vol. XIV, p. 286).
34. S. Freud. *Malaise dans la civilisation* (1929), op. cit., p. 23 (ESB, vol.XXI, p. 97).
35. J. Lacan. *O Seminário*, livro 7, *A ética da psicanálise*, op. cit., p. 22. Destaco a seguinte afirmativa: "Certamente Freud não duvida, não mais do que Aristóteles, de que o que o homem busca, seu fim, seja a felicidade". Lacan observa, a respeito dessa passagem, que a felicidade, em quase todas as línguas, se formula em termos de encontro.
36. S. Freud, op. cit., p. 23 (ESB, vol. XXI, p. 97).
37. Ibid., p. 103-4 (ESB, vol. XXI, p. 168).
38. Ibid., p. 23 (ESB, vol. XXI, p. 97).
39. P. Bruno. "Satisfaction et jouissance". *Les Séries de la Découverte Freudienne*, vol. VII, Toulouse, jan 1990, p. 73.
40. Ibid., p. 72.
41. S. Freud, op. cit., p. 18 (ESB, vol. XXI, p. 93).
42. Ibid., p. 31 (ESB, vol. XXI, p. 104).

43. Mais adiante, volto a tratar desse caráter cínico da prática da droga. (Ver o cap. VIII deste trabalho: "Lacan e as parcerias cínicas com o gozo do corpo").
44. S. Freud. "L'homme aux rats" (1909), in *Cinq psychanalyses*. Paris: PUF, 1985, p. 231 (ESB, vol. X, p. 204-5).
45. Idem.
46. Idem.
47. Idem.
48. S. Freud. "Sur le plus général des rabaissements de la vie amoureuse" (1912), in *La vie sexuelle*, op. cit., p. 64 (ESB, vol. XI, p. 171).
49. Idem.
50. J.-A. Miller. "Clôture. Les toxicomanes et ses thérapeutes – GRETA", *Analytica*, 54, op. cit., p. 135.

Capítulo VII – Pós-freudismo e a função desgenitalizadora da droga

1. H. Freda. "Le problème de l'objet dans la toxicomanie", *Delenda*, 3, nov 1980, p. 40. O autor propõe o princípio teórico-clínico de que "é o toxicômano que faz a droga". Ele observa, com surpresa, o deslizamento que se opera, inclusive, no âmbito dos psicanalistas, que consiste em anular toda dimensão de escolha e responsabilidade na relação do sujeito com a droga. No entanto, o toxicômano não para de dizer que "a droga não é um problema; é na minha cabeça que as coisas não vão bem, dentro de mim mesmo".
2. K. Abraham. "Les relations psychologiques entre la sexualité et l'alcoolisme" (1908) in *Oeuvres complètes*. Paris: Payot, 1989, t.I, p. 55.
3. Ibid., p. 54.
4. Idem.
5. Ibid., p. 55.
6. M.D. Magno. *O porre e o porre do Quincas Berro D'água* (1980). Rio de Janeiro: Aoutra, 1985, p. 4-5.
7. K. Abraham, op. cit., p. 56. De fato, o autor relaciona uma série de exemplos tirados da literatura mitológica e folclórica para defender a identidade entre a embriaguez e sexualidade. E examina em detalhe as lendas gregas que se referem ao nascimento de Dioniso, deus do vinho, assim como as festas – sempre eróticas – que lhe são dedicadas.
8. Cf. ibid., p. 58.
9. K. Abraham. *"Rêve et mythe. Contribution à l'etude de la psychologie collective"* (1909), in *Oeuvres complètes*, op. cit., p. 110-4.
10. S. Freud [à] K. Abraham. 7 jun 1908, *Correspondance 1907-1926*. Paris: Gallimard, 1969, p 47 (grifos meus). (Ver comentário sobre essa passagem no cap. V, "Freud e o ideal de cifração do gozo").
11. K. Abraham, op. cit., p. 59.
12. Idem.
13. S. Ferenczi. "O papel da hossexualidade na patogênese da paranóia" (1911), in *Obras completas 1908-1912*. São Paulo: Martins Fontes, 1992, t.I, p. 159.
14. Idem.
15. Ibid., p. 160. Constata-se a atualidade dessa crítica no que se refere à verdadeira guerra que, nos dias de hoje, empreendem os governos contra o *flagelo da droga*.

16. E. Bleuler. "Alcohol and the neurosis" (1911), *Psychoanalytic Review*, 8, 1921, p. 443. Trata-se de uma crítica do autor ao artigo de Ferenczi, seguida, imediatamente, de uma réplica deste sob o título de "Alcool et névrose". De fato, Bleuler só guarda, do artigo de Ferenczi, a nota citada, em que este questiona a ineficácia das organizações antialcoólicas, baseando-se em argumentos estatísticos. De maneira implícita, ele questiona a competência de Ferenczi na matéria e sua falta de seriedade. Curiosamente, pode-se observar que o aspecto menos substancial de sua crítica repousa, nesse caso, na tese da *Unterdrückung* tóxica das sublimações pelo álcool.

17. S. Ferenczi, "O álcool e as neuroses" (1911), in op. cit., p. 174-5.

18. A. Gross. "The psychic effects of toxic and toxoid substances" (1935), *International Journal of Psychoanalysis*, 16, 1935, p. 425-38.

19. S. Rado. "La psychanalyse des pharmacothymies" (1933), *Revue Française de Psychanalyse*, vol. 39, 4, 1975, p. 604. Gostaria de acentuar, nesse caso, o aparecimento da noção de impulso, que já está presente nas primeiras formulações sobre a toxicomania expressas no campo da psiquiatria (Ver cap. IV desta obra: "A cocaína e o desejo de sutura em Freud").

20. S. Freud. *Trois essais sur la théorie sexuelle* (1905). Paris: Gallimard, 1987, p. 106 (ESB, vol. VII, p. 187). Segundo o autor: "... essa significação [erógena da zona labial] subsiste, e essas crianças, uma vez adultos, tornar-se-ão grandes beijoqueiros, desenvolverão uma inclinação para os beijos perversos, ou, se são homens, terão um sério motivo para beber e fumar".

21. S. Rado. "The psychic effects of intoxication: an attempt to evolve a psycho-analytical theory of morbid cravings" (1926), *International Journal of Psychoanalysis*, 7, 1926, p. 408.

22. Ibid., p. 408-9.

23. Ibid., p. 408.

24. Lembre-se que o recurso à concepção substancialista da libido aparece, também, em outros autores pós-freudianos. Acentue-se, porém, sobretudo, o fim que toma esse encaminhamento biologizante no trabalho de Alfredo Gross (op. cit., p. 425).

25. S. Rado, op. cit., p. 412.

26. Ibid., p. 409. Nessa breve citação sobre o uso das drogas nas sociedades primitivas, o autor destaca que a emergência da droga é concebida como um acontecimento puramente biológico. Não faz nenhuma distinção entre o uso das drogas nessas sociedades e nas contemporâneas. Pode-se considerar que não há nenhum lugar, na sua teoria, para a intervenção de uma dimensão propriamante discursiva, porém extremamente necessária para a explicação das incidências da droga na contemporaneidade (Ver cap. II deste estudo: "Droga e mito: símbolos da natureza e técnica do corpo").

27. Ibid., p. 412.

28. Ibid., p. 396.

29. S. Rado. "La psychanalyse des pharmacothymies", op. cit., p. 611.

30. Ibid., p. 604.

31. Ibid., p. 606. A expressão "depressão ansiosa" aparece, na versão inglesa, como *"tense depression"*. (Ver S. Rado. "The psychoanalysis of pharmacothymie (drug addiction)", *The Psychoanalytic Quartely*, 2, 1933, p. 4.)

32. Cf. S. Rado. "La psychanalyse des pharmacothymies", op. cit., p. 608. Rado justifica, nesse texto, o uso da palavra grega *phármakon,* que designa, tanto as *"drogas"* quanto as "substâncias mágicas". Para ele, essa dupla significação, combinando o sentido de "necessidade de drogas" (*craving for drugs*) com o de "necessidade de mágica" (*craving for magic*), exprime exatamente a natureza dessa patologia (cf. op. cit., p. 5).

33. Ibid., p. 610.

34. Ibid., p. 613. O autor esclarece: "É como se o Eu, inquieto em relação a seu aparelho genital, dissesse para si mesmo: 'Fique tranquilo, você está adquirindo uma nova genitalidade'". (Cf. "Be conforted. You are getting a new genital", op. cit., p. 11.)

35. Ibid., p. 610-1.

36. S. Rado. "The problem of melancholy" (1927), *International Journal of Psychoanalysis,* 9, 1928, p. 47. Nesse texto, o autor justifica o lugar constitutivo dessa *"primal depression"* também na melancolia, depressão que está ligada, por sua vez, aos impulsos orais e canibais precoces da criança.

37. S. Rado. "La psychanalyse des pharmacothymies" (1933), op. cit., p. 612.

38. Ibid., p. 612.

39. Ibid., p. 615.

40. Ibid., p. 615.

41. E. Jones. *La vie et l'oeuvre de Sigmund Freud,* op. cit., vol. III, p. 146. Esclarece o autor: "Embora continuasse naturalmente a se interessar pelas diversas atividades relacionadas com a psicanálise, ele tinha uma maneira que lhe era peculiar de concentrar-se particularmente na última realização em curso. Citemos por ordem de importância: a Sociedade de Viena, a Associação Internacional, seus periódicos psicanalíticos, o Verlag, os institutos de ensino e, atualmente, o caçula, o Tegel".

42. Ibid., p. 185.

43. E. Simmel. "Psycho-analytic treatement in a sanatorium" (1927), *International Journal of Psychoanalysis,* vol. X, 1929, p. 70.

44. Essa hipótese genética pós-freudiana persiste, ainda hoje, nas formulações referentes à toxicomania. É o que se comprova, por exemplo, na proposta de J. Bergeret, que faz da toxicomania um estado limítrofe e um distúrbio oriundo dos avatares do narcisismo (J. Bergeret. *Toxicomanie et personnalité.* Lyon: PUF, 1972).

45. E. Simmel, op. cit., p. 88.

46. E. Simmel. "Alcoholism and addiction" (1947). *The Psycho-analytic Quartely,* vol. 17, 1948, p. 8-9. Nesse artigo, inacabado, o autor propõe uma classificação dos diferentes graus de morbidez do alcoolismo, definidos com base em critérios referentes à desintegração do eu. De acordo com uma orientação puramente fenomênica, apoiada em índices de consumo, ele estabelece quatro classes distintas de alcoolistas: *o bebedor social, o bebedor reativo, o bebedor neurótico e o alcoolista crônico.*

47. E. Simmel. "Psycho-analytic treatment in a sanatorium" (1927), op. cit., p. 86.

48. Ibid., p. 75.

49. Ibid., p. 80.

50. Ibid., p. 84.

51. B. Lecoueur. "Porque o supereu não é solúvel no álcool", in *O homem embriagado.* Belo Horizonte: CMT, 1992. p. 72.

52. S. Freud. *Le mot d'esprit et sa relation à l'inconscient* (1905). Paris: Gallimard, 1988, p. 238 (ESB, vol. VIII, p. 149-50).

53. Idem.

54. J. Lacan, "Kant com Sade" (1963), in *Escritos*. Rio de Janeiro: Jorge Zahar, op. cit., p. 769.

55. S. Freud, W. Bullit. *Thomas Woodrow Wilson: um estudo psicológico (1930-1932)*. Rio de Janeiro: Graal, 1984, p. 218 (grifos meus).

56. B. Lecoueur, op. cit., p. 76.

57. Antes do aparecimento propriamente dito da toxicomania no conjunto das preocupações clínicas de Glover, nota-se seu interesse marcante pelo tema da "fase oral" e pela caracterização do que lhe corresponde como "caráter oral". Ver E. Glover." Signification de la bouche en psychanalyse" (1924) e, também, "Notes sur la formation du caractère oral" (1924), in *Selected Papers on Psychoanalysis*, Londres: Imago, 1956, vol. I, respectivamente p. 20-3 e 34-5.

58. E. Glover. "The aetiology of alcoholism" (1928). *Proceedings of the Royal Society of Medecine*, 21, 1928, p. 1351.

59. Cf. ibid., p. 1353-5.

60. Ph. Grosskurth. *Melanie Klein, son monde et son oeuvre*. Paris: PUF, 1990, p. 258. Essa biógrafa de Melanie Klein afirma que, no início, de maneira geral, Glover está de acordo com as teorias que, até então, tinham feito da analista um personagem controvertido no movimento analítico. Então, ele partilha com ela as seguintes ideias: a angústia provém da agressividade; a frustração oral desperta um conhecimento inconsciente daquilo que os pais sentem como prazer mútuo; e, no rapaz e na moça, as pulsões de ódio levam à formação da situação edípica e do superego. Essas fases podem constituir pontos de fixação das psicoses. O desenvolvimento da criança depende do sucesso da libido na sua luta contra as pulsões destrutivas. Assim sendo, pelo menos em um primeiro momento, as reservas de Glover quanto à teoria kleiniana são negligenciáveis.

61. E. Glover. "La relation de la formation perverse au développement du sens de la réalité" (1932), *Ornicar?*, 43, Paris, inverno 1987-88, p. 17.

62. E. Glover. "On the aetiology of drug addiction" (1932), in op. cit., p. 201. Os estudos sobre a origem da noção de estados limítrofes na psicanálise mostram que eles não estão ausentes da nosografia psiquiátrica, como testemunham as descrições de Hughes, datadas de 1884, sobre os sujeitos que oscilam, durante toda a vida, entre os limites da "demência" e da "normalidade". No entanto, cabe à psicanálise ter dado a essa categoria bases teóricas mais sólidas. Sem contestação possível, Glover pode ser considerado como um dos autores que contribuíram, de maneira decisiva, nessa área de estudos, para as teses dos estados limítrofes. (Sobre a história da relação entre toxicomania e estados limítrofes, ver: J. Bergeret. *La dépression et les états-limites et toxicomanie,* Paris: Payot, 1975, p. 2, e C. Ferbos e A. Magoudi. *États-limites et toxicomanie, Approche psychoanalytique du toxicomane*, Paris: PUF, 1986, p. 121-54).

63. E. Glover, op. cit., p. 202.

64. D. Rabinovich. "Le concept d'objet dans la théorie psychanalytique: ses incidences sur la direction de la cure", thèse de doct. IIIe Cycle, Département de Psychanalyse, Université de Paris-8, 1986.

65. M. Klein. *La psychanalyse des enfants*. Paris: PUF, 1986, p. 271. Tendo em vista o fumante, a autora escreve: "Símbolo ao mesmo tempo do 'mau' e do 'bom' pênis paterno, o cigarro deveria ora destruir, ora reparar seu interior e os maus objetos interiorizados". Ela própria explicita, porém, sua ideia sobre a toxicomania em uma breve nota de rodapé, que tem origem numa sugestão de sua filha, diretamente relacionada com esse assunto. Parece-me que esse elemento de oposição ataque/reparação constitui, igualmente, para Melitta Schmideberg, a razão essencial do alcoolismo: "O álcool representando o 'mau' pênis ou a 'má' urina, serve para destruir o mau objeto interiorizado". Assim, Schmideberg, no artigo "The role of psychotic mechanisms in cultural development" (*International Journal of Psychoanalysis*, vol. XI, 1930), vê, na "tendência à toxicomania, um protesto do bom pênis contra o mau pênis interior. A ambivalência transforma em mau pênis a substância incorporada e, assim, se cria uma nova motivação no mesmo sentido".

66. E. Glover. "On the aetiology of drug addiction" (1932), op. cit., p. 202.

67. Ibid., p. 196. O autor observa que essa série de situações edipianas não deve ser compreendida como o modelo de uma série "consecutiva", mas de uma formação em *"cluster"*, isto é, em grupos.

68. Ibid., p. 201-2. O autor informa que não há grandes objeções à proposta de Simmel de colocar a toxicomania entre a neurose obsessiva e a melancolia, a não ser, naturalmente, a negligência da injunção do fator paranoico.

69. E. Glover. "La relation de la formation perverse au développement du sens de la réalité" (1932), op. cit., p. 491. É Ferenczi quem, primeiro, se preocupa com o aprofundamento da relação dos estágios da libido com o sentido de realidade. Ele afasta-se, assim, da abordagem propriamente simbólica do inconsciente, que caracteriza a perspectiva freudiana, em proveito dos mecanismos imaginários de introjeção e de projeção. Essas são as noções-chave da doutrina kleiniana sobre o imaginário infantil. (Ver S. Ferenczi. "O desenvolvimento do sentido de realidade e seus estágios" (1913), in *Obras completas*, op. cit., t.II, p. 39.)

70. E. Glover, op. cit., p. 499.

71. Ibid., p. 502.

72. J. Lacan. *Le Séminaire*, livre VI, *Le désir et son interprétation* (1958-59), 13 mai 1959 (inédito).

73. Idem.

74. S. Freud. "Le clivage du moi dans le processus de défense" (1938), in *Résultats, idées, problèmes II*, Paris: PUF, 1985, p. 284 (ESB, vol. XXIII, p. 309). Os tradutores franceses assinalam que a versão francesa – também é o caso para a versão em português – anula o sentido jurídico das expressões "reivindicação" [*Anspruch*] e "objeção" [*Eins pruch*], presentes na versão alemã do texto referido acima.

Capítulo VIII – Lacan e as parcerias cínicas na era da ciência

1. J. Lacan. "Subversão do sujeito e dialética do desejo no inconsciente freudiano" (1960), in *Escritos*. Rio de Janeiro: Jorge Zahar, 1998. p. 809. O autor afirma: "Quer se trate dos estados de entusiasmo em Platão, dos graus do samadhi no budismo, ou do *Erlebnis*, experiência vivida do alucinógeno, convém saber o que uma teoria qualquer autentica disso".

2. Platão. *Phèdre*. Paris: Flammarion, 1989, 159ª, p. 115.
3. Ibid., 162c, p. 116.
4. Ibid., 165-166c, p. 122.
5. Ibid., 212-213c, p. 122.
6. Ibid., 215-216c, p. 123.
7. Ibid., 217a, p. 123.
8. J. Lacan. *O Seminário*, livro 2, *O eu na teoria de Freud e na técnica da psicanálise*. Rio de Janeiro: Jorge Zahar, 1985, p. 115-6.
9. J. Lacan. "Subversão do sujeito e dialética do desejo no inconsciente freudiano" (1960), in *Escritos*, op. cit., p. 809.
10. J. Lacan. *Le Séminaire*, livre X, *L'angoisse* (1962-63), 12 dez 1962 (inédito).
11. Cf. J. Lacan. "De la psychanalyse dans ses rapports avec la réalité" (1967), *Scilicet*, 1, Paris, 1968, p. 52.
12. Moreau de Tours, op. cit., p. 30.
13. J. Delay, P. Deniker, M. Thuillier, M. Raclot, M. Ropert. "Duas auto-observações de intoxicação mescalínica experimental", "Modificações vegetativas e humorais mescalínicas" e "A mescalina nos doentes mentais: constatações clínicas", *Annales Médico-Psychologiques*, Paris, 1956, t.2. Ver a esse propósito: H. Freda. "Quatro observações de J. Lacan sobre a droga, a intoxicação e a toxicomania". Dissertação de DEA, Département de Psychanalyse, Université de Paris-8, p. 24 (datilografada).
14. J. Lacan. "Nota italiana" (1973), *Opção Lacaniana*, 21, São Paulo, 1982, p. 6. Nesse curto escrito, a referência fulgurante às realizações da ciência precede a evocação "das quatro substâncias episódicas" da *causa do desejo*, que, para Lacan, se envolvem na pulsão e estão na origem das criações da ciência.
15. Cf. J. Lacan. "Subversão do sujeito e dialética do desejo no inconsciente freudiano" (1960), in *Escritos*, op. cit., p. 808.
16. J. Lacan. "Psychanalyse et médecine" (1966), *Lettres de l'Ecole Freudienne de Paris*, fev/mar 1967, p. 36.
17. Ibid., p. 37.
18. Ibid., p. 42.
19. Idem.
20. Sabe-se que a questão do corpo, em Platão, é muito mais complexa do que geralmente se pensa. Não concordo, porém, com a afirmação de que, no platonismo, há um estatuto negativo do corpo perante a alma. Quero dizer que a noção de corpo, em causa nos estados de entusiasmo, não é tanto a origem do mal, mas o lugar de sua residência. O verdadeiro responsável em causa não é, pois, o corpo, mas o desejo, que constitui o meio para se ligar à sensibilidade. O cartesianismo, ao contrário, repousa num dualismo fundamental da alma e do corpo, postos como duas substâncias realmente distintas, heterogêneas e irredutíveis uma à outra.
21. J. Lacan, op. cit., p. 42.
22. Ibid., p. 43.
23. J. Lacan. *Os complexos familiares*. Rio de Janeiro: Jorge Zahar, 1987, p. 29. Convém lembrar que, no final da década de 30, Lacan se havia referido ao que ele chama "envenenamento lento de certas toxicomanias pela boca". Sob a ótica de uma concepção de estágios do desenvolvimento psíquico em moda na época, encontra-se a primeira consideração lacaniana sobre a toxicomania. Quando da

publicação do seu trabalho intitulado *Os complexos familiares,* ele demonstra uma verdadeira crença na evolução da libido por fases, em que a preocupação de uma construção cronológica do psiquismo compreende três tipos de complexos distintos: desmame, intrusão e Édipo. Deve-se considerar, entretanto, que a tendência genética de tal formulação não exibe o objetivismo psicológico da maioria das escolas analíticas da época. Ao contrário, para sustentar a hipótese desses três complexos, ele preferiu adotar o caminho de uma fenomenologia clínica. É, com efeito, essa orientação clínica que justifica o primeiro aparecimento da toxicomania no pensamento de Lacan, como exemplo do complexo do desmame. Os distúrbios toxicomaníacos e anoréxicos testemunham a resistência do sujeito às "novas exigências, que são as do progresso da personalidade". Com efeito, a recusa do sujeito em ultrapassar sua ligação com a *imago* materna torna-se um fator de morte. Essa tendência psíquica para a morte, que se exprime à saída do complexo de desmame, revela-se mais tarde nas formas de "suicídios muito especiais que se caracterizam como não-violentos". Nesse ponto de sua elaboração, Lacan afirma: "A análise desses casos mostra que, no seu abandono à morte, o sujeito busca reencontrar a imagem da mãe."

24. J. Lacan. *O Seminário,* livro 17, *O avesso da psicanálise.* Rio de Janeiro: Jorge Zahar, 1992, p. 147. Esse formalismo significante presente no nascimento da ciência, Lacan o situa no uso grego da matemática. É a manipulação do número como tal, nas primeiras demonstrações geométricas de Euclides, que exprime "a origem de um uso rigoroso do simbólico".

25. Ibid., p. 153.

26. Ibid., p. 150.

27. É curioso constatar que o sentido dado a esse anglicismo pelo *Grand Robert* – "... objeto engenhoso, divertido e sem utilidade..." – contém, ao mesmo tempo, a ideia de satisfação e a de dejeto.

28. J. Lacan, op. cit., p. 153.

29. Idem.

30. J. Lacan. "Psycanalyse et médecine" (1966), op. cit., fev/mar 1967, p. 43.

31. Idem.

32. Idem

33. É surpreendente observar o quanto, em *Mal-estar na civilização,* as primeiras intuições sobre a função econômica da droga respondem a uma reflexão de caráter ético. A respeito disso, convém lembrar o uso que Freud faz da expressão *técnica vital* para designar a toxicomania (Ver, ainda, meu comentário no cap. VI, "Um 'casamento feliz' com a droga: terapêutica do mal-estar do desejo").

34. J. Lacan. *Le Séminaire,* livre XIV, *D'un autre à l'Autre* (1968-69), 13 nov 1968 (inédito). Essa dedução do mais-gozar com base na economia marxista não é perceptível, se não se levar em conta a *função de mercado* definida nesse seminário. Segundo Lacan, Marx parte da função de mercado para acentuar que o trabalho é um dado do mercado. Nesse campo predominante do mercado de trabalho, destaca-se a função da mais-valia como conceito básico do pensamento marxista. A novidade introduzida por Lacan, quando retoma a teoria do valor, é a afirmação de que todo discurso é capaz de articular uma certa configuração da renúncia e, principalmente, uma extração do gozo, em geral, que, nesse âmbito, faz aparecer o mais-gozar. Por conseguinte, há uma homologia efetiva entre esses

dois registros – a mais-valia e o mais-gozar – e não apenas uma simples relação metafórica. O mais-gozar emerge devido ao discurso, porque é na renúncia ao gozo que se encontra um *efeito de discurso*. Pode-se dizer que o emprego particular da economia política pressupõe a ideia de um vasto mercado, onde a circulação e a distribuição do gozo acontecem graças à própria existência do discurso.

35. D. Rabinovich. *Una clínica de la pulsión: las impulsiones*. Buenos Aires: Manantial, 1989, p. 7-8.

36. J. Lacan. *O Seminário*, livro 7, *A ética da psicanálise*. Rio de Janeiro: Jorge Zahar, 1988, p. 131. O ponto básico da proposta do paradoxo ético é a definição do gozo como satisfação da pulsão. É no contexto desse paradoxo que Lacan demonstra o laço indissolúvel entre o gozo e o mal.

37. S. Freud. *Malaise dans la civilisation*. Paris: PUF, 1986, p. 31. Ver, também, meu comentário sobre a hipótese da toxicomania como uma tentativa de elisão da instabilidade subjetiva provocada pela revelação do sintoma neurótico, no cap. VI, "Um 'casamento feliz' com a droga: terapêutica do mal-estar do desejo".

38. J. Lacan. "Formulações sobre a causalidade psíquica" (1946), in *Escritos*, op. cit., p. 188.

39. J. Lacan. "A direção do tratamento e os princípios de seu poder" (1958), in *Escritos*, op. cit., p. 620. Remeto, ainda, ao comentário de S. Cottet sobre essa passagem (S. Cottet. "Modes d'identification à la cause du désir", *Actes de l'École de la Cause Freudienne*, XII, jun 1987, p. 122).

40. Cf. J. Lacan. *Le Séminaire*, livre XVIII, *D'un discours qui ne serait pas du semblant* 1970-71), 20 jan 1971 (inédito).

41. J. Lacan. *O Seminário*, livro 20, *Mais, ainda...* (1972-73). Rio de Janeiro: Jorge Zahar, 1982, p. 107.

42. J. Lacan, "Formulações sobre a causalidade psíquica" (1946), in *Escritos*, op. cit., p. 188.

43. A propósito da discussão sobre os usos do conceito de identificação aplicado ao objeto na clínica analítica, em particular sobre a expressão *identificação selvagem*, remeto, mais uma vez, ao artigo "Modos de identificação à causa do desejo", de S. Cottet, já citado.

44. H. Freda. *Quatre remarques de Jacques Lacan à propos de la drogue, l'intoxication et la toxicomanie*. Dissertação de DEA do Département de Psychanalyse, Université de Paris-8.

45. J.-A. Miller. "Clôture. Le toxicomane et ses thérapeutes – GRETA", p. 135.

46. Ibid., p. 136.

47. A propósito da noção platônica da virtude como experiência do conhecimento do bem, ver *Protágoras* (345d-e). Paris: Flammarion, 1967, p. 76.

48. Platão, *Premiers dialogues*. Paris: Flammarion, 1967. *Charmide* (173e-174d), p. 299.

49. M.-O. Goulet-Cazé. *L'ascèse cynique. Un commentaire de Diogène Laërce VII 70-71*. Paris: J. Vrin, 1986, p. 38.

50. Etimologicamente, a palavra "cínico" tem sua origem no termo grego *cynicus*, que significa "cão". Os cínicos reivindicam essa denominação de "cães", por um lado, porque "ladram contra os preconceitos e os insensatos distraídos nas fumaças da opinião"; por outro, porque, "como os cães, querem viver no mundo da natureza, esquecendo todo pudor. Suas armas pedagógicas são os ladridos e

mordidas da provocação para acordar os espíritos e denunciar o artifício das convenções" (Encyclopédie Philosophique Universelle – *L'Univers Philosophique*. Paris: PUF, t.I, p. 539).

51. Diógenes Laërce, in *Les Stoïciens*, livro VII. Paris: Pléiade, 1962, VII 106, p. 50.

52. Citado por Goulet-Cazé, op. cit., p. 56.

53. J.-A. Miller. "El saldo cínico del análisis". *El amor en el psicoanalisis*. Simposio del Campo Freudiano, Buenos Aires, p. 77.

54. J. Lacan. *Le Séminaire*, livre XIV, *La logique du fantasme* (1966-67), 10 mai 1967 (inédito). A pertinência dessa interpretação do cinismo como *tratamento médico* acha-se amplamente confirmada por um trabalho recente a respeito da razão cínica (cf. P. Sloterdijk. *La critique de la raison cynique*, Paris: Christian Bourgois, 1987). Nele, o autor examina o empreendimento ético de Diógenes pelo ângulo de um verdadeiro "médico da sociedade". A propósito, afirma ainda: "Suas durezas e suas rudezas foram compreendidas desde sempre num duplo sentido: uns aí viam venenos e outros, remédios. Onde o filósofo aparece como terapeuta, ele provoca a resistência dos que recusam sua ajuda, ou mesmo o estigmatizam como promotor de perturbações ou como aquele que é preciso curar" (p. 210).

55. Meu ponto de partida, no cap. I deste estudo, "Droga e discurso: sobre a função do símbolo", consiste em demonstrar que a ambiguidade entre remédio e veneno, própria do significante *phármakon*, presente nos diálogos de Platão, insinua já o aspecto nocivo inerente ao funcionamento do gozo enquanto mal.

56. J. Lacan. "Comptes rendus d'enseignement" (1964-68) – V, l'Acte analytique. *Ornicar?*, 29, Paris, 1984, p. 22.

Capítulo IX – Vontade de ser infiel ao gozo fálico

1. W. Burroughs. *Junky*. São Paulo: Brasiliense, 1977, p. 134.

2. S. Freud. "L'organisation génitale infantile" (1923), in *La vie sexuelle*. Paris: PUF, 1985, p. 113 (ESB, vol. XIX, p. 179).

3. Cf. S. Freud. "Les théories sexuelles infantiles" (1908), in *La vie sexuelle*. Paris: PUF, 1985, p. 15 (ESB, vol. IX, p. 214). A distinção entre "alvo sexual" e "problema sexual", amplamente discutida no seminário proferido, em 1987, por Jacques-Alain Miller, em torno de "O Homem dos Lobos", caso de Freud, ocupará um lugar capital nos desenvolvimentos ulteriores sobre o assunto.

4. J. Lacan. *O Seminário*, livro 3, *As psicoses* (1955-56). Rio Janeiro: Jorge Zahar, 1985, p. 358. No fim desse seminário, o primado do *falo* adquire o estatuto de uma "função mediadora". Assim, depois de ter isolado a função paterna, Lacan refere-se ao *falo* como um objeto metonímico. Trata-se, na verdade, de um objeto que circula e que se torna a pedra angular do triângulo edipiano, que, daí em diante, deve ser lido assim: (pai)-*falo*/mãe/filho.

5. A noção do falo aparece, efetivamente, no fim do livro 3 de *O Seminário, As psicoses*, mas ela ainda não está propriamente articulada com a função paterna. Somente no seminário seguinte, *A relação de objeto*, é que o falo se torna, enquanto *significação fálica*, um produto da metáfora paterna. O que se delineia como uma discussão sobre a questão do objeto trata, com efeito, exclusivamente do que Lacan chamava, então, o objeto fálico. Em suma, a crítica lacaniana da noção de

relação de objeto consiste em pôr em evidência a neutralização da função fálica, operada por essas tendências teóricas.

6. E. Glover. "The aetiology of alcoholism". *Proceedings of the Royal Society of Medicine*, 21, 1928, p. 1355. Lembro que a expressão *curto-circuito* foi empregada, pela primeira vez, no discurso de encerramento de Jacques-Alain Miller, na I Jornada do GRETA, que, com ela, se refere à dificuldade de acesso do toxicômano ao problema sexual.

7. J. Lacan. *O Seminário*, livro 17, *O avesso da psicanálise* (1969-70). Rio de Janeiro: Jorge Zahar, 1992, p. 69.

8. S. Freud. "Carta a Fliess" (22 dez 1897), in *La naissance de la psychanalyse*. Paris: PUF, p. 211-2.

9. J. Lacan. "Clôture aux Journées d'Etudes des Cartels" (1975), *Lettres de l'Ecole Freudienne de Paris*, 18, Paris, abr 1976, p. 268. Observe-se que a expressão criada pelo pequeno Hans – *Wiwimacher* –, frequentemente traduzida em francês por "*fait-pipi*" (faz-xixi), será, algumas vezes, retomada por Lacan como "*petit-pipi*" (pequeno-xixi).

10. J. Lacan. *O Seminário*, livro 4, *A relação de objeto* (1956-57). Rio de Janeiro: Jorge Zahar, 1995, p. 232. Nessa aula, Lacan faz uma preciosa observação clínica: no caso em questão, as consequências poderiam ter sido funestas, deixando entrever a possibilidade de uma psicose, se se tratasse, não de um *jogo de tapeação* entre o sujeito e sua mãe, mas de um *jogo sério*.

11. Cf. S. Freud. "Analyse d'une phobie chez un petit garçon de 5 ans (Le petit Hans)", in *Cinq psychanalyses*. Paris: PUF, 1954, p. 114 (ESB, vol. X, p. 44) (grifos meus).

12. Ibid., p. 115 (ESB, vol. X, p. 45).

13. J. Lacan. *O Seminário*, livro 4, *A relação de objeto* (1956-57), op. cit., p. 231 (grifos meus).

14. Ibid., p. 249.

15. J.-A. Miller. "Problemas clínicos para el psicoanálisis", in *Recorrido de Lacan*. Buenos Aires: Manantial, p. 116.

16. Cf. J. Lacan. *RSI* (1974-75), *Ornicar?*, 2, Paris, 1975-76, p. 105. É, entretanto, no decorrer de um trabalho, de um *work in progress*, que a questão do gozo fálico se apresenta a Lacan. Essa problemática central em torno do casamento com o "pênis real", extraída de sua leitura do caso do Pequeno Hans, em 1957, desloca-se ao longo de seu ensino, apontando para a proposta de um modo de gozo – o gozo fálico.

17. J. Lacan. "Clôture aux Journées d'Études des Cartels" (1957), in op. cit., p. 268.

18. J. Lacan. *RSI* (1974-75), op. cit., p. 105.

19. J. Lacan. *O Seminário*, livro 20, *Mais, ainda* (1972-73). Rio de Janeiro: Jorge Zahar, 1992, p. 15.

20. "Essai pour une clinique psychanalytique: L'alcoolique", *Scilicet*, 4, 1975, p. 161-6, e "L'alcoolisme. Essai pour une clinique psychanalytique", *Scilicet*, 5, 1975, p. 105-9, 1975. Além das inúmeras elaborações dos alunos de Lacan, que, na década de 70, insistem em equacionar os diversos aspectos clínicos da toxicomania e do alcoolismo à luz das últimas considerações de seu mestre sobre a perversão, gostaria de sugerir, ainda, a leitura de uma tese de doutorado – V. Calais. *Toxicomanie et champ freudien*, thèse de doctorat, IIIème Cycle, Département de

Psychanalyse – Université de Paris-VIII, 1987 – que, mais recentemente e com grande desenvoltura conceitual, busca sustentar a mesma hipótese do enquadramento desses fenômenos no domínio da perversão.

21. Cf. "Essai pour une clinique psychanalytique: L'alcoolique", *Scilicet*, 4, 1975, p. 165.

22. Cf. "L'alcoolisme. Essai pour une clinique psychanalytique", *Scilicet*, 5, 1975, p. 105.

23. Cf. ibid.

24. E. Laurent. "Trois remarques sur la toxicomanie", *Quarto*, 42, Paris, 1990, p. 70.

25. D. Rabinovich. "Una clínica de la pulsión: las impulsiones", in op. cit., p. 19-20.

26. J. Lacan. "L'étourdit" (1972), *Scilicet*, 4, Paris: Seuil, 1973, p. 22.

27. E. Laurent, op. cit., p. 69-70.

28. Ibid., p. 70.

29. Idem.

30. Idem.

31. M. Zafiropoulos. "La toxicomanie en chantier. Le toxicomane et ses thérapeutes – GRETA", *Analytica*, 57, Paris, 1989, p. 127.

32. Ibid., p. 129.

33. M. Zafiropoulos. "Le toxicomane n'existe pas", op. cit., p. 58.

34. M. Zafiroupoulos. "La toxicomanie en chantier. Le toxicomane et ses thérapeutes – GRETA", op. cit. p. 127-8.

35. M. Zafiroupoulos. "Le toxicomane n'existe pas", op. cit., p. 60. O autor discute, nesse texto, com pertinência, o questionamento de Lacan sobre as alucinações psicomotoras: "Há, realmente, alucinações psíquicas? Não são sempre, mais ou menos, alucinações psicomotoras?" (Ver J. Lacan, *O Seminário*, livro 3, *As psicoses*, p. 33).

36. Ibid., p. 58-9.

37. J.-A. Miller. "Clôture. Le toxicomane et ses thérapeutes – GRETA", op. cit., p. 137.

38. H. Freda. "La toxicomanie: un symptôme moderne", op. cit., p. 116.

39. Idem.

40. Idem.

41. Idem.

42. Ibid., p. 119.

43. Ibid., p. 118.

44. Idem.

Conclusão

1. J. Lacan, "A ciência e a verdade" (1966), in *Escritos*, Rio de Janeiro: Jorge Zahar, p. 872. Ver, também, a esse propósito a discussão proposta por Lacan acerca do "sujeito dotado das profundezas" presente nesses saberes ditos pré-científicos.

2. S. Freud. *Mal-estar na civilização* (1929) (ESB, vol. XXI, p. 81).

3. S. Freud. *O futuro de uma ilusão* (1927) (ESB, vol. XXI, p. 16).

4. J.-A. Miller. "A lógica da análise" (1994), in *Lacan elucidado*. Rio de Janeiro: Jorge Zahar, 1997, p. 461.

5. Ibid., p. 463.

6. J. Lacan. *O Seminário*, livro 4, *A relação de objeto* (1956-57). Rio de Janeiro: Jorge Zahar, 1995, p. 231.
7. J.-A. Miller, op. cit., p. 469.
8. J. Lacan. "Do sujeito enfim em questão" (1966), in *Escritos*, Rio de Janeiro: Jorge Zahar, 1998, p. 235.
9. E. Laurent. "Les nouveaux symptômes et les autres", *La Lettre Mensuelle*, 162, set-out 1997, p. 39.
10. É possível, a partir daí, fazer-se uma ideia menos abstrata do título de um dos seminários de Lacan, que ainda permanece inédito, a saber, "De um Outro ao outro".
11. E. Laurent e J.-A. Miller. "L'Autre qui n'existe pas et ses Comitês d'éthiques". *L'Orientation Lacanienne*. Université Paris-VIII, lição de 21 mai 1999 (inédito).
12. Idem.
13. J. Lacan. "A proposição do 9 de outubro de 1967", *Opção Lacaniana*, 16, ago 1996, p. 11.
14. J. Lacan. "A ciência e a verdade" (1966), in *Escritos*, op. cit., p. 869.
15. C. Soler. "Sobre la segregación", *Pharmakon*, 3, Buenos Aires: Tya, 1995, p. 12.
16. J. Lacan. *Le Séminaire*, livre XVIII, *D'un discours qui ne serait pas du semblant* (1970), 20 jan 1971 (inédito): "por colocar a ênfase sobre o fato de que o discurso é o artefato. O que eu esboço com isto é exatamente o contrário, porque o semblante, este, é o contrário do artefato. Como eu o observei, na natureza, o semblante existe em abundância".
17. J. Lacan. "A significação do falo" (1958), in *Escritos*, op. cit., p. 695.
18. J. Lacan. *O Seminário*, livro 20, *Mais, ainda* (1972-73). Rio de Janeiro: Jorge Zahar, 1982, p. 81-2.

Posfácio à 2ª edição

1. J. Lacan. "Radiofonia". *Outros escritos*. Rio de Janeiro: Zahar, 2003, p. 414-435.
2. J.-A. Miller. "Uma fantasia". *Opção Lacaniana*. São Paulo: Eolia, n. 67, p. 13, fev. 2005.
3. J. Lacan. *O Seminário*, Livro 17, *O avesso da psicanálise*. Rio de Janeiro: Zahar, 1992, p. 93-189.
4. J. Lacan. "Televisão". *Outros escritos*. Rio de Janeiro: Zahar, 2003, p. 533.
5. J. Lacan. *Estou falando com as paredes*. Rio de Janeiro: Zahar, 2011, p. 88.
6. E. Laurent. "El objeto *a* como pivote de la experiencia analítica". *Lo inclasificable de las toxicomanías*. Buenos Aires: Gramma, 2008, p. 15.
7. J.-A. Miller. *El partenaire-síntoma* [1997-98]. Buenos Aires: Paidós, 2008, p. 329.
8. J. Lacan. *O Seminário*, Livro 17, *O avesso da psicanálise*. Rio de Janeiro: Zahar, 1992, p. 74.
9. J.-A. Miller. *Op. cit., p.* 398.
10. J. Lacan. "De uma questão preliminar a todo tratamento possível de uma psicose." *Escritos*. Rio de Janeiro: Zahar, 1998, p. 565.
11. J.-A. Miller. "Clôture. Les toxicomanes et ses thérapeutes – GRETA", *Analytica*, Paris: Navarin, 1989, p. 136.
12. J. Lacan. *O Seminário*, Livro 20, *Mais ainda*. Rio de Janeiro: Zahar, 1982, p. 81-83.

"Que o véu levantado não mostre nada, eis o princípio da iniciação (nas boas maneiras da sociedade, pelo menos)." (J. Lacan. Prefácio a *O despertar da primavera*, de Frank Wedekind. *Outros escritos*, op. cit., p. 558). Para saber mais a esse respeito, ver J. Santiago. "O nada e o véu do saber sobre o sexo" (não publicado).

13. J.-A. Miller. "Efeito do retorno à psicose ordinária". *A psicose ordinária*. Belo Horizonte: Scriptum, 2012, p. 413.

14. J.-A. Miller. Op. cit. p. 412.

15. Ibidem. p. 411.

1ª EDIÇÃO [2017]

Esta obra foi composta em Minion Pro e Din sobre papel
Pólen Bold 90 g/m² para a Relicário Edições.